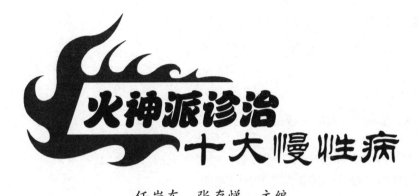

火神派诊治十大慢性病

任岩东　张存悌　主编

U0198675

辽宁科学技术出版社
沈　阳

主　编　任岩东　张存悌

副主编　刘　健　聂晨旭

编　者　张泽梁　傅　勇　何文婷　刘　健

　　　　史瑞锋　聂晨旭　金恒伊　杨　杰

　　　　李　昊　李　新　车　群

图书在版编目（CIP）数据

火神派诊治十大慢性病 / 任岩东，张存悌主编. —沈阳：辽宁科学技术出版社，2018.4（2020.5重印）

ISBN 978-7-5591-0638-4

Ⅰ. ①火… Ⅱ. ①任… ②张… Ⅲ. ①慢性病—中药疗法 Ⅳ. ①R243

中国版本图书馆 CIP 数据核字（2018）第 042256 号

出版发行：辽宁科学技术出版社

　　　　　（地址：沈阳市和平区十一纬路25号　邮编：110003）

印 刷 者：辽宁新华印务有限公司

经 销 者：各地新华书店

幅面尺寸：170mm×240mm

印　　张：18

字　　数：400千字

出版时间：2018年4月第1版

印刷时间：2020年5月第2次印刷

责任编辑：寿亚荷

封面设计：翰鼎文化/达达

责任校对：栗　勇

书　　号：ISBN 978-7-5591-0638-4

定　　价：58.00元

投稿热线：024-23284370

邮购热线：024-23284502

E-mail：syh324115@126.com

本书主旨

中医治疗慢性病具有优势，在各种中医流派中，火神派尤以擅长治疗慢性病著称，众多火神派名医可以说都是治疗慢性病的高手，这有诸多成功案例为证。

本书重点选取了常见、多发的十大慢性病种作为研究对象，包括糖尿病、高血压、脑卒中、冠心病、慢性阻塞性肺病、慢性肾炎、慢性胃炎和胃溃疡、慢性肝炎和肝硬化、风湿和类风湿性关节炎、癌症等。顺便涉及一些相关疾病，如慢性肾炎中论及慢性前列腺炎、前列腺增生等。

全书在推介火神派诊治慢性病的论述中，重点阐释了火神派的理论和特色及其契合慢性病治疗的依据，众多名家治疗慢性病的经验和他们大量的成功案例，这是本书的主旨所在。许多名家已经广为人知，不多介绍，对于不太为人熟知的如香港名医谭述渠先生等，则略多加以介绍。同时对慢性病诊治的一般原则，也予以探讨归纳。

全书结构

本书分为上、下两篇，上篇以理论阐释为主，下篇以大量案例及临床经验为主。上篇在理论阐释时，注重选取相关案例加以证明，即有论有案，以案证理，以期有助于对理论的诠释。为此穿插了约60个案例，凡是这种引用案例，均以■号示意，以冀眉目清楚。

下篇以大量案例为主，前贤认为医案很重要："中医之成绩，医案最著。名家工巧悉萃于是，学者要想寻求前人心得，钻研医案可收事半功倍之效。"（章太炎语）基于这种认识，下篇选取了320个案例。与上篇以论带案不同，下篇注重以案带论，案后附有主治者经验，典型如孙秉严先生肿瘤医案后附其独特经验。此外作者就案点评，点明该案要义，评出高明所在，以"按"语形成体系。原案中已有按语者，立为"原按"一栏保留。

在编排上以病症为纲，以主治方剂为目，纲目清晰。日本汉方学家吉益东洞说："医之学也，方焉耳。"中医的万千经验都体现在选用方剂上。诊断明确者用西医病名；诊断不明确者，依该病常见病症用中医病名。另外统一体例，由于时代差异和记述习惯不同，各家医案风格各异，作者对原案做了一些技术性编改，主要是对冗赘文字予以压缩，以期节省读者时间，前提是忠于原著。

避免片面性

本书虽然主旨是以扶阳法治疗慢性病，但不排斥其他治疗方法，好的方药经验也酌情采纳，例如方药中教授治疗肝炎、肾病的医案和经验，就是为了证明这一点。虽然重视阳虚的辨治，绝不否认阳证阴虚的存在，间或选取了一些阳证病例；倡用经方，并不排斥时方，好的时方经验、验方也予采纳，所谓"经方、时方俱无拘执"。诚然，上述其他治疗方法、时方等并非本书重点。疗效才是硬道理，要以疗效看高低，不以门户为局限。

避免极端

作者在倡导扶阳法治疗慢性病时，绝非不分青红皂白地概用姜、附，而是在辨证论治的前提下，随证而用。主张阳主阴从不等于有阳无阴；重视阳虚不等于否认阴虚；广用附子不等于滥用附子，重用附子绝非蛮用附子，这其中有着原则区别，任何滥用、蛮用附子的行为均非我们所倡导，这一点应该讲清楚。

限于水平，在理论阐释方面可能不够深入，医案收集上可能不够全面，沧海遗珠。点评可能不够精准，错漏在所难免，诚望高明赐教。

本书资料大多来源于书末"参考文献"中所列书籍，某些零散资料则在案后括号内注明，特此向原作者表示衷心感谢。

上 篇

一、慢性病形势严峻 ………… 002

二、慢性病特点 ……………… 002

第二章　火神派特色与慢性病诊治

第一节　火神派特色与
　　　　慢性病诊治 ………… 004

一、阴盛阳衰，寒证多发 …… 005

二、慢性病大都阳虚不足 …… 006

　1. 伤于寒者仍多 ………… 007

　2. 滥用寒凉 ……………… 009

　3. 过度劳倦，烦劳伤阳 … 012

　4. 睡眠不足，阳气受损 … 012

　5. 房劳伤肾 ……………… 013

　6. 滥用抗生素、激素 …… 013

　▲阳虚法钦安，慢性病
　　最宜 …………………… 014

三、阴阳为纲，判分万病 …… 015

　▲察究内外虚实 ………… 017

四、阴阳辨诀，最切实用 …… 018

　▲弄清阴阳节律，辨别
　　阴阳 …………………… 021

五、坚守阴阳辨诀，切戒
　　中医西化 ………………… 026

　▲西医检验可供参考 …… 030

　▲肿瘤偏于阴证居多 …… 030

六、重视阳气，阳主阴从 …… 032

　▲扶阳学说的文化解读 … 033

　▲治之但扶其真元 ……… 034

七、擅用附子，独树一帜 …… 040

　1. 早用 …………………… 040

　2. 广用 …………………… 041

　3. 重用 …………………… 042

　▲重用附子是其超常
　　之处 …………………… 044

　▲重用附子有原则 ……… 046

　▲掌握五条原则，使用
　　附子是安全的 ………… 048

八、独辨阴火，用药金针 …… 050

九、倡用经方，法度严谨 …… 052

　1. 倡用经方 ……………… 052

　2. 用药简练 ……………… 053

十、扶阳法常用方剂 ………… 055

（一）温阳法 ………………… 055

　1. 四逆汤 ………………… 055

　2. 补坎益离丹 …………… 056

（二）温中法 ………………… 056

　1. 理中丸 ………………… 056

　2. 甘草干姜汤 …………… 057

　3. 吴茱萸汤 ……………… 057

　4. 补脾名方加附子 ……… 057

（三）温补法 ………………… 057

　1. 四逆加人参汤 ………… 058

　2. 金匮肾气丸 …………… 058

下　篇

第十章 癌症

上 篇

第一章 慢性病概述

一、慢性病形势严峻

我国每天1.3万人死于慢性病。每14个处于劳动年龄的死亡者中，就有12个人死于慢性病。

我国已经进入了老龄化社会，慢性病处于多发、高发状态，2011年7月26日世界卫生组织发表的一份报告显示，我国40岁以上慢性病患者多达5.8亿人。慢性病已经成为第一大死因，据报道，我国每天有1.3万人死于慢性病，每14个处于劳动年龄的死亡者中，就有12个人死于慢性病。传染病：慢性病：意外死亡=1：12：1。全国因慢性病造成的"早死"占全部潜在寿命损失的63%，数亿中年人和青年人将成为慢性病高危人群。在慢性病的死因谱上，心脑血管病、恶性肿瘤、慢性呼吸系统疾病、糖尿病的比例最高。北京市统计表明，脑卒中、心脏病、肿瘤、慢性阻塞性肺病是威胁中老年人的四大"杀手"。

最新消息，据2017年9月8日在北京召开的第二届国际预防医疗大会报道，中国预防医学会会长、中国工程院院士王陇德表示，慢性病导致的死亡已占我国总死亡的86.6%。专家们认为，现在开展慢性病防治，降低发病率，提高治愈率，意义重大，因此必须重视慢性病的防治工作。

2017年9月22日在厦门召开的全国慢性病防治工作会议上，国家卫生和计划生育委员会副主任、国家中医药管理局局长王国强强调，要全方位发挥中医药防治慢性病作用，针对中医药具有优势的慢性病病种，研究提出中医药防治技术方法。（《中国中医药报》2017年9月25日）

二、慢性病特点

所谓慢性病，就是病程较长、发展缓慢的疾病。在我国处于多发、高发状态，详情将在各病中具体介绍。其共同特点如下：

由轻至重，阶段发展。多数慢性病具有由轻到重发展的"三部曲"特点，例如：肝炎—肝硬化—肝癌；气管炎—肺气肿—肺心病；肾炎—慢性肾炎—尿毒症等。

大多数是难治病。像糖尿病、高血压等，被认为需要终身服用药物。本书选取的10种慢性病可以说都是公认的难治病。

　　对人体危害大。许多慢性病如脑卒中、冠心病、糖尿病等致残率高，致死率高，并发症多。

　　患病低龄化。如高血压、糖尿病、癌症等患者数量增加，患病低龄化，数亿中年人和青年人将成为慢性病高危人群。

　　经济负担重。可能因病致贫，因病返贫，已经成为一个社会问题。

　　部分病症有遗传倾向。有些慢性病具有较强的遗传性，因此，家中有这些慢性病的人要注意。

　　虚寒证居多。从中医角度辨析，慢性病属于虚寒证者居多。

　　生活方式导致。饮食方式不正确、缺少运动等是慢性病公认的高发、早发原因。

第二章 火神派特色与慢性病诊治

众所公认，中医之优势就在于治疗慢性病和疑难病。由于西药的副作用越来越为人们所认识，许多人对西药持疑虑态度，甚至排斥，转而寻找中医药治疗，这正是中医药大有可为之处。例如河南省开封市中医院糖尿病科用纯中药治疗糖尿病，坚持"先中后西，能中不西，中西医结合"的原则，历经20余年的探索，采用纯中药治疗糖尿病，不仅可以有效控制血糖，且在长期稳定血糖、改善胰岛功能、控制及延缓并发症方面独具优势。还于2015年成立了河南省中医糖尿病医院，2017年4月，"纯中药治疗2型糖尿病"研究成果获中国中医药研究促进会科技进步一等奖。（《中国中医药报》2017年5月8日）

在众多中医流派中，火神派以擅长治疗虚寒证与慢性病著称，这有众多名家评论为证。唐步祺先生说：郑钦安"于阳虚辨治所积累之独到经验，实发前人之所未发，乃祖国医学之瑰宝，千古一人而已！"任应秋先生说："郑氏治疗三阴证，确是颇有盛誉，运用附子量重而准。"李可先生说："近两个世纪，火神派的诞生为先圣继绝学，冲破迷雾，拨乱反正，引导古中医学回归经典正路。"

疗效才是硬道理。火神派适于慢性病诊治固无疑义，关键还在于其疗效卓著，"治疗三阴证，确是颇有盛誉，运用附子量重而准"。郑钦安"只重一阳字，握要以图，立法周密，压倒当世诸家，何况庸手"。（敬云樵语）众多火神派名医都是治疗慢性病的高手，有许多治疗的成功案例，本书下篇即收录了大量的典型案例，这也正是本书宣扬火神派的依据所在。

第一节 火神派特色与慢性病诊治

所谓火神派，是指以清末四川名医郑钦安（1824—1911）为开山宗师，理论上推崇阳气，临床上强调温扶阳气，以擅用附、姜（生姜、干姜、炮姜）、桂（肉桂、桂枝）等温热药物著称的一个医学流派。其中，尤以擅用附子为突出特点，乃至诸多火神派医家和传人被冠以"某附子"雅号。从一定意义上讲，不擅用附子，就不称其为火神派。

可以用两句通俗的话来概括火神派的特点：万物生长靠太阳，百药之长属附子。前一句是说推重阳气，后一句讲擅用附子，二者不可分割。

火神派又称扶阳派，但扶阳是个较为宽泛的概念，在扶阳的前提下，各家有各自的用药风格，或者说派内有派，试看当代扶阳名家的各自用药套路就可以知道。而谈到火神派，则应该指以郑钦安为开山宗师，以其开创的独特理论，理法方药自成一体的流派。本书所论即指这一流派，书名不称"扶阳派"，而称"火神派"，道理即在于此。

本章结合火神派理论，论证一下它在慢性病诊治中的特色与优势。

一、阴盛阳衰，寒证多发

郑钦安指出：目下"阴阳不明，医门坏极，喜清凉而恶辛温，无怪乎阴盛阳衰矣"（《医法圆通·卷二》），是说俗医"喜清凉而恶辛温"，滥用寒凉伤阳，导致世人患病的基本态势"阴盛阳衰"——阴证即寒证多发，而阳证即热证则少见。这是他对当时疾病态势的总体论断，此系决定其推崇扶阳，擅用附子的前提与基础。

前贤对此多有认识。张景岳指出："本来之寒，生于无形无向之间，初无所感，莫测其因，人之病此者最多，人之知此者最少，果何谓哉？观丹溪曰：气有余便是火；余续之曰：气不足便是寒。夫今人之气有余者，能十中之几？其有或因禀受，或因丧败，以致阳气不足者，多见寒从中生，而阳衰之病无所不致。第其由来者渐，形见者微，当其未觉也，孰为之意？及其既甚也，始知治难……故惟高明见道之士，常以阳衰根本为忧。"（《景岳全书·新方八略》）

他所称"今人之气有余者，能十中之几？"说的是"阳衰"；"人之病此者（阴寒）最多"说的是"阴盛"，明确表明了对当时"阳衰之病无所不致"大趋势的估计。"故惟高明见道之士，常以阳衰根本为忧"一句，表达了他对这种阴盛阳衰局面的忧思之情。

与郑钦安同时代而稍早的舒驰远亦说："迩来时势又大不同，凡病未有能除外太阴、少阴者，纵或兼见三阳，亦未免里重于表，用药总以芪术桂附为主，而服凉药者百中难逢一二。"

按："阳盛而生病者千百之一，阴盛而生病者尽人皆是""服凉药者，百中难逢一二。"讲的是热证很少，寒证居多。

郑钦安广用附子、四逆汤，是因为有太多的"附子证""四逆证"需要如此治疗："予每用此方（四逆汤）救好多人，人咸目予为姜、附先生，不知予非专用姜、附者也，只因病当服此。"（《医法圆通·卷二》）强调"只因病当服此"，以药测证，我们尽可领略"附子证""四逆证"多见的事实。他之擅用附子正是建立在"阴盛阳衰"的发病基础上。

100多年过去了，借用郑钦安当年"阴盛阳衰"这句话来概括当代疾病的基本态势，仍然适用。不同的是，导致这种局面的因素更多了，远非"喜清凉而恶辛温"一种后果所致。我们面临的发病情势和疾病谱的变化，都表明多数病症的病机是阳虚阴盛，近现代许多医家都对此发表了看法，较之郑钦安表达得更明确、更直接。祝味菊先生说："余治医三十年，习见可温者十之八九，可清者百无一二。""今人体质，纯阳者少，可温之证多，而可凉之证少。"

"吾非不用寒凉也，特以今人体质浇薄，宜温者多，可清者少。""秦汉体格，去古已远，今人禀赋更薄，斫伤更甚，虚多实少，彰彰然也。大凡壮实之人，能受清药；虚怯之体，只宜温养。"（《伤寒质难·第十四篇》）"善养阳者多寿，好戕阳者多夭。阳常不足，阴常有余，此前人所未道也。""吾人仆仆终日，万事劳其形，百忧感其心，有动必有耗，所耗者阳也。物质易补，元阳难复，故曰阴常有余，阳常不足。"（《伤寒质难·第七篇》）

作者认为，"阳常不足，阴常有余"的观点十分重要，对于认识现代疾病尤其是慢性病的病机具有重要指导意义。

吴佩衡先生亦说："阴虚热者百不一二，阳虚寒者十之八九。"（《扶阳论坛》）

河南名医周连三先生亦持相同观点："阳虚之证十之七八，阴虚之证十无二三。"

李可先生说："暴病多亡阳，久病多伤阳。""现代人体质多虚，阳虚者十分之九，阴虚者百难见一。六淫之中风寒湿邪为害十之八九，实热证百分之一二。地无分南北，国不论中外，全球如此。"（《霹雳大医——李可》）

卢崇汉教授说："临证上的大多数病人，九成以上的病人基本都是阳虚证。"（《扶阳论坛》）"举目望去，现在有几个是阳实的啊？真正阳实的没有几个……我的用方可以说99%的都是纯辛温药物组成的。"（《扶阳讲记》）

这些近现代医家几乎众口一词地赞同阴盛阳衰的观点，看法出奇的一致，较之郑钦安有过之而无不及，理所当然地构成火神派的一个重要观点。

国医大师王琦教授近年研究中医体质分类问题，该课题组曾有一个调查资料，在随机抽查的样本人群中，发现阳虚病人占50%，王教授感到"有怀疑"，"叫学生再把资料认真统计，结果仍然还是50%左右。"（《扶阳论坛》）无意中为阴盛阳衰的大病势提供了一个例证。作者认为，如果严格用阴阳辨诀作为判断标准，阳虚的比例恐怕更高。

二、慢性病大都阳虚不足

阳常不足，阴常有余，阴盛阳衰的基本态势，在当代依然延续，慢性病领域尤其突出。所谓慢性病患者，即郑钦安屡次提及的"久病与素禀不足之人"，久病多虚，久病无实，久病伤阳，其病变总趋势必然是阳常不足，阴常有余，阴盛阳衰。黄煌教授指出："当前，在杂病和慢性病中，阴证或者说虚寒证占有一半以上。"

现在，我们从更广泛的社会背景看一看，人体为什么会"阳常不足，阴常有余"，阴盛阳衰的基本态势是如何形成的。

1. 伤于寒者仍多

风为百病之长，寒为杀厉之气。寒为阴邪，最易损伤阳气。张景岳说："寒之为病，有寒邪犯于肌表者，有生冷伤于脾胃者，有阴寒中于脏腑者。"现代人的生活方式，导致更多的寒凉伤阳的因素。典型的如空调的普及应用，明显增多了"寒邪犯于肌表"的机会，所谓"空调病"实乃外感伤寒者也。而过食生冷，嗜饮凉茶、冷饮、冰镇啤酒等，则增加了"生冷伤于脾胃"的因素，其结果必然损伤阳气，小儿受其害者尤甚。

李可先生有一案例十分生动，可帮助我们对寒证"其由来者渐，形见者微……及其既甚也，始知治难"的理解。

■**伏寒奇症：**高某，男，42岁。1985年7月12日10时，其爱人急来邀诊。至家，见酷暑盛夏之际，10m²居室，门窗紧闭。患者身围棉被，头顶热水袋，面色苍白，大汗淋漓，手冷过肘，足冷过膝，移时呃逆一声，神情恐慌，口不能言。脉沉迟微细，58次/分，舌淡胖水滑。询之，此人病已6年。1979年底，从天津病归，已转劳保。服药数百剂，不效。今日外出理发，店内高悬电扇，觉冷风从百会、大椎、风池、风府侵入，立即寒战嘎齿。理得一半，急急返家，十分狼狈。觉上人之冷气下压，脐中有强烈之冷气上攻，二气在两乳之间交战。喘急恐惧，几近昏厥。病情危急，如此大汗不止，顷刻必有亡阳之变。急疏温氏奔豚汤大剂，温肾回阳，镇敛冲气，加山茱萸90g敛汗固脱。急煎频灌，夜12时前连进2剂。11时趁热服药1次，10分钟后汗敛，觉寒气下潜至下脘穴处，上攻之势已弱。11时半再服1次，寒气下行过脐，腹中鸣响，转矢气1次，呃逆止，已能讲话。患者频呼家人速换热水袋之水，须保持滚烫，始觉热气沿百会穴透入体内，头皮已烫成紫色而不觉痛。如此怪病，确属罕见。诊脉迟弱，66次/分。肢厥已退至手腕、足踝处。

7月13日二诊：患者神识清朗，厥回喘定，已能回答询问。诉昨夜12点至1点之间，脐下冷气有上攻之势，但未攻上来，一夜提心吊胆。仍怕风，喉间有水鸣声，舌如前，脉沉弱，77次/分。原方加生半夏30g，细辛10g，五味子10g，鲜生姜

10片，枣10枚，3剂。

7月21日三诊：稳步好转，痰已消，腰困重。脉80次/分。改方，温氏奔豚汤大剂，加肾四味（淫羊藿、菟丝子、补骨脂、枸杞子）60g，3剂。

7月23日四诊：患者已能下床游走一阵，仍畏风冷，紧抱头顶热水袋不放。食纳精神见好。详述病之起因，始知患者1979年在某工艺厂工作时，车间整年不见阳光，阴冷殊甚。日久体质渐衰，不耐风寒，时时感冒。开始服点西药尚能抵挡，后来不效改服中药，每服必全身出汗，汗后可好三五日。未及痊愈，又重复感冒，又服汗剂，暂告缓解。之后，身软神疲食少畏寒益甚，终至病倒，获准长假，休息治疗。患者自觉每感冒一次，即有一点寒气积于体内。先是背部畏风畏冷，虽在盛夏不脱棉坎肩。渐觉胸部亦有冷气流窜，吸入之气亦冷不可挡。至年底病重返家，7个月感冒40多次。如此反复感冒，寒邪一层压一层，深伏不出。冰冷之气，由胸及胃渐入于脐下。此气一遇阴雨天，或半夜子时之际，必有突突上攻之势，气若攻至胸际，人即不能言语，气喘不能接续。

据上症情，确属久病正虚，过用疏解，多汗伤阳，卫外失固，寒邪由皮毛、经络渐渐深入于脏，已成沉寒痼冷顽症。温氏奔豚汤既已得效，则知与本证病机相合。拟续投本汤加肾四味鼓舞肾气，紫石英温肾镇冲，生山药滋阴配阳，以此开冰解冻之剂，消磨推荡冰结之寒积，以黑芥穗之深入血分引药达于病所，引伏寒渐渐外透：附子30g，生山药60g，油桂1.5g（冲），沉香1.5g（磨汁，对入），砂仁3g，煅紫石英30g，红参10g（另炖），肾四味（淫羊藿、菟丝子、补骨脂、枸杞子）40g，泽泻10g，怀牛膝10g，炙甘草10g，黑芥穗3g。

9月23日五诊：上药连服43剂，伏天用附子1000余克，不热不渴，每服必腹内鸣响，频频矢气，寒邪渐渐下泄。又觉脐中有热气转动，肩背部出汗时有凉气外冒，腰困大减，食纳大增。其长达6年之久之肩背沉困如压一磨盘之状始解，畏寒始罢。但外出仍要戴双层口罩、棉帽，系围巾，穿棉大衣。病入虚损之途，非旦夕可以图功。嘱慎起居，绝房帏，忌生冷，善调摄。每夏服培元固本散一料，温养五脏，以待正气来复。积4年，至1988年，奔豚痼疾得以根治。形体渐渐丰满，3年未曾感冒。当年7月某晚子时，忽觉胸背部——10年前风寒袭入之处，痒极难忍，随即每隔三五秒钟涌出一股冷水，透骨冰凉，手脚大动，敲击床板砰砰有声而不能自主，口中大呼痛快，持续半小时渐止。如此连续3晚，背心、衣裤、床褥尽湿。从此，始觉全身暖融融如沐春风，扔掉戴了整4年的破棉帽，体质与病前判若两人。

积10年之久，阳气始复，伏寒始透，何其艰难曲折！（《李可老中医急危重症疑难病经验专辑》）

2. 滥用寒凉

阳气是生命的根本，寒凉药品最易伤伐阳气。清初，温病学说逐渐兴起，"有清中叶，医家于温热治法最所殚心"，以致用药多以寒凉为风气，相沿日久，形成一种趋势，"喜清凉而恶辛温"，使得许多虚寒病症的治疗迷失方向。

郑钦安曾反复批驳这种偏见，"只因世风日下，不究病之阴阳，专究方药之平稳。不知水懦弱，民狎而玩之，多死焉；火猛烈，民望而畏之，鲜死焉。"（《医法圆通·卷四》）

祝味菊也指出其祸害："甘温之药如行春夏之令，生长万物者也；寒凉之药如行秋冬之令，肃杀万物者也。故医者不可恣用寒凉以耗人气血，即有大实大热，当用苦寒，亦惟中病而已，不可过剂。病去后则须以甘温培补。"

"医者不知葆守真阳，辛凉解表，遂令汗腺弛缓，腠理疏松；苦寒消导，败脾伤中，遂令绝谷辟饮，釜铛空冷；咸寒攻荡，破气伐肾，遂令门户不守，根本动摇，此因药误而致亡阳者。""彼久服寒凉者，如饮鸩蜜，只知其甘，不知其害，亘古以来，死者如麻，茫茫浩劫，良可痛也。"（《伤寒质难》）言有过之而意则切切。

"医者恣用寒凉原因有三：其一误信六气火居其二之说，而不得其解；其二认证不真，凡虚人偏觉火炎，内真寒者外偏显假热，不能审其火之为虚，热之为假，但就外貌治之，故信手用清，似对证而实与证相反；其三用清不见破绽。因为用温补药一旦不当，其弊立见，而寒凉药投之不当，不会很快出现反应，及至出现反应，已不可救。如此死者，死于药也，伤在他人而孽在医者。"（《吴天士医话医案集》）

即使在今天，这种恣用寒凉之弊犹未肃清，在儿科尤为多见，许多患儿虚弱之症，"谅无他事伤损，想爱惜之深，常服幼科之药，多为清降药所伤，多降则伤气，多清则伤脾，所以胃寒中气弱也。"（《吴天士医话医案集》）

■**服药内伤**：黄兄朗令，余内戚也。戊辰年六月自汉口归，是时酷热非常，病人之畏寒更非常，在汉口服药不效，归而服药又不效，始请余视之。彼坐极深房内，门窗俱紧闭，身穿重棉袄袍，又加以羊皮外套，头戴黑羊皮帽，将两边帽扯遮两耳及面，每吃饭则以火炉置床前，饭起锅热极，人不能入口者，彼犹嫌冷，极热之饭，只连扒数口，忙倾红炉锅内复热，每一碗饭须复热七八次而后能食完。余摇扇至房门口，彼坐处离房门一二丈地，见人摇扇即忙摇手止之，若即有风入彼体中。

诊其脉，浮大迟软，按之细如丝。余曰："此真火绝灭，阳气全无之证也。"**方少年阳旺之时，不识何以遂至于此？细究其由，乃知其尊翁误信人云，**

天麦二冬膏，后生常服最妙。翁以爱子之故，遂将此二味熬膏甚多，嘱乃郎早晚日服勿断，朗令兄遵服二三年。一寒肺，一寒肾，遂令寒性渐渍入脏而阳气寝微矣。是年春，渐发潮热，医人便云感冒风寒，予羌活、防风、柴胡、葛根之类，服之热不退。则云风寒未尽，余令多服，直服发散药20余剂，汗出不止，渐渐恶寒。又有医确守丹溪先生热伏于内之教，用黄连、天花粉，因之恶寒以至此极也，则余断为火灭阳衰也，确不可易矣。因索其近日到家后所服诸方阅之，悉皆贝母、丹皮、地骨皮、百合、扁豆、鳖甲、葳蕤之类，内只有一方用人参五分、肉桂三分，便共推为识高而胆大者矣。余笑曰："昔贤喻以一杯水救一车薪之火，今犹以一匙水救十车薪之火也。今以纯阴无阳之证，急投重剂纯阳之药，尚恐不能回阳消阴，而以一星之火，溶一河之水，何能得也？"余为定方用：人参24g，附子9g，肉桂6g，炮姜6g，川椒1.5g，白术6g，黄芪9g，茯苓3g，当归4.5g，川芎2.1g。服4剂，头上去羊皮帽，易为毡僧帽。身上去羊皮袄，单穿棉袄矣。又服4剂，并去棉袄，穿夹袄，亦有时穿单布裯矣。口中食物仍怕冷，但较前稍好。因觅胎元制丸药，以八味加减，又另用硫黄为制金液丹，每日如前煎方，加熟地、山茱萸，略减轻参、附。服1剂，服胎元丸药21g、金液丹6g，计服百日而后愈。（《吴天士医话医案集》）

按：东垣论内伤，只谈及饮食内伤、劳倦内伤，未有服药内伤者。吴氏从实践中认识到服药内伤很常见，而且"病伤犹可疗，药伤最难医"。对服药内伤体会颇深，"误药杀命甚于无药救命"，因此他另立"服药内伤"病名，并附以自己的案例，"愿服药者慎之，用药者尤慎之。"当属创见。

本案寒凉伤阳，致使"真火绝灭，阳气全无"，虽盛夏六月，病人畏寒非常："身穿重棉袄袍，又加以羊皮外套，头戴黑羊皮帽，将两边帽扯遮两耳及面，每吃饭则以火炉置床前，饭起锅热极，人不能入口者，彼犹嫌冷，极热之饭，只连扒数口，忙倾红炉锅内复热，每一碗饭须复热七八次而后能食完。"堪称服药内伤之典型形象。

■**急性无黄疸型肝炎**：工人武某，33岁，1983年5月7日初诊。患急性无黄疸型肝炎住院73天，病程75天。服茵陈蒿汤加板蓝根、大腹皮30余剂，板蓝根注射液160支，计用茵陈、根蓝根、大腹皮各1000多克，食纳日见减少，体质日见瘦削，面色黧黑，泛酸作呕，腹胀气急，腰困如折，左肋下隐痛不休，整日怠惰思卧。舌胖淡有齿痕，苔白滑。脉滑细，尺部极弱。日进食不足250g，食入则胀急不堪，恶闻油肉味，吃水果则吐酸水，口中黏腻不爽。追询得病始末，始知患者素体阳虚，平时即觉胃寒膝冷，食少肢软。病后感觉困乏无力，食入则吐，不以为意。后被车间同事看出脸色发青，教促就医，一查GPT已高达500U，愈服药愈觉不能支撑。据上证情，属劳倦内伤，寒湿浊邪阻塞中焦气化所致。既无黄疸见症，何所据而用茵陈蒿汤？以阳虚之体，寒湿之邪，复加寒凉攻泻妄施，无怪中阳日困。且脾胃为后天之本，必赖先天肾阳之温煦，始能蒸化水谷。今误投苦寒，先伤脾阳，后及肾阳，阴寒肆虐，永无愈期矣！其面色黧黑，腰困如折，即是明证。当以温药治其本，芳化治其标：党参30g，五灵脂15g，公丁香10g，郁金10g，吴茱萸10g，肉桂10g，藿香10g，佩兰10g，炙甘草10g，炒麦芽60g，生半夏20g，泽泻18g，鲜生姜10片，大枣10枚，姜汁10mL（对入），3剂。

5月11日二诊：药后呕止，胀消，食纳大增，日可进食500多克，开始想吃肉类。唯腰困仍著，予原方加肾四味120g，核桃4枚，7剂。

11月16日，患者从孝义来信，知药后肝功阴转，体质较病前更好。（《李可老中医急危重症疑难病经验专辑》）

按：本案为急性无黄疸型肝炎，服用茵陈、根蓝根、大腹皮等寒凉之品各1000多克，乃至食纳减少，体质瘦削，整日怠惰思卧。愈服药愈觉不能支撑，纯属恣用寒凉伤阳所致。李可以温药治其本，芳化治其标，方以吴茱萸汤加味，方向对路，立收捷效。

■**便结**：从叔多昌，40余岁时，初患大便不利，医者以滋润药服之。久之小便亦不利，肚腹饱胀渐上，胸膈亦痞满不舒，饮食不入，时时欲呕，前后服药已数月，疾益剧。后有一医谓当重用硝、黄大下，连进3剂，大小便益闭塞不通，身体益困疲不支。余见其面色惨晦，骨瘦，起居甚艰，舌苔厚而灰白，切脉沉迟而紧。余曰："此症药与病反，诸医无一知者，病虽危险，尚有方救。但恐老叔不能坚信，摇于旁议，中道变更，反使余代他人受过，则不敢举方，以于事无济也。"多叔曰："吾自分死矣，他医之方，试之殆遍，今尔为吾立方，不论何药，死亦甘休。"遂疏方：乌附45g，北姜45g，老生姜30g，粉甘草45g。嘱其煎成冷服，每日当尽3剂，少必2剂，切勿疑畏自误。嘱用大罐多汲清水，一次煎好，候冷分3次进服。究以疑畏不敢频进，至夜仅服完1剂，次早呕稍止，膈略舒，可进糜粥，是日服药始敢频进，尽2剂。其明日呕已止，胸膈顿宽，索糜粥，食如常人。余因语之曰：今日当不复疑余药矣。又于原方外加半硫丸60g，每日清晨用淡姜汤送下9g，分3日服完。第4日，天未明而腹中作响，似欲更衣，扶如厕，小便先至，大便随出，先硬后溏，稠黏不断，顷刻约半桶，病如失矣。（《邃园医案》）

原按：多叔问余：此症缘何致之，前此许多医药，何以日剧？贤侄方何以如此神效？余曰：此理深奥，即粗知医者亦难悟此。人身肠胃，犹人家之阴沟，胸膈犹堂室然，疾系内脏阳气式微，犹之天寒地冻也。试观冬月，阴沟冰结，水道不通，求通之法，必候赤日当空，自然冰释，此理妇孺咸知，医者反茫然不觉。初以润药，是益之霜露，则阴沟冰结愈固，无怪二便不通，肚腹满胀也；继进硝、黄，是重以霜雪，阴沟即不通，层累而上，势必漫延堂室，是即阴霾上逼，由肚腹而累及胸膈，遂至咽喉亦形闭塞，时而作呕也。今余以辛温大剂频服，使重阴中复现阳光，坚冰立消，获效所以神速。

　　按：此案大便不利，并非便秘，当属大便涩滞不畅之证，古人多称"阴结"。本案一误于滋润，再误于蛮攻，乃至病势已危，萧氏认定阴结而致厥逆，"以辛温大剂频服，使重阴中复现阳光，坚冰立消，获效所以神速"，处以大剂通脉四逆汤，未加一味通便套药，且日进3剂，胆识非同常医。

　　萧氏为病人讲解病因机制时十分精妙，用比喻方式将阴结的形成说得通俗易懂，误治、正治的道理讲得浅显明白，堪称绝妙的科普宣传。

3. 过度劳倦，烦劳伤阳

　　《内经》云："上古之人，其知道者。"不妄作劳，"形劳而不倦"，故能"尽终其天年，度百岁乃去"。后人难以做到这样，祝味菊认为："吾人仆仆终日，万事劳其形，百忧感其心，有动必有耗，所耗者阳也。物质易补，元阳难复，故曰'阴常有余，阳常不足'，非臆谈也。经云：'阴精所奉其人寿'，阴精之所以力能为奉者，阳之用也。阳精所降其人夭者，阳衰而阴精不能上奉为寿也"。（《伤寒质难·卷七》）

　　处于社会转型期的现代人由于竞争激烈，生存压力加大，人们承受着超常负荷，既有体力上的，也有精神方面的，可谓身心俱疲。功名之累，利禄之争，戕生之事，充斥着人们的心灵。人们已经很难做到"志闲而少欲，心安而不惧"了。"阳气者，烦劳则张"，人们身心的烦劳，必然导致阳气的消耗。亚健康状态、慢性疲劳综合征，这些现代流行概念无不与阳气的耗损相关。

4. 睡眠不足，阳气受损

　　现代研究证明，睡眠阶段是人体免疫功能恢复休整的最佳时期。现代人或因交际，或因生活奢靡，或因烦劳而追求放松，故而夜生活繁多，超时看电视，沉迷于网瘾，甚至通宵熬夜，已是某些人生活的习惯。中小学生则因课业负担过重，熬夜用功。总而言之，长期的晚睡，导致睡眠严重不足，这也是阳气受损的一大缘由。按照"天人合一"的观点，万物当随太阳而出入，人也应该如此。古人是日出而作，日落而息，这叫"因天之序"。日出而作是消耗阳气，日落而息是休养阳气，补充阳气。长期的睡眠不足，阳气不能得到休养生息，必然导致阳气的虚衰。

5. 房劳伤肾

上古之人讲究精神内守，节欲保精，"今时之人不然也，以酒为浆，以妄为常，醉以入房，以欲竭其精，以耗散其真，不知持满，不时御神，务快其心，逆于生乐，起居无节，故半百而衰也"。毋庸讳言，《内经》所描述的"今时之人"的纵欲淫乱的陋习现在仍然没有绝迹。受精神污染的影响，现代人"以欲竭其精，以耗散其真"，"不知持满，不时御神，务快其心"者大有人在，个中缘由无须细论，这显然导致房劳伤肾的后果，受损的还是阳气。

6. 滥用抗生素、激素

抗生素的滥用与苦寒中药的滥用，可以说性质是相同的，最终都导致阳气的损伤。不过由于这个问题的严重性，应该单独列出讨论。以青霉素的发明为标志的抗生素的应用，确实是西医的开创性成果，对于急性感染性炎症的效果有目共睹。但是，发展到今天如此广泛滥用的地步，则是始料未及的事。有专家指出，我国现在合理使用抗生素的比例只占50%～60%，即近一半的抗生素使用属于用药不当。美国人在检讨20世纪的10件错事时，就把滥用抗生素列为其中之一。比较典型的现象是儿童感冒发热，医生和家长都急于退热，各种抗生素轮番投用，不行就加用激素，发烧暂时是退了。但是稍有风吹草动，马上又发烧了，那就再次输液，如此循环，几个回合下来，患儿体质下降，食少便溏，弱不禁风，有的甚至出现遗尿症，这种情况说到底，是滥用抗生素造成的后果，其本质是阳气受到损伤。请看案例：

■**低热**：宋某，女，30岁，农民。1个月前患带状疱疹，经用抗生素、激素等药物而治愈，但病人出现反复低热37.5℃不退，伴白细胞增高，曾达到20.9×10⁹/L，经大剂量抗生素治疗后，白细胞下降到正常范围。可停药不出3天，白细胞再次上升，随之感觉身体日益低落，消瘦明显，伴失眠逐渐加重，不敢再用抗生素，要求中药调治。查白细胞11.9×10⁹/L。症见低热，下午为重，最高可达37.5℃，气短懒言，身体倦怠，畏寒肢冷，神不守舍，情绪不稳，精神抑郁，失眠多梦，喜长叹，自感体力不支，身体消瘦，纳呆腹胀，舌淡胖大边有齿痕，脉沉细弱而无力。证属肾阳虚衰，治宜回阳健脾，方用潜阳丹加味：

附子30g（先煎2小时），炮姜30g，龟板10g，砂仁10g，炙甘草10g，红参10g。3剂，水煎服，每天1剂。

服药之后，症状大减，低热消除，白细胞恢复到10.9×10⁹/L。（《中医火神派医案新选》傅文录医案）

按：反复低热，白细胞增高，按西医观点是感染，应用抗生素是正常的。但病人在白细胞下降的同时，免疫功能也在下降，身体日渐虚弱，乃至"不敢再用"。停用抗生素后白细胞又再度升高，顾此失彼，这是抗生素一大弊端。此症此情求之于中医最为适宜。病人虽说低热，按郑钦安阴阳辨诀衡量，反映的是一派阳虚之象，扶阳自是治本，四逆汤加味而治，不仅发热可退，连白细胞也降至正常，充分体现了中医药治病以人为本的优势。

■ 纳呆：蒋某，男，63岁。初诊：胃不适（不胀）不饥，强迫进食，厌油，口腻，身倦，乏力，口干，饮而不适，病已1周。此前因外感咳嗽，经输液抗炎药治疗，兼服银黄片等药后，咳嗽渐止，但上述症状逐渐出现，逐日加重。苔薄白，舌略淡，脉沉弦，此苦寒或辛凉伤胃不降，成中阳败损之症，予以辛甘温阳，芳香醒脾治之：附子40g，炮姜20g，生姜30g，白豆蔻15g，西砂仁15g，桂枝30g，苍术20g，厚朴12g，生半夏20g，陈皮15g，炙甘草10g，生山楂15g。4剂。

随访：进药3次12小时后知饥，食而有味。24小时后食欲复常，唯觉倦怠，口尚微干，嘱续服上方，至口和为止。（曾辅民医案）

按：此例纳呆，显然由于输液抗炎过度、寒凉药物伤胃所致。所用方含四逆汤、平胃散之意，温阳兼以消导，另予砂仁、白豆蔻、山楂理中开胃，标本兼顾，理法明晰。

▲ 阳虚法钦安，慢性病最宜

综上所述，我们面临的阳常不足、阴常有余的个体因素，阴盛阳衰的群体趋势，表明阳气虚弱是众多慢性病的主要病机，而这正是扶阳法适应证之所在，提示在慢性病领域有着广泛的应用前景。

谚云："外感法仲景，内伤法东垣，热病用河间，杂病用丹溪。"（《明医杂著》）诸家各有其长，各司其属，为诸多医家所遵奉，"果医者细心参酌，遇热症则用河间，遇阴亏则用丹溪，遇脾虚则用东垣，遇虚寒则用景岳，何书不可读？何至咎景岳之误人哉！"（《知医必辨》）今作者聊为续一句"阳虚法钦安"——遇阳虚之证则参用郑钦安扶阳之法，用得其所。须知郑钦安"于阳虚辨治所积累之独到经验，实发前人之所未发，乃祖国医学之瑰宝，千古一人而已！"（唐步祺语）

国医大师、成都中医学院郭子光教授亦认为，"郑氏对仲景阴阳学说和三阴证发挥颇多，是近代不可多得的一位杰出的伤寒学家……其于阳虚辨治所积累之独到经验，确是祖国医学中一份珍贵宝藏……**当今之世，慢性疾病突出，寒凉之剂常难取效，则此书之出版问世，于提高疗效将大有裨益**。"（《郑钦安医书阐释·郭序》）。

疗效才是硬道理。火神派是经世致用的，它有大量的临床验案为证。无论是近代《吴佩衡医案》《范中林六经辨证医案选》《祝味菊医案经验集》《鲁楼医案》《卢氏临证实验录》等，还是当代《李可老中医急危重症疑难病经验专辑》、唐步祺《咳嗽之辨证论治》等诸多个人医案专辑，还是近年出版的《中医火神派医案全解》《火神派示范案例点评》《经典火神派医案点评》等多种名家选集，都收录了众多火神派医家的治验病例，既有疑难重症，又多慢性病，其病例之多，疗效之高，足以令人称奇赞叹，这才是弘扬火神派的最根本的基础。

当然，作者虽然倡导扶阳法治疗慢性病，但并不排斥其他治疗方法，好的方药经验也酌情采纳，尽管这不是本书的重点。

三、阴阳为纲，判分万病

郑钦安"认证只分阴阳""功夫全在阴阳上打算"。这是火神派最基本的学术观点。

《素问·阴阳应象大论》曰："阴阳者，天地之道也，万物之纲纪，变化之父母，生杀之本始，神明之府也。故治病必求于本。"所谓"治病必求于本"，是说以阴阳为本。陈修园曾谓："良医之救人，不过能辨认此阴阳而已；庸医之杀人，不过错认此阴阳而已。"可见识别阴阳的重要性。张景岳则说："凡诊病施治，必须先审阴阳，乃为医道之纲领。阴阳无谬，治焉有差？医道虽繁，而可以一言蔽之者，曰阴阳而已。"（《景岳全书·阴阳》）李士材曰："人之疾病，虽非一端，皆不外乎阴阳。"总之，百病皆源于阴阳偏虚。

郑钦安遵守经旨和前贤论述，"思之日久，偶悟得天地一阴阳耳，分之为亿万阴阳，合之为一阴阳。于是以病参究，一病有一病之虚实，一病有一病之阴阳，知此始明仲景之六经还是一经，人身之五气还是一气，三焦还是一焦，万病总是在阴阳之中"。（《医法圆通·郑序》）其最基本的学术观点是以阴阳两纲，认识人体生理、病理，辨证、选方、用药等一系列医学问题。"论乾坤，论坎离，论五行，论六步，论气血，论水火，论外感，论内伤，论阳虚，论阴虚，总其要曰阴阳而已。"（《医法圆通·沈古斋序》）

"一病有一病之阴阳"，"万病总是在阴阳之中"，突出阴阳作为辨证总纲的地位，这是郑氏最基本的学术思想，他称之为"阴阳至理"，通俗说，即两分法。亦即"认证只分阴阳"，治病则"功夫全在阴阳上打算"。

郑钦安反复阐述这一观点："病情变化非一端能尽，万变万化，不越阴阳两法。""万病起于一元伤损，分而言之，上中下各有阴阳，十二经各有阴阳；合而观之，一阴一阳而已。""予治一切病证……只要无外感病形，即握定阴阳盈缩治之，见功屡屡，获效多多，真不传之秘法，实度世之金针。""万病不出阴阳两字。"（《医法圆通·卷二》）。"吾愿天下医生，切切不可见头治头，见肿治肿，凡遇一症，务将阴阳、虚实辨清，用药方不错误。"（《医理真传·卷四》）"今与诸公约：病无论乎男女老幼，药无论乎平常奇异，价贵价廉，只求先生认得阴阳，用得恰当，则尽善矣。"（《医法圆通·卷四》）

总而言之，郑钦安辨证论治，讲求"阴阳至理"，反对头痛医头，脚痛医脚，袭用套方套药的市习；只在阴阳两纲上求根本，不在诸病症状上寻枝叶，摆脱教科书分型辨证的套路："认证只分阴阳，活人直在反掌，高而不高，使人有门可入。"《医法圆通·卷二·敬云樵批注》）作者学习阴阳辨诀之后，临证首先分清阴阳，方觉真正会看病了，"此处下手，便是高一招法"。《灵枢》中提到"明于阴阳，如惑之解，如醉之醒"，确实感同身受，这要归功于对阴阳辨诀的感悟，套用《内经》的话，就是"谨熟阴阳，无与众谋"。

这一点，在慢性病诊治中具有重要意义。对于慢性病首先要分辨其为阴证、阳证，例如便秘分为阴结、阳结，张景岳认为隋唐以后，"立名太烦，又无确据，不得其要而徒滋疑惑，不无为临证之害也。不知此证之当辨者惟二，则曰阴结、阳结而尽之矣。有火者便是阳结，无火者便是阴结"。（《景岳全书·秘结》）这里即以阴证、阳证划分便秘为阴结、阳结两类。又如消渴分为阴消、阳消（张景岳），为我们治疗糖尿病提供一个重要的理论支点。按此原则，我们把黄疸分为阴黄、阳黄，水肿分为阴水、阳水，火证分为阴火、阳火（详见后面有关阴火内容），把眩晕（包括高血压引起者）分为阴眩、阳眩两类，总之提纲挈领，"认证只分阴阳"。

至于治疗则阴阳分治，"偏于阴者宜扶阳，偏于阳者宜扶阴""阴盛者扶阳为急，阳盛者扶阴为先""功夫全在阴阳上打算"。所谓"以三阳之方治三阳病，虽失不远；以三阳之方治三阴病，则失之远矣。"方向对头，以三阳之方治三阳病，差也差不到哪儿去。同样，以三阴之方治三阴病，也是如此。有道是"随拈二三味，皆是妙法奇方"。

作者为编撰本书，曾查阅一套《当代名医临证精华》丛书，书中作者可以说都是当代名医高手，其中《消渴专辑》《中风专辑》《咳喘专辑》《肾炎尿毒症专辑》《痹证专辑》等均与本书内容相关，查书中各家介绍经验，可以说各执一词，头绪纷繁，有些无所适从，难以得其要领。现在掌握了阴阳辨诀，就可以执简驭繁，认识各种病症，高屋建瓴分辨阴阳，简明扼要而切实用。

■哮喘：罗某，男，26岁。1962年4月，因风寒咳嗽，痰多，气紧，不能平卧，某医院诊断为"支气管哮喘"，经治疗好转。1963年冬季，咳嗽加剧，心累气紧，动则尤甚，致卧床不起，经治疗缓解。

1964年春复发，遂来求诊：喉间痰声辘辘，张口抬肩，气不接续，喘时汗出，痰多清稀，精神萎靡，恶寒肢冷，面肿。舌质淡暗，苔白滑腻。辨为少阴阳衰阴盛，气不归元，寒饮上逆而致。法宜壮阳驱阴，纳气归肾，以四逆汤加味主之：制附子30g（久煎），生姜30g，炙甘草15g，肉桂10g（研末，冲服），砂仁12g，白术12g。

二诊：服上方4剂后哮喘减轻。原方加茯苓续服5剂。哮喘明显减轻，继服上方月余以巩固疗效。1979年6月追访，14年未见复发。（《咳嗽之辨证论治》）

按：本例气急喘促，不能续接，张口抬肩，得长引一息为快，应属元气不足之虚证。这与气促壅塞，不能布息，得呼出余气为快之实证不同。气藏于肺而根于肾，此证虚喘汗出，动则尤甚，恶寒肢冷，面浮神疲，痰涎稀薄，舌淡苔白，一派少阴虚寒之象。唐氏"功夫全在阴阳上打算"，始终未用平喘套方套药，坚持扶阳驱阴，补肾纳气之法，阳旺阴消，哮喘自平。

▲察究内外虚实

在运用阴阳两纲时，有一点要注意，即要先"察究外内虚实""按定阴阳虚实、外感内伤治之"。也就是说，如果有表证与实证，先要予以解决，亦即疏通内外，方可再议阴阳。这就如同欲取中军统帅，但是帐外有卫兵护侍，先要解除之方可进入，或者是有敌将在前阻隔，亦须先予解决之才能入内。

（1）除外表证。有表证时当先开表，郑氏反复强调这一点，"审无表证"，方可再辨阴阳，所谓"内外两法，切勿混淆"。（《医法圆通·卷一》）请看例案：

■偏瘫：某患者，60多岁，因中风瘫痪卧床已2年多，百药无效。诊见恶寒特甚，两胯以下冰冷，两膝以下如泡水中，舌苔白厚腻，脉沉细。综合其全身症状，判为阳虚阴寒湿盛。先以四逆汤加桂枝、白术，连服10剂，已能扶杖站立，行走几步，唯觉一身重痛，乃用麻黄附子细辛汤加温经散寒祛湿之品，复用白通、四逆汤加童便，以通达周身之阳。各服数剂，已能在室内行走，大小便可自理。但仍一身畏寒，复以附子理中汤加肉桂，或加鹿茸粉，服至七八剂，诸症大减，全身转暖，饮食增多，可行走数百步。乃就原方减小剂量调理。（《郑钦安医书阐释》：唐步祺医案）

按：本例偏瘫唐氏先予四逆汤加桂枝已有解表之意，后因"一身重痛"，乃寒湿在表之明征，故又以麻黄附子细辛汤先开表散其寒湿，再予四逆辈扶阳治本，先表后里，疏通内外，亦是此类病症的规矩。

（2）除外实证。"有余之候"，"仍当推荡"。如饮食、气滞、血瘀、痰湿等，当按实证处理，不可一例扶阳，免犯"实者实之"之戒。在论治"胸腹胁背、腰肘胯膝痛肿"各症时，他说："各部肿与痛而不喜手按者，或发热，或不发热，恶寒喜热，舌黄，便赤，脉息有神，乃为气血壅滞，皆有余之候，宜活血、行气、清凉之品。"（《医理真传·卷四》）在论治胃病不食等多种杂病时，郑氏亦反复强调"饮食积滞，仍当推荡"。（《医法圆通·卷四》）请看例案。

■2013年1月作者曾治重庆弟子黄某，电话求教：久泻困扰15年，腹痛腹泻，黏液样便，反复不愈。自己多方调理，服理中汤亦能好，但不久又犯，停药则大便偏于干结，最难受者是腹痛不止，自谓苔白厚腻，希望老师能想办法解决云云。揣摩腹泻而见腹痛久缠，当有积滞，此积不去，腹痛不止，泻亦难痊。因以温脾汤温通为治：附子45g（先煎1小时），干姜15g，炮姜30g，红参10g，五灵脂10g，白术90g，茯苓30g，大黄10g（单包，后下），肉苁蓉30g，生麦芽30g，炙甘草15g，生姜10g，大枣10枚。5剂。

服后效果很好，腹痛停止，腹泻改善，药已中的，调理巩固。

按：患者久泻15年，腹痛腹泻，确有虚寒见症。然而服理中汤虽能见好，不久又犯，停药则大便偏于干结，腹痛不止，是为内有积滞之症，此积不去，腹痛不止，泻亦难痊。因用温脾汤温而兼通，泻去积滞，温扶方能见功。

四、阴阳辨诀，最切实用

既然"认证只分阴阳""功夫全在阴阳上打算"，那么，辨认阴阳就是临床头等大事了。"医学一途，不难于用药，而难于识症；亦不难于识症，而难于识阴阳。"（《医理真传·自序》）"识阴阳"是诊病最重要的课题。为此应该制定判别阴阳的标准，郑钦安称之为"阴阳实据"。

那么"阴阳实据"在哪儿呢？"三阴与三阳，病形各殊，三阳不足之症，所现纯是阴色，为其阳不足而阴有余也；三阴不足之症，所现全是阳色，为其阴不足而阳有余也，此辨认阴虚、阳虚之切法也。"（《医理真传·卷三》）这是区分阴阳的纲领，简单说来，阴证所现"纯是阴色"，又称为"寒形""阴象"；阳证所现"全是阳色"，又称为"火形""热象"。为此，郑钦安总结了"辨认阴虚、阳虚要诀"，亦即"阴阳辨诀"，作为辨认阴证、阳证的纲领。

哪些是判断阳虚证的"阴色""阴象"呢？在"辨认一切阳虚症法"中他指出："阳虚病，其人必面色唇口青白无神，目瞑蜷卧，声低息短，少气懒言，身重畏寒。口吐清水，饮食无味，舌青滑或黑润青白色，浅黄润滑色，满口津液，不思水饮，即饮亦喜热汤，二便自利。脉浮空，细微无力，自汗肢冷，爪甲青，腹痛囊缩，种种病形，皆是阳虚的真面目，用药即当扶阳抑阴。"应该指出，郑氏所谓阳虚，既指虚寒，也包括实寒。

哪些是判断阴虚证的"热象""火形"呢？在"辨认一切阴虚症法"时说："凡阴虚之人，阳气自然必盛。外虽现一切阴象，近似阳虚症，俱当以此法辨之，万无一失。阴虚病，其人必面目唇口红色，精神不倦，张目不眠，声音响亮，口臭气粗，身轻恶热，二便不利。口渴饮冷，舌苔干黄或黑黄，全无津液，芒刺满口，烦躁谵语；或潮热盗汗，干咳多痰，饮水不休，六脉长大有力，种种病形，皆是阴虚的真面目，用药即当益阴以破阳。"两相对比，"阴色""阴象"与"热象""火形"，确如郑氏所说，"阴阳二症，判若眉列"。同样，郑氏所谓阴虚，既指虚热，也包括实热。

为简明起见，作者综合郑氏论述，按"舌脉、神色、口气、二便"为纲，将其归纳如下：

阳虚：舌——舌青滑，或黑润青白色，浅黄润滑，强调舌润滑不燥。脉——脉浮空或细微无力。神——目瞑蜷卧，无神，声低息短，少气懒言。色——面色唇口青白，爪甲青。口气——必口吐清水，饮食无味，满口津液，不思水饮，即饮亦喜热汤。二便——二便必自利。

阴虚：舌——舌苔干黄或黑黄，全无津液，芒刺满口。脉——脉息有神，六脉长大有力。神——其人烦躁，精神不倦，张目不眠，声音响亮。色——面目唇口红色。口气——口臭气粗，口渴饮冷，饮水不休。二便——尿黄便秘，二便不利。简明扼要而切实用。

这个阴阳辨诀与医书通常所论似乎没有什么不同，仔细揣摩，它有几个特点：

其一，以舌为重。历代医家医案少有舌象记载，即仲景也不例外。郑钦安则把舌诊放在第一重要的位置辨认阴阳，这是一种创见。舌淡与否反映机体是否有热，苔润与否反映津液是否耗损，这在辨证时至为关键。

■伏气湿病：奉化某患，秋后，伏暑晚发，大热大渴，脉沉而闭，久治无效，奄奄一息，邀余诊视。余查前医所处方药，皆是白虎、安宫牛黄之类。余曰："舌淡白如此，真阳欲脱，快服此方，或有可得生，迟则无及矣！"

处方：厚附子9g，炒蜀漆9g，龙骨9g，茯苓9g，生姜6g。服药1剂，见效。再招余往诊，余又处以原方，令其再服，原方连服3剂，病霍然而愈。余盖独取其舌色也。（《先师范文虎先生临床经验简介》）

其二，重视神色。"上工守神"，凡"所现脉息、声音、面色、饮食、起居，一切无神"者，皆为阴证（《医理真传·卷四》）。如在辨治"谵语"一症时，就是以无神为准，"不问发热、汗出、谵语、口渴、饮冷，但见无神，便以大剂回阳饮治之，百治百生。"显然，这符合"上工守神"之旨。敬云樵先生就此批道："谵语本是神昏气沮，此论精当，治法绝妙，后言不问其证，决之早也。但见无神，眼之明也；便以大剂，手之快也；百治百生，效之必也。学者先要学此手眼。"（《医法圆通·卷二》）

■**慢惊风**：汤儿5岁。禀赋不足，体弱多病。恣意食肉啖饼，次日腹胀呕泻。医作伤食治，进以消补兼用之太安丸（即保和丸加白术），腹泻转剧，呕亦未止，乃父视为药误。易医以证属虚，处温脾健胃之六君子汤，呕泻立止，认为有效，续进数剂，腹胀如鼓，痛不可忍。后医又认为实证，不顾患儿体质，贸然以大承气汤攻之，胀痛虽已而腹泻不止矣。遂见神疲气短，汗出肢厥，手足不时抽搐，缓而无力，显示种种危象。其家迎治，视儿面色清惨，息微目合，关纹隐微难见，抽搐乏力，启视其目，神光尚好，此乃关键之处，许其可治。即处人参四逆汤以救垂绝之阴阳，急煎频灌，四时尽2剂。夜半阳回，肢温搐停，汗收泻止，有时呻吟。次晨复诊，关纹清淡可见，神清能言，不能坐立，此由攻伐太过，元气斫伤，只应益气补脾，徐图恢复，师理中汤之意而易其分量：党参15g，白术12g，干姜3g，炙甘草6g，加黄芪9g，补骨脂9g，日服1剂。

历时半月，未易方而复常。（《治验回忆录》）

原按：患儿体弱伤食，消补兼用原为不误，服药而泻甚者，乃药攻积之力，积尽泻自止又何疑？惜易医而进温补，固积增病，犯实实之戒；后医治虽合法，但于人不审体质，于证不分轻重，病轻而药重，以致演成阴阳虚脱之危证，病虽获救，然亦险矣，辨证其可忽诸？

按：患儿腹泻不止，神疲气短，息微目合，已见阳脱之势，然"启视其目，神光尚好，此乃关键之处，许其可治"。点明"神光尚好，此乃关键之处"，强调神气在辨证中的重要性，符合"上工守神"经旨。

其三，脉病不合，舍脉从病。从一定意义上说，郑钦安辨证，舌重于脉。当脉病不合时，认证为要，舍脉从病。在"辨认脉法"中，指出"气有余，所现浮、洪、长、大、实、数、紧之类（**倘病现阴色不合脉，舍脉从病**）。气不足，所现沉、迟、细、微、虚、短、涩之类（**倘病现阳色不合脉，舍脉从病**）。"（《医理真传·卷四》）这是郑氏独到之处，与诸多专讲恃脉为凭，唯脉是从者不同。作者临床中遇到"病现阴色"，而脉见"浮、洪、长、大、实、数、紧之类"阳脉，通常均"舍脉从病"，判为阴证，用附子类热药，未见失误。

■黄翁令尊患温病发热而渴，虽不恶寒，心中振振，热厥上冒。邀余一诊，按其脉微而虚，不似热病，但外象昭然，难逃法眼。盖患者年近六旬，中气素虚，温脉不显，苟非心细如发，未有不为病脉所蒙者。

吾尝游学于陈伯坛（岭南伤寒"四大金刚"之一）夫子之门，屡次招余认证，当体会阴阳动静，勿斤斤于脉象较量，施诸实用，确是的论。今见患者心烦不卧，汗出如雨，知其热入少阴，阴不维阳，坎离失职。汗者心之液，肾阴不藏，心阳不守，故心烦汗出也。治法宜令坎离靖和，栀子豉汤主之。栀子吐心阳，香豉纳肾阴，阴平阳秘，精神乃治矣。

服汤1剂，大汗已敛，心神略宁，唯口渴便秘，热度尚盛，知其津液未还，又须养阴，拟炙甘草汤加天花粉、白芍，连服数帖，诸恙悉退。（《程祖培先生医学遗著》）

按：本案以脉而论，"脉微而虚，不似热病"；但"外象昭然"，显示的是发热而渴，心烦不卧，汗出如雨，属于"热入少阴"，以栀子豉汤治之而效，此乃舍脉从症，"不为病脉所蒙者"。陈伯坛所说"体会阴阳动静，勿斤斤于脉象较量"，确是的论。

■谭某之妻，有病患少阳证，不足为奇。而奇在垂帘诊脉，不欲露面，亦新嫁娘之常情。唯诊其六脉全无，若以脉论，非大虚而何？然予不计也。只据其发热、胸满、口干苦，即与小柴胡加减。一剂，则已退热。将谓其平素脉固如是乎？夫人之体质各有不同，脉亦有不能一概而论者。（《黎庇留经方医案》）

按：本案"六脉全无，若以脉论，非大虚而何？"，但黎氏据其发热、胸满、口干苦等症状，舍脉从证，判为少阳病，与小柴胡汤一剂退热。说明"人之体质各有不同，脉亦有不能一概而论者"。

▲弄清阴阳节律，辨别阴阳

天人相应，郑钦安还重视阴阳节律在辨别阴阳中的作用，"人身真气从子时一阳发动，历丑寅卯辰巳，阳气旺极，至午未申酉戌亥，阳衰而下潜藏"（《医法圆通·卷三》）。"一日之内，上半日属三阳，下半日属三阴"（《医理真传·卷一》）。归纳一下，就是病发于下半日、上半夜者，主阴盛阳衰；病在下半夜、上半日者，主阳盛阴衰。

据此对某些市习认作阴虚的病症，辨为阳虚之症，如午后发热，"经云：阴虚生内热，是指邪气旺而血衰，并非专指午后、夜间发热为阴虚也……一见午后、夜间发热，便云阴虚，便去滋水。推其意，以为午后属阴，既为阴虚，就不知午后、夜间正阴盛之时，并非阴虚之候。即有发热，多属阴盛隔阳于外，阳气不得潜藏，阳浮于外，故见身热。"（《医法圆通·卷三》）"因阳虚者……即有烧热，多在午后，非若外感之终日发热无已时也。"（《医法圆通·卷一》）

■问曰：五更后常梦遗精，或一月三五次，甚则七八次者，何故？

答曰：此元阴虚而神不为主也……梦遗之病，**务审究在上半夜或下半夜，以**

定神之所在。病于上半夜者，主阴盛阳衰，阳虚不能统摄精窍，而又兼邪念之心火动之故作，法宜扶阳为主，如潜阳丹、白通汤、桂枝龙骨牡蛎汤之类是也；病在下半夜者，主阳盛阴衰，阴虚不能配阳，阳气既旺，而又有邪念之心火助之，神昏无主而不能镇静故作，法宜扶阴以抑阳，如封髓丹倍黄柏、参枣汤加黄连、补血汤、将军蛋、洋参蛋之类是也……**此病而云血虚神无主者，是遗泄在五更后，正阳长阴消之时，故知其血虚也**，法宜补阴以配阳，方用参枣汤。（《医理真传·卷三》）

此外，"随阴阳盛衰之年节律、日节律演变，天人相应现象最著，如冬至阳生则病，春令阳升转重，夏至阴生渐缓。"（《李可老中医急危重症疑难病经验专辑》）

■**真热假寒**：名医某，1964年12月26日，即冬至节后2日，忽患奇疾。始病似外感小恙，3日后忽然昏迷。气息微弱，面色灰滞，手冷过肘，足冷过膝，头汗淋漓，神识似清似蒙，六脉似有似无。某医断为"伤寒，少阴亡阳，已属弥留，姑拟参附汤，聊尽人事"。院长邀李可会诊，以定取舍。见证果如所云。然则室内秽气扑鼻，颇觉蹊跷。且证情突变，寸口脉乱难凭，摸其下三部之趺阳、太溪、太冲，则沉实有力，一息六至有余。欲观其舌，则病者昏昧，牙关牵紧，乃强刺患者颊车穴，以匙把撬口，未及察舌，口中臭气熏人欲呕，舌面满布黄厚燥苔，中根已黑。询其小便则如浓茶，亦有臊臭，大便5日未解。扪按小腹板硬，至此真相毕露。素知患者以前吸食鸦片20余年，至今仍以樟脑酊维持精力，其脏腑积毒可知。**且病在冬至之后，阴虚液亏之体，适值一阳来复，邪从热化、燥化，已由太阳转属阳明腑实**。其肢厥乃热深厥深之变；神识昏蒙乃浊气上干神明；头汗黏手，亦属腑实熏蒸。种种见证悉为热闭阳明之腑，而非亡阳厥脱，且真寒证绝无口臭熏人之象。询知前医因牙关紧闭并未察舌，亡阳虚脱，多见手撒尿遗，口开目闭，而牙关紧却是实、热、闭证所独有。至此，已可断定前医误诊。遂疏大承气合增液汤急下存阴，腑实通，上闭即开，无须画蛇添足，再加开窍之品：大黄30g，芒硝20g（分冲），枳实15g，厚朴30g，生地30g，元参30g，麦门冬30g，煎分2次服，3小时1次。

次日诊之，患者仅服药1次，约2小时许，泻下恶臭便1次，被褥狼藉，移时神清而愈。再诊其脉，依然微细如丝。始知其脉为"六阴脉"，虽有大实之候，其脉不变，故难于反映真相。又有一种"六阳脉"，终生洪大数实，虽有虚证，其脉不变。若凭脉断病，不屑下问，何能中病！（《李可老中医急危重症疑难病经验专辑》）

■**真寒假热**：武某，57岁。1979年12月23日，忽患口、舌、唇部生疮，其症颇奇，颇急。10时发病，11时即满口满舌痛如火灼。仓促之间，向老友某求治，某曰："口舌生疮，小事一桩，心脾积热，不必惊慌。"未及诊脉问病，提笔即疏导赤散与凉膈散合方与服。其方甚轻，生地、连翘10g，其余皆3～5g。患者于11时30分进头煎，药毕覆杯，立觉火从脐下直冲头面，双唇肿大如桃，舌亦肿痛更甚，且心烦懊侬，莫可名状。约12时半，其子邀诊。见患者面赤如醉，舌肿塞口，诉证不清。出示所服之方，其妻代诉服后变证。按脉洪大无伦，重按则反如游丝，120次/分，视其舌则边缘齿痕累累，有白色溃疡布满边尖。唇肿外翻，迸裂出血，问其二便，则大便干，小便未注意。口中亦无臭味。询其致病之由，其妻云："年终总结，连续熬夜三晚后得病。"问其渴否？患者摇头。此症颇费踌躇，望闻问切皆不得要领。细玩见症，亦难推翻前医论断，《内经》明示："诸痛疮疡，皆属于心。"且暴病多实，此病暴急有疔毒之势，是否病重药轻，杯水车薪？犹疑之间，忽见患者扬手掷足，烦躁不可名状。进门时，仓促之间见其面赤如醉，细视之，则鲜艳光亮，如演员之涂油彩状。恍然悟及此与戴阳证之"面赤如妆"同义，唯戴阳证多见于外感临危之际，此则由内伤而来。摸其下肢，则果见足膝冰冷。必此公下元久亏，恰值**当日冬至阳生，阴不抱阳，龙火上奔无制**。前医误作实火，妄用苦寒直折，致光焰烛天，不可收拾。急以大剂附桂八味冲服油桂，以救药误而和阴阳：附子30g，熟地30g，生山药30g，山茱萸30g，云苓12g，泽泻12g，五味子10g，油桂1.5g（冲），水煎冷服。

患者服药1次，1刻钟后安然入睡。2小时许醒来，肿痛皆消，已无丝毫痕迹。次日复诊，口中仍觉麻辣，舌光红无苔，乃阴分受损见证。火不归原，本不当用大剂量附子破阴回阳之品，而前因药误，又不得不用。险证虽退，阴损未复，乃予大剂引火汤，两服痊愈。事后追忆，此证确险之又险，虽侥幸治愈，早已汗流浃背。（《李可老中医急危重症疑难病经验专辑》）

按：分析李可辨认这两例真假寒热之证，均注意到发病于冬至节令前后，对阴阳的辨认具有重要意义。

郑钦安是如何凭着"阴阳辨诀"来判分各种病症的阴阳属性呢？下面举例证明之：

比如眩晕，"眩晕一症，有上实下虚者，有上虚下实者，有清阳不升者，有浊阴上干者，有夹虚风者，有夹虚火者，有脏腑偏盛而致者，种种不一。括其旨归，总不出阴阳二字……其人面白无神，饮食减少，二便自利，困倦欲卧，喜热畏冷……脉浮无力而空，诸如此类，都属阳虚……察其人精神不衰，舌黄喜冷，饮食易消，二便短少……脉实有力而长，诸如此类，都属阴虚火旺上干所作。"（《医理真传·卷三》）请看案例：

■**梅尼埃病**：赵某，女，38岁。素瘦，近3年发胖，体重增加10kg。一日凌晨5时，突然头眩而呕涎沫，眼睛不敢转动，左右上下不能看，头不敢转侧，稍一动时觉周围房舍飞速旋转，身若坠于深渊之下，吐出痰涎后稍好。某医院诊为梅尼埃综合征。3天后同一时间，患者忽觉脐下关元穴有一股冷气直冲入脑，随即舌下涌白沫不止而昏厥。据其婆母追述，患者发病时如羊羔风，四肢冰冷。曾服涤痰汤、旋覆代赭石汤无效。按脉沉滑，形寒肢冷，面色灰滞，舌淡胖有齿痕。证属肾阳虚衰，火不生土，脾不运湿，痰饮夹冲气上攻。予温氏奔豚汤（附子、肉桂、人参、沉香、砂仁、山药、茯苓、泽泻、牛膝、炙甘草），附子用30g，加生龙骨、生牡蛎、活磁石、煅紫石英、吴茱萸，温肾逐寒而镇冲逆，3剂后痊愈。（《李可老中医急危重症疑难病经验专辑》）

按：此案眩晕，症见脉沉滑，形寒肢冷，面色灰滞，舌淡胖有齿痕。以阴阳辨诀考量，"诸如此类，都属阳虚"，温氏奔豚汤功能温阳化饮，故治之而愈。李氏治此症百例以上，少则3剂，多则5剂必愈。

再比如消渴，一般方书多以气阴不足，阴虚燥热论治，几乎已成定论。郑氏则认为在阳证消渴之外，更有先天真火外浮而成是症，属于阴证消渴，亦即分为阴阳两纲，称之为"阴消"和"阳消"。事实上早在仲景，已有消渴而用肾气丸之例。

关于阳证消渴，郑之所论未离前人大法，上消倡用人参白虎汤，中消以调胃承气汤治之，下消以麦味地黄汤治之。"此皆对症之方，法可遵从。"

然后则强调阴证消渴，"更有先天真火浮游于上，而成上消；浮游于中，而成中消；浮游于下，而成下消，即以辨阳虚诀辨之，法宜导龙归海，如潜阳、封髓二丹，或四逆、白通，皆可酌用"。这一点确具新意，为后人治疗消渴包括现代糖尿病，提出新的思路。

■**消渴**：陈某，46岁。始患伤寒未瘥，旋又伤食吐泻，自恃体健，未曾医治。迨剧乃延邹君诊治，服葛根桂枝汤加神曲、楂肉之类，表虽解而吐泻未已。又处不换金正气散温中止呕，宽胀消食，而吐泻得止。又转口渴尿多，次数频仍，改进人参白虎汤、甘露饮、六味地黄汤等，半月无进步，渐次面削肌瘦，神疲纳少，偃卧床第，不能起行。患者枯瘦脱形，目炯炯有神光，面唇无华，舌胖润白，脉微无力，渴尿无次，已至饮一溲一，小便清长，尿上层无油脂。盖病始由伤寒吐泻而起，营卫已损，阴液复亏，吐泻伤脾，中焦失运，循至肺气不能下降，制约关门，肾火不能上升，蒸发津液，故消渴之证成矣。

前医认为内热津干，迭用凉润，此治标不知治本也。本则脾肺肾三脏也，因脾喜燥而恶湿，肺恶冷而喜降，肾得温而水升，气化得全，斯则无病。今三脏失职，其主要关键乃不在肺之宣、肾之蒸，实则脾失升降，不能制水也。倘脾能健运，输布津液，则肺肾功能亦随之恢复，自无消渴之患。本证虽先属湿热，但因病已日久，正气惭衰，内脏不足，又一变而为虚寒，此病情阴阳转化之常规，不足异者。本证如宜凉而不宜温，何以服白虎汤、甘露饮等而病至剧变，其误显然。今用理中汤温脾止泻，此因中焦之运，而使上下升降得宜，肺布津液，肾司蒸发，何至上渴下消，于是用理中汤：党参18g，白术15g，干姜6g，炙甘草6g。

首剂效不显，5剂病始好转，口略知味，精神微振，可能缓步。又进原方5剂，渴尿大减，接近正常。终因病过虚损，尚须大补，改与养荣汤培补气血，历时兼旬始健。夫消渴而用肾气丸者屡矣，至治以理中汤则属伊始，因知辨证论治之亟当讲求也。（《治验回忆录》）

按：如此"渴尿无次，已至饮一溲一"之消渴重症，竟以轻剂理中汤取得显效，令人惊叹。无怪乎此老亦颇自诩："消渴而用肾气丸者屡矣，至治以理中汤则属伊始。"所引古人气化升津之论及用"药宜温不宜凉"之精义，皆予人启迪。

从以上案例不难看出，这一阴阳辨诀的重大价值，它是"辨认阴虚阳虚之切法"，"学者先要学此手眼"，治病"便可超人上乘，臻于神化。"（《医法圆通·卷三》）"握定阴阳辨诀治之，决然不错。"（《医法圆通·卷二》）"挈定阴阳实据治之，发无不中。"（《医法圆通·卷一》）"发无不中"，"决然不错"，说得何等坚定！毕生研究火神派的唐步祺先生称赞郑氏**阳虚阴虚辨证纲要……最切实用**，确为心得之语。

许多慢性病如高血压、糖尿病……初期几乎没有症状，尤其大部分高血压没有症状，乃至被称为"无声杀手"。现在按阴阳辨诀考量，总有舌、脉可供为依据，判分阴阳有证可凭，确实方便实用。

■**血尿**：伊某，女，61岁。9年前患隐匿型肾炎经治已愈。4个月前开始尿血，迭治乏效，苦恼已极。其外甥系余朋友，怜爱姨妈而介绍来诊。现症：肉眼血尿，腰脊酸胀发木，低烧37℃，时有烘热，头涨，汗出，口苦不渴，舌淡稍胖润，脉滑无力。既往甲亢20年，用西药控制。查以往用药，无非清热、凉血、止血之品，致令患者便溏。观其舌淡稍胖润，脉滑无力，兼以口不渴，已属阴象；真气上浮而现烘热、头涨、口苦等症，俱属头面阴火；其低烧、汗出，乃属虚阳外越；血尿则属阳虚不能统摄阴血所致。综合分析，此证总属阳虚阴盛引起，不可被头面阴火所惑。治以温阳固摄，方用潜阳封髓丹加味：附子15g，砂仁10g，黄柏10g，炙甘草10g，炮姜25g，肉桂10g，薏苡仁30g，白术15g，川续断30g，茯苓25g。

3剂后，血尿消失，镜检尿中红细胞4～5个，体温正常，口苦消失，轰热减少。继续加减调理月余，镜检尿中红细胞1～3个，10年后因为他病求治，言及血

尿迄未复发。（《关东火神张存悌医案医话选》）

按：本案是作者学习阴阳辨诀不久，接治的一个病例。方书大都认为，血证由实火或阴虚之火引发者多见，"举世宗之而不疑，群医信之而不察"。以前治血证包括血尿多从火热或阴虚着眼，回顾疗效并不理想。学习阴阳辨诀后，发现确如郑氏所论，实火引起的血症少见，阳虚引起的血症多发，"十居八九"。郑氏在论小便下血时说："予曾经验多人，皆是重在回阳，其妙莫测。"确为真知灼见。因无经验，附子仅用15g。但是这个尿血4个月、中西医迭治乏效的病人，3剂即大见成效，疗效之速实出意料，主要原因在于分清了阴阳。作者体会，学习阴阳辨诀后，凡病首先分清阴阳，确实"最切实用"，自觉有登堂入室之感。事实上，分清阴阳，也是学习中医首先要解决的问题。

五、坚守阴阳辨诀，切戒中医西化

阴阳辨诀等于给了我们衡量阴阳的两把尺子，阴证什么样，阳证什么样，舌、脉如何，气色如何，方书中都这么讲，我们说它是"中医正统正脉"，也正因为这一点，承认这一点，下面的推导就有了基础。

如何对待西医诊断的疾病是每个中医都要面对的问题。遗憾的是，目前很多人都在跟着西医诊断和化验指标走，搞对号入座，说到底是中医西化在作怪。将西医的检验指标如白细胞、体温、血压、血糖值等机械地解读为阴虚阳亢、湿热、热毒等，由是施以寒凉、滋阴之法，结果离题太远，甚至南辕北辙，疗效不得而知。在他们看来，高血压一定阴虚阳亢，糖尿病一定阴虚燥热，肿瘤则是热毒，炎症就是火热，肝炎就是湿热，对冠心病只知道活血化瘀，前列腺炎只知道清热利湿，糖尿病只知道滋阴。坦率说，有很多人连阴阳都没搞清楚，一遇病人先看西医诊断、化验指标，然后对号入座施以治疗，效果不得而知。

这就是中医当前最主要的通病——"中医西化"。他们不知道或者说没认识到这个判断标准搞错了，卢崇汉教授说："末世的很多医者确实搞不清阴阳寒热了。"毛病就出在这辨证标准上，背离了阴阳辨诀这两把尺子。

李可先生说："当中医之证与现代医学之症发生冲突时，要毫不犹豫地舍症从证。一切局部的病变，皆由整体失调所派生，中医学的'证'，正是人体阴阳气血，五脏生克，气机升降——整体失调在患病阶段的特殊矛盾的集中体现。其中，更包含了个体特异性，即同样的病在不同的病人身上，有特异的表现，更是辨证的关键。故治证即是调节整体，整体康复则局部的病变常可奇迹般地不治自愈。""临证之际，不必在病名上钻牛角，不但不考虑西医的病名，连中医的病名也无须深究。胸中不存一丝先入为主之偏见，头脑空明灵动，据四诊八纲以识主证，析证候以明病机，按病机立法、遣方、用药，如此，则虽不能尽愈诸疾，庶几见病知源，少犯错误。""搞中西结合，绝不能吃现成饭。对西医确诊的病，中医仍需独立思考，深入剖析疑难，追根寻底，这样才能体现中医特色。"（《李可老中医急危重症疑难病经验专辑》）

名医谢海洲说："勿为病名所惑，切记辨证论治。症无大小，均需辨证才可施治；病有难易，亦唯辨证方能收功。临证之时，切勿为西医病名所惑，亦无论其有名无名，不管其为综合征抑或症候群，辨证论治四字，足矣。"

日本的"小柴胡汤副作用死亡事件"令人震惊，可以从中获得启示。汉方研究者栗岛行春指出："让慢性肝炎、肝硬化等患者长期服用小柴胡汤，发生间质性肺炎、死亡……是不学习中医理论，只用西医的病名来决定处方的结果，是研究失败的根本，而把责任诿过于小柴胡汤有副作用，是错上加错。"更强调了"让没有小柴胡汤方证的患者，长期服用小柴胡汤"是造成间质性肺炎的根本原因。《伤寒论》全书主要讲辨方证，第317条方后附："病皆与方相应者，乃服之。"论中对小柴胡汤的用法有明确说明："血弱、气尽、腠理开，邪气因入……往来寒热，休作有时……小柴胡汤主之。"早已明确指出，没有小柴胡汤方证就不能服用该方药。"小柴胡汤副作用死亡事件"的发生，主要原因是不辨方证，以血的教训说明了辨方证的重要性、科学性。（《当代经方名家临床之路》）

河南中医学院李统华教授说："如果跟着西医的诊断跑，不是参西，而唯衷西，拘于西医的理化指标而立法遣药，则方药与病症常常南辕北辙，离题甚远。如体温计可测体温之高低，但体温升高不都属中医热证之范畴，气虚感冒、阳虚及某些真寒假热证之身热，体温亦可达40℃，若以测试之体温为依据，妄施寒凉，则祸不旋踵。又如血压计可测试血压之高低，但不能测阴阳之盛衰，对于气虚阳馁所致之血压升高，治应温阳益气，当施参芪姜附，若概认为肝阳上亢，施以平肝潜阳，处以枝、芩、龙、牡，血压焉能下降？再如现代医学所谓的炎症，与中医学的阳热证亦非等同，某些阳虚重症，其白细胞计数亦可升高，若概施清热解毒之剂，妄投芩、连、银、翘，无异于雪上加霜，愈亡其阳。"唐步祺先生亦说："数十年临床经验，凡遇阳虚症，无论一般所称之肾炎、肝炎、肺炎、心肌炎、胃炎等，只要临床症状有阳虚之实据，即不考虑炎症，辄以四逆汤加味治疗，取得满意效果，益佩郑氏之卓见。"可以说是对阴阳辨诀的最好诠释。

作者认为，在常见慢性病中，高血压、糖尿病、肿瘤、各种慢性炎症（如慢性肝炎、慢性前列腺炎、慢性肾炎等）4类疾病最容易被误判阴阳，认阴证为阳证，其源概出于中医西化，跟着西医诊断跑。诚然，不是说这些病都是阳虚使然，只不过强调要用阴阳辨诀来判定，辨证只求其与脉证相合，不必受制于检验指标；治疗只求其与阴阳相合，不必拘泥于病名。

以阴阳辨诀考量，上述各病可能根本就不是火热、湿热、阴虚、阳亢之证，可以说属于阳虚的不在少数。火神派名家有许多关于高血压、糖尿病、肿瘤等病十分成功的扶阳案例，本书下篇收录很多，可供参阅。强调阴阳辨诀，最大的现实意义就是校正中医西化，回归中医的正统正脉上来。李可先生说："近两个世纪，火神派的诞生为先圣继绝学，冲破迷雾，拨乱反正，引导古中医学回归经典正路。"也是这个意思。

■**慢性肾盂肾炎**：楚某，女，41岁。慢性肾盂肾炎2年，反复尿路感染，尿中夹血，高度浮肿，伴有胸水腹水，体重130kg，身高1.60m，行走不便，须坐轮椅，病已5个月。

作者赴诊：症状如前，腹胀，胸部憋闷，气短，身冷，尿少色淡黄，灼热，尿后余沥。无汗，纳可。舌淡红胖润，苔薄黄，脉沉滑寸弱右尺浮。尿检：RBC（+++），蛋白（+++），WBC（+++）。某医院教授处方八正散加银翘、蒲公英、紫花地丁屡服不效，浮肿日渐加重。诊为阳虚夹表，处以真武汤加麻黄等：麻黄15g，附子30g，炮姜30g，苍术30g，茯苓30g，泽泻30g，猪苓30g，桂枝30g，淫羊藿30g，砂仁10g，黄柏10g，炙甘草10g，生姜30片。5剂。

复诊：服药次日尿量增加，达3000mL，5天间体重减轻20kg，已见汗。腹胀、气短均减，自觉身体转暖。药已见效，前方稍作调整：麻黄减为10g，附子增至45g，另加黄芪45g，再予7剂。

三诊：保持日尿量3000mL以上，体重已减轻43kg，余症均有好转，自己步行前来，病态已无，恢复工作。（《关东火神张存悌医案医话选》）

按：此案原本一派阳虚湿盛之证，前医囿于西医肾盂肾炎、尿路感染的诊断，惑于尿检中RBC（+++）、WBC（+++）的报告，盲目对号入座，认为湿热为患，以淋证论处，予以八正散加银翘、蒲公英、紫花地丁清热通淋，南其辕北其辙，寒凉重伤其阳，乃至水肿日渐增加至严重地步，说到底是中医西化的毛病在作怪。改予温阳利水，见效之速，出乎意料。

■**慢性胃炎**：某银行副行长，4年前患慢性胃炎，在北京各大医院确诊，但治疗无效，经介绍求治于作者。病人消瘦，面色灰暗，最难受的是胃疼，夜间尤重，影响睡眠，按阴阳辨诀认识，是典型的太阴虚寒，用了附子理中汤，附子用30～45g，治疗两个月，好了。当时协商停药，他说："我觉得挺好，没问题了。"1年多以后他又找到我，胃疼复发，精神萎靡，面容憔悴，进来就坐沙发上近乎要睡的样子，舌体胖润。作者问，你的病又发作了？他说吃了某名医一年的药。作者说你找他看，是病情复发了吗？他说没有。"那怎么去找他？"答曰他名气大，别人介绍去的。作者问，你回顾一下，用他1年的药，病情是好了还是坏了。他说："当然是重了，因为重了才来找你。"

据报道，某名医有一个观点——"胃炎以痈论治"，国内都很有名。"痈疽原是火毒生"，既然"胃炎以痈论治"，自然是按热毒论治。作者让患者找出某名医开的药方。他很细心，开的药全部输入电脑，还做了筛选。一看用药最多的是蒲公英，第二是黄连，还有一些凉药，可以说不出所料——在以痈论治。只要是胃炎，就按痈论治，这是什么逻辑？这是跟着西医的诊断跑，结果越治越重。对比唐步祺所言："数十年临床经验，凡遇阳虚症，无论一般所称之肾炎、肝炎、肺炎、心肌炎、胃炎等，只要临床症状有阳虚之实据，即不考虑炎症，辄以四逆汤加味治疗，取得满意效果。"二者差在辨证依据上。

最后作者还是给患者用附子理中汤，附子剂量加大到60g、90g，两个月又恢复如常，停药了。回顾这个病例，开始由作者先治，再换某名医，最后又由作者来治，结果某名医按痈来治越治越重，作者两次按阳虚来治，皆收良效。最近还回访过患者，他说现在很好。正反两方面的对比很明显，有道是好不好看疗效，说到底还是阴阳辨诀管用。

■任某，男，71岁。发热、咳嗽半个月，用青、链霉素治疗两周无效，于1979年12月1日来医院门诊就医。白天体温在38℃以上，凌晨1—3点高达40℃。咳嗽，吐黄痰，口苦，喜热饮，喜重衣厚被，食少便溏。经X线透视，诊为"左下肺炎"。患者面色晦暗，形瘦神疲，舌质淡蓝，苔黄腻，脉细数而有间歇。按中医辨证，面色晦暗，形瘦神疲，畏寒喜暖，为阳虚阴盛；口苦吐痰黄浊，苔腻多津，为虚阳上浮所致；子夜后阴虚更甚，逼阳外越，故体温升高；舌质淡蓝，脉细数无力而间歇，亦为阴盛阳浮之象。治宜温肾健脾，化痰止嗽。处方：附子25g，干姜10g，党参25g，白术15g，陈皮10g，半夏10g，油桂3g（冲），杏仁12g，款冬花15g，紫菀12g，百部15g，补骨脂15g，菟丝子15g，甘草3g。服药3剂，体温降至38℃以下，咳嗽减轻，精神好转，饮食稍增，大便仍溏。继服3剂，体温恢复正常。胸透：左下肺仍稍有阴影。再服3剂，肺部阴影消失，食纳好转。上方去杏仁、款冬花、百部，加焦三仙12g，藿香12g，草豆蔻12g，调理而安。（《河南中医》1982第4期：李统华医案）

按：面对"肺炎"诊断，李氏不为指标所惑，坚持"按中医辨证，面色晦暗，形瘦神疲，畏寒喜暖，为阳虚阴盛；口苦吐痰黄浊，苔腻多津，为虚阳上浮所致；子夜后阴虚更甚，逼阳外越，故体温升高；舌质淡蓝，脉细数无力而间歇，亦为阴盛阳浮之象"，层层解析，勘破阴霾，断为阴盛阳浮之证，方用四逆汤合六君子汤加减，不但症状消失，肺部阴影亦消失，完全治愈。体现唐步祺所言："只要临床症状有阳虚之实据，即不考虑炎症，辄以四逆汤加味治疗，取得满意效果。"

▲西医检验可供参考

现代检测手段长于观察致病因子和人体生理病理变化，结果精确，这是西医的优势，对中医的诊治还是有参考价值的。作者提倡吸收现代科技成果，熟悉西医诊断方法。

2008年6月作者曾接郑州某先生电话求医，慕名想来沈阳治病。称其妻子头痛较甚，屡治不愈，严重时喷射状呕吐。后一句话引起作者警惕，只有颅内高压时才有喷射状呕吐症状，不排除脑瘤的可能性。于是建议先在当地做个CT检查，对方不以为然，坚持要来沈阳求治。经一再说服，同意先做CT。结果，下午即来电话说，CT报告：小脑肿瘤，拟择期手术云云。虽未为其治病，但帮他少走了弯路，家属对作者特别感谢。

■患者女性，60岁。两个月来，头颅左侧长一肿块，直径5cm，高约2cm，边缘清楚，质硬，推之不移，无热象及明显压痛，西医诊为嗜酸细胞肉芽肿，全身未发现其他症状。按此病外观"坚硬如石"，推之不移，中医当诊为"骨瘤"。依"坚者削之"，治宜攻消。但主治者钟老医生在观看患者头部X线片时，发现患部顶骨有2cm大小的溶骨性破损，边缘不整，"像虫咬一样"。根据这种"骨质腐蚀"的改变，断为"肾虚髓消"。虚者补之，治宜补肾壮骨。但考虑到该病毕竟外观硬如石，属于实象，应予攻消，于是制订了一个消补兼施的治疗方案，既照顾虚象，也注意到实象，药用骨碎补、杜仲、牡蛎、连翘、夏枯草、川芎等，服药1个月，疗效很好，头部肿块消失，X线片复查，骨质缺损已愈合。（《疑难病证思辨录》）

按：这个案例充分显示了中医治疗疑难病症的威力。此案若单按宏观辨证用药，当按实证而用消法，恐怕要犯"虚者虚之"之戒；若单凭X线片提示，按"肾虚髓消"论治，单纯施以补法，恐怕要犯"实者实之"之戒，本案正是综合了二者之长而获佳效。当然，X线片也可看作中医望诊的延伸，并非简单的西医诊断方式。我们要善于学习，借鉴现代医学检测手段，补充宏观辨证的不足。

▲肿瘤偏于阴证居多

除了对体温、血压、炎症、血糖等的误读之外，有一个常见病症，即肿瘤的辨识颇具代表性。众所周知，目前大多数医家都认为肿瘤是热毒为患，癌细胞等同于热毒，用药不离白花蛇舌草、半枝莲等寒凉药物，其疗效显然不尽如人意。

如果我们以阴阳两纲为指导，判断肿瘤的寒热属性，不难得出结论，大多数肿瘤患者的病机属于阳虚阴盛。按此认识投以温热药物，包括姜、附之品，收到较为满意的效果。如天津肿瘤专家孙秉严先生认为，肿瘤患者"不论是长江以北还是长江以南，也不论是沿海还是内地，寒型和偏寒型证候者最多，约80%"。这是根据对1000例患者的总结分析得出的结论。据此，他擅用大剂量附子（30g）、干姜、肉桂治愈许多癌症患者。

■李某，男，46岁，住天津市河北区。1967年开始上腹部经常疼痛，1968年经天津市某医院等检查，诊为十二指肠溃疡，治疗1年无效，考虑为胃部肿瘤。1969年3月于天津市某医院手术治疗（胃部分切除），病理报告为"胃淋巴肉瘤"，同年7月开始放疗、化疗，1年后停止，很快在右腮腺及鼻咽部出现肿物，1970年12月来诊。

查体见身体消瘦，精神状况差，舌淡苔白腻，脉沉紧。舌面中前部（相当脾胃区及其与心区之间的部分）有横竖不规则的裂纹，将舌面割成六七块。10指甲印特大，但赤白边际已模糊不清（融合甲印后期），舌、腮印（+）、左耳壳结节（+），胃脘及脐左侧压痛（+）。证属寒瘀毒结，治以辛热破瘀，驱毒攻下。

汤药：附子30g，肉桂30g，干姜30g，良姜10g，吴茱萸15g，肉豆蔻10g，小茴香20g，乌药10g，砂仁6g，桑螵蛸30g，熟地30g，三棱15g，莪术15g，柴胡10g，升麻10g，二丑30g，槟榔30g，川大黄15g，玄明粉15g（冲），每日1剂，早晚分服。

成药：化毒片，每日3～5片；新瘤丸，每日30～60丸；寒症丸，每日1～2剂；化坚液，每日100mL口服。

服药1年以后，一切不适症状消失，舌上裂纹变浅，10多年来感觉良好。（《孙秉严40年治癌经验集》）

此外，喻全渝先生曾经报道，用温化法治疗原发性支气管肺癌50例，有效率达到62%。而以非温化法作为对照组的有效率为35%，提示温化法疗效高于非温化法（$P<0.05$）。且看：

温化法处方，肺脾两虚型：制附片120g，黄芪30g，王不留行30g，桂枝15g，大枣15g，莪术12g；肺肾两虚型：制附片120g，王不留行30g，天门冬15g，麦门冬15g，阿胶12g，莪术12g等。

非温化法处方：肺脾两虚型：党参30g，薏苡仁30g，冬瓜仁30g，重楼30g，白花蛇舌草30g，紫草15g。肺肾两虚型：重楼30g，王不留行30g，白花蛇舌草30g，天门冬15g，麦门冬15g等。其他随证加味相同。（《成都中医学院学报》1987年3期）

这个对照观察说明，从阳虚论治肺癌，较从其他角度治疗，疗效要好得多。

从临床说明肺癌的病机以阳虚多见，其他癌症是不是也如此呢？只要以阴阳辨诀衡量一下就很清楚了。

肿瘤误伤于凉药而不治的病例作者见过许多，有两例印象最深刻。曾治邻居吕某，患小细胞肺癌，2008年开始求治，就用扶阳方药治法，配合化疗，活得挺好，历时3年，同期几个病友全去世了，唯独她一人"硕果仅存"。每次化疗之后，其主治医师都让她"快找你的中医吃中药去"。2011年8月，其女儿在北京找某中医院肿瘤专家，开的是"肺癌颗粒"等药，吃药2个月，腹泻，呼吸越来越困难，最后去世了。揣摩"肺癌颗粒"等无非是清肺养阴、解毒抗癌类药物，凉药肆虐，用治阴证肺癌，雪上加霜，不死何待？

又曾治兄长的一个朋友，亦患肺癌，拒绝了手术、化疗，经作者断续服用中药2年，虽说未能治愈，但病情尚属平稳，仅有咳喘时轻时重。后又转求于某中医学院教授，用药无非白花蛇舌草、半枝莲之类所谓抗癌药，家属还曾提醒该教授："听张主任说，我们这病不能用凉药。"该教授信口说道："没事。"结果服药5剂，病情即急转直下，咳喘大作，再找作者治疗，费尽心机也未能挽回性命。

六、重视阳气，阳主阴从

重视阳气，擅用附子，是火神派的学术核心。《素问·生气通天论》云："阳气者若天与日，失其所则折寿而不彰，故天运当以日光明。"堪称中医重视阳气的最本始论述。

郑钦安根据经义，提出最重要的学术观点就是重视阳气，崇尚扶阳。在阴阳两纲中，表面上看，阴阳在相互为用中处于等同地位，互为消长，缺一不可。然而在相互消长的过程中，表现出的却是"阳统乎阴""阳主阴从"的现象。因此郑钦安认为阴阳二者，关键在于阳气，阳为主，阴为从，二者虽说互根，但有主次之分，"阳者阴之根"，"有阳则生，无阳则死"。推崇辛热扶阳治法，擅用姜附等药，显然都是建立在注重阳气的基础之上。他反复阐述这些观点："人身所恃以立命者，其唯此阳气乎？阳气无伤，百病自然不作，有阳则生，无阳则死。""有形之躯壳，皆是一团死机，全赖这一团真气运用于中，而死机遂成生机。""人之所以立命者，在活一口气乎？气者阳也，阳行一寸，阴即行一寸，阳停一刻，阴即停一刻，可知阳者阴之主也。""阳统乎阴，阳者阴之主也，阳气流通，阴气无滞。"（《医理真传·卷二》）

阴阳的这种关系，敬云樵比喻为太阳和月亮："月本无光，借日而有光。"（《医法圆通·卷二·敬批》）形象地揭示了阳主阴从的地位，亦即"阳能生阴，阴不能生阳"之意。

由此形成火神派独特的辨治理路，明显不同于一般医家的章法，例如治疗中风偏瘫，通常选用补阳还五汤益气活血，而火神派则可能投以小续命汤；治疗糖尿病一般选用生脉散合六味地黄丸之类方药益气养阴，火神派则可能投以金匮肾气丸；高血压治疗通常选用天麻钩藤饮或镇肝熄风汤之类平肝潜阳，火神派可能以真武汤投治；治疗"伤寒，脉结代，心动悸"之症，大都会选炙甘草汤，火神派则会用补坎益离丹……本书下篇有大量案例体现这一点。小续命汤、金匮肾气丸、补坎益离丹等有一个共同特点，即均用了附子之类温热药物扶阳，而这正是火神派崇尚扶阳的特色与表现。

▲扶阳学说的文化解读

不仅专业医家强调重阳、扶阳，许多士人学者认同扶阳学说，发表了很有见地的观点，表明扶阳学说有着广泛的社会基础。下面引录一些：

唐代大诗人李白《日出行》有诗："日出东方隈，似从地底来。历天又入海，六龙所舍安在哉？其行终古不休息，人非元气安能与之久徘徊！"

宋代大诗人陆游《杂感》有诗："养生孰为本？元气不可亏。秋毫失固守，金丹亦奚为？"

按：李白从太阳联想到人体元气，"人非元气安能"终古不休息，认识到元气的重要性。陆游则认为，养生当以元气为本，丝毫不可亏损，否则，即使是金丹秘方，亦难以挽救。一致强调元气在生命中的重要性。

明代冯元成，隆庆五年进士，官至浙江按察使，"著书满家，不失为一时之冠。"他认为："**人以阳气为主，阴常有余，阳常不足**。近世医工乃倡为补阴之议，其方以黄柏为君，以知母、地黄诸寒药为佐，合服升斗以为可以保生，噫，拙矣！人之虚劳不足，怠惰嗜卧，眩晕痹塞，诸厥上逆，满闷痞隔，谁则使之？阳气亏损之所致也，乃助其阴而耗其阳乎？人之一身，饮食男女，居处运动，皆由阳气。若阴气则随阳运动而主持诸血者也。故人之阳损，但当补之、温之，温补既行，则阳气长盛而百病除焉。"（《上池杂说》）

清代梁章钜，嘉庆进士，官至江苏巡抚，他强调"保扶阳气为本"："今人气体远不及古人，**阴常有余，阳常不足**，亦消长之运然也。故养生家必以补阳为先务，即使阴阳俱亏，亦必以补阳为急。盖阳能生阴，阴不能生阳，其理亦复如是。……医者要知保扶阳气为本。"

"凡人饮热汤及炙煿之物，从龆至耄，断无损人之理，故燧人立法，食必用火。热之养人，时刻不可缺。俗医多用凉剂，譬之饮人冷水，阴害黎民，良可慨矣！"（《退庵随笔》）

清代道人、《道德经讲义》作者黄元吉："学人有此真阳之火，任他外而肢体，内而脏腑，多年顽残宿疾，真火一逼，自然化为汗液从遍身毛窍而出。如有不能化者，只是他火力尚微，未得真阳之气。盖阳者刚也，健也，其性原来至动，身中疾病多阳弱阴强，积成沉疴痼疾。一得真火之候，犹之冬雪坚凝牢不可破，到春日载阳，其气温和，任他久凝而坚之冰雪，无有不见阳而消者。人身之疾无非因其凝结而成，有如此阳气亦焉有不化者哉？"（《道门语要》）

按：几位学者本系外行，能提出此等"阳统阴""阳气为本""阴常有余，阳常不足"的观点，即或内行也未必有此见地，着实令人惊叹。

有意思的是清代温病大家吴鞠通亦推崇"阳大阴小论""阴常有余，阳常不足论"，不过，他更多的是从自然、文化的角度来论述这种阴阳关系："泰卦谓小往大来，否卦曰大往小来。可见阳大阴小，不待辨而自明矣，而人犹不之知。再观地球，阴也，地球之外皆阳也。地球较日轮犹小。试观日轮之在天下也，不及天万分之一，则天之大，为何如哉！天不如是之大，何以能包罗万象，化生万物哉！人亦天地之分也。内景五脏为地，外则天也。外形腹为阴，余皆阳也。阳不大，断不能生此身也，亦如天不极大，不能包地而化生万物也。是阳气本该大也，阴质本该小也。何云阳常有余、阴常不足，见痨病必与补阴，必使阳小阴大而后快于心哉？经谓劳者温之，盖温者，长养和煦之气，故能复其痨也，岂未之读耶？"（《医医病书·阳大阴小论》）

"前人有阳常有余、阴常不足之论，创为补阴之说。不知阳本该大，阴本该小，前已论之矣。窃思阴苦有余，阳苦不足也。如一年三百六十日，除去夜分日光不照之阴一百八十日，昼分日光应照之阳实不足一百八十日也，盖有风云雨雪之蔽，非阳数较缺乎？一也；再，人附地而生，去天远，去地近，湿系阴邪，二也；君子恒少，小人恒多，三也；古来治世恒少，乱世恒多，四也；在上位恒少，在下位恒多，五也。**故三教圣人未有不贵阳贱阴者，亦未有不扶阳抑阴者**，更未有不尊君父而卑臣子者。阳畏其亢，藏者则吉。"（《医医病书·阴常有余阳常不足论》）

一句"三教圣人未有不贵阳贱阴者，亦未有不扶阳抑阴者"，道出传统文化重视阳气的广泛性。

▲治之但扶其真元

郑钦安有"万病一元论"："总而言之，万病起于一元伤损。"（《医法圆通·卷二》）强调万病皆因元阳受损引起："外感内伤，皆本此一元有损耳。""病有万端，亦非数十条可尽，学者即在这点元气上探求盈虚出入消息，虽千万病情，亦不能出其范围。"（《医法圆通·卷三》）"总而言之，元阳为本，诸阴阳为标。"（《医法圆通·卷二·敬云樵批语》）

既然万病"皆本此一元有损"，那么顺理成章，治疗就应从扶助元阳着眼，由此，他提出一个重要的治疗大法，即"治之但扶其真元""此处下手，便是高一着法。"

他以中风为例，突出表达了这种观点："众人皆作中风治之，专主祛风化痰不效。予经手专主先天真阳衰损，在此下手，兼看何部病情独现，用药即在此攸分。要知人之所以奉生而不死者，恃此先天一点真气耳。真气衰于何部，内邪外邪即在此处窍发。治之但扶其真元，内外两邪皆能绝灭，是不治邪而实以治邪，未治风而实以祛风，握要之法也。"《医理真传·卷二》也就是说，并非见风祛风，见痰化痰，而是"专主先天真阳衰损，在此下手"，"治之但扶其真元"。

■李某，女，72岁。2014年4月5日初诊：房颤一年半，心率50～100次/分。几乎每天发作心悸，发时觉得心颤身亦颤，眩晕，乏力，便溏，纳差，耳鸣，鼻干，眠差，后半夜睡眠差，动则汗出。舌胖润，脉沉滑，时有结代。心电图示阵发性房颤。前服某中医之药不效，视之，乃经方炙甘草汤。查其脉证乃系心脾肾三脏阳气不足，水湿偏盛，治当温扶心肾之阳，祛除湿气，方拟补坎益离丹扶助心阳：桂心30g，白芍25g，附子30g，白术30g，炮姜30g，海蛤粉30g，茯神30g，红参10g，炙甘草15g，龙骨30g，牡蛎30g，生姜10片，大枣10枚。7剂。

复诊：心悸发作减少，余症亦轻。附子加至45g，服后感觉头痛而涨，遂减至40g，同时出入药物尚有黄芪、肉桂、酸枣仁、砂仁、丹参等，服药2个月，症情稳定，偶有发作，程度亦轻。（《关东火神张存悌医案医话选》）

按：本案房颤前医用炙甘草汤不效，这里大有学问。在有关伤寒的研究中，有专家主张"方证对应"论，有是证用是方，对有证有方的条文可拿来就用。如"伤寒，脉结代，心动悸，炙甘草汤主之"。凡见脉结代、心动悸之证，无问其他，即可投之，称之为"方证辨证"，胡希恕先生"把辨方证称之为最高级辨证"。

考炙甘草汤组成以滋补阴血为主（生地、麦门冬、阿胶、炙甘草、人参、麻仁、大枣、生姜、桂枝），但是临床上，心之阳气不足，无力推动血脉亦可以造成心动悸、脉结代之症，而且此类型恐怕更多，刘冕堂即曾指出："按他经亦有此症（脉结代，心动悸），是阳分大虚，虚极生寒，非姜附辛热不为功，若用此药（炙甘草汤），是速其死也。"本例即如此，患者所现之症皆属阳虚阴盛之象，前医用炙甘草汤不效是必然的，而且这种误治较为普遍，关键是这里有阴阳之异。

■偏枯：陈某，女，65岁。因脑血管意外左侧半身不遂已经8年，口嘴㖞斜，流清涎不止。每年秋冬开始卧床，次年春天可扶床缓慢移步。1971年冬，病势沉重，刻诊：入冬以来，畏寒蜷卧，重被覆盖，左侧半身不遂，骨瘦如柴，手足厥冷。头部发木，如盛盒内。脸面水肿，面色苍白。舌质淡，苔白腻。分析半身不遂多年，阳气日衰，少阴寒化，阴寒内盛，阳虚水泛已极。急需回阳救逆，化气行水，以四逆汤并真武汤加减主之：制附片120g（久煎），干姜60g，炙甘草60g，白术30g，茯苓30g，炮姜60g，肉桂15g（冲服）。

上方服1剂后，全身发痒，如虫爬行。连服4剂，身上开始感觉轻松，头木之感渐消。上方随证加减：遇有外感风寒、关节疼痛，加麻黄、桂枝、细辛；阳气渐回，则姜、附酌减。其后又酌加人参、黄芪、当归、菟丝子等，以增助阳益气、活血养血之效。坚持服药半年，面色渐转正常，水肿消退，食欲倍增，四肢变温，精神好转。1972年4月已能起床，依靠拐杖或他人搀扶，能缓缓移步；同年7月，可丢掉拐杖而行。7年来再未卧床不起，能料理家务。（《范中林六经辨证医案选》）

按：本例中风偏枯已经8年，病势沉重，若按通常治法，可能以益气活血为法，选用补阳还五汤之类套方。范氏观其舌证，认为少阴寒化，阴盛阳衰已极，"治之但扶其真元"，范氏传承这一学术思想，"抓住根本，坚持回阳救逆，益火消阴，大补命门真火，峻逐脏腑沉寒"，摒弃一切益气活血套药，投大剂四逆汤，随证加减，充分体现了扶阳理念。

■**顽固性咳嗽**：姚某，女，65岁，退休教师。顽固性咳嗽已有10年余，每次外感引发，长期咳嗽可持续半年时间，曾到多地医院就治，只能暂缓一时，无法根治。现症见：外感引起咳嗽，先出现喉痒，继之痉挛性咳嗽，气憋胸闷，鼻涕、眼泪俱出，弯腰曲背，痛苦异常，阵发性加剧，一日数次不等。夜间咽干，思饮而不多饮，舌干不能说话发音。白天畏寒肢冷，小便频多，舌体胖大边有齿痕，脉浮硬，重按无力，尺部尤大。证属肾不纳气，治宜温肾纳气，方用破格救心汤加味：附子50g（先煎2小时），炮姜50g，炙甘草10g，红参10g，山茱萸30g，生龙骨30g，生牡蛎30g，紫石英30g，灵磁石30g，石菖蒲20g，桔梗10g。3剂，水煎服，每天1剂。

服药之后咳嗽发作次数减少，症状减轻，夜晚口渴消失，舌不出现干燥，小便正常。病重药轻，加大剂量：附子60g（先煎2小时），山茱萸60g，红参30g，干姜50g，炮姜50g，良姜50g，灵磁石30g，紫石英30g，石菖蒲20g，砂仁30g。6剂。服药之后，病好七八成之多，偶尔发作1次，也很轻微，大喜过望，效不更方，再服上方6剂。

药后咳嗽病愈，偶尔一声轻微，自动缓解。微微恶寒，流清水鼻涕，诊脉浮而无力。外感风寒，内犹阳虚，治宜温阳解表，方用麻黄附子细辛汤加味：麻黄10g，附子60g（先煎2小时），细辛10g，干姜30g，炮姜30g，良姜30g，炙甘草10g，红参10g，半夏20g，桔梗10g。5剂，水煎服。

服上方之后，外感解除，仍然恢复二诊处方，附子加量至75g，每天1剂，越吃感觉精神越好，体力增强，咳嗽未再发作，一直吃了约2个月停用。（《火神派学习与临证实践》）

按：患者咳嗽10年有余，进行性加剧，发作时喉部痉挛，气闭胸闷，甚为痛苦。此类咳嗽治疗颇为棘手，一般方法难以起效，原因是治疗都放在肺上，忽视了补肾纳气这一根本环节，故而久治不愈。久病及肾，肾为气之根，肾气归元，而喘咳自然不作。患者脉浮，重按无力尺部尤甚，提示肾元亏损，肾不纳气之证。选用李可破格救心汤化裁，重用附子回阳固本，同时配用山茱萸，温肾收敛。一诊之后，患者畏寒肢冷缓解，夜间口渴消失，表明阳回阴生，症状逐渐解除。该方看似无平喘止咳之功，却收纳气归肾之效，实为治喘咳之根本之法也。

再如治肠鸣泄泻："凡久病与素秉不足之人，有肠鸣如雷、泄泻不止者，此乃命门火衰，脏寒之极，急宜大剂回阳。若以利水之药治之，必不见效。予曾经验多人。"（《医法圆通·卷二》）总之，"不必多求妙方，总以大温大甘、收固元气为要"（《医法圆通·卷二》）。

■泄泻：冯某，年已古稀，忽患下利清谷。请高姓医诊治数日。高医固负盛名，熟读伤寒，用药俱大补大温之剂，以附子理中汤更重加归、芪之类。服药以来，下利不减，且四肢厥逆，无脉，胃气已败。予诊毕断曰：证诚重笃，但必利止后，脉渐出始有生理。即用四逆汤日夜连服，次日下利止。（《黎庇留经方医案》）

本案下利清谷，高医虽然"熟读伤寒"，然用药"以附子理中汤更重加归芪之类"温补，但"下利不减，且四肢厥逆，无脉，胃气已败"。毛病出在扶阳而夹以参、术、芪一类补药。郑钦安屡次戒人："今人亦有知得此方（四逆汤）者，信之不真，认之不定，即用四逆汤，而又加以参、归、熟地，羁绊附子回阳之力，亦不见效。病家等毙，医生束手，自以为用药无差，不知用药之未当甚矣。"（《医理真传·卷四》）本案即是明证，黎氏深谙此中诀窍，改以四逆汤单刀直入，"治之但扶其真元"，挽回败局。

举一反三，可悟郑氏推崇扶阳的真谛，即并非头痛医头、脚痛医脚的对症下药，而是"治之但扶其真元"，以元气为本，此乃"握要之法"。清代汪昂曾云："医以辅养元气，非与疾求胜也。夫与疾求胜者，非味杂辛烈，性极毒猛，则得效不速，务速效者隐祸亦深，吾宁持久缓而待其自愈也。"徐灵胎亦认为：

"诊病决生死者，不视病之轻重，而视元气之存亡，则百不失一矣。"温病派大师叶天士亦说："凡论病，先论体质、形色、脉象，以病乃外加于身也。"所谓"体质""形色"亦是指的元气。以上所论治病以元气为重的观点与郑氏"治之但扶其真元"的观点可谓异曲同工。

下面再举例说明火神派名家运用"治之但扶其真元"理论的案例：

■**少阴证咳嗽**：安某，女，54岁。1966年因受风寒，咳嗽迁延12年。每年入秋则发，冬季加剧，甚则不能平卧，某医院诊断为慢性支气管炎。1978年8月初诊：阵发性剧咳，痰清稀量多，头晕气短，昼夜不能平卧。畏寒恶风，面足水肿，脸色萎黄。舌质淡暗有瘀斑，舌体胖嫩而边缘多齿痕，苔白滑，根部厚腻。辨为少阴阳虚水泛，寒痰阻肺咳嗽，法宜温阳化气行水，以真武汤加减主之：茯苓24g，生姜30g，白术20g，制附子60g（久煎），桂枝10g。

二诊：上方连服6剂，咳嗽明显好转，痰亦减少过半，呼吸较前通畅，渐能平卧。颜面已不觉肿，舌质稍转红润，厚腻苔减。多年之患，已获初效。宜守原法，以干姜易生姜，加强温中补脾之效。

三诊：上方续服6剂，诸证显著减轻。尚有轻微咳嗽，清痰少许。舌质转为淡红，乌暗瘀斑与白腻苔渐退，舌边齿痕已不明显。有时尚觉气短，心累，病有从阴出阳之势，须适应转机，通阳和中，燥湿涤饮，以苓桂术甘汤加味缓缓服之：茯苓20g，桂枝10g，白术20g，法半夏15g，生姜20g，甘草3g。服12剂后，诸证基本痊愈。入冬以来，再未重犯。（《范中林六经辨证医案选》）

原按：患者每年秋冬外感，咳必复发，神疲身倦，恶寒肢冷，气短倚息难卧，面色晦滞，舌质暗淡无华，皆肾阳衰微之明证。肾为水脏，肾中真阳衰微不能化气，则水饮内停；水寒之气上泛，则头眩、心累；水气停于胸肺，则咳嗽不已，痰涎清稀量多，气短难卧；水气溢于肌表，故面足水肿沉重。舌质胖嫩，兼有齿印与瘀斑，舌苔白而厚腻，皆为寒凝水泛之象。同时年逾半百，阳虚益甚。多年前，初感寒邪病咳，正气未衰，逐风寒之邪从外而解，或可速愈；今则迥然不同，断不可舍本求标。综上所述，此属少阴肾阳衰微，水寒射肺，故投以温阳散寒、化气行水之真武汤，以芍药易桂枝者，加速温经散寒、化气行水之功。**不攻肺而肺之病自愈，不止咳而咳嗽自平。**

■**水肿**：孙某，男，8岁。全身水肿3月余，以面目及四肢为甚，求医殆遍，多以五苓散、五皮饮一类方剂施治。又兼西药利尿剂屡用无效，反而病势日增。某医院诊断为"慢性肾炎"。现症见：面青黯滞，精神委顿，四肢不温，口不渴，浮肿按之凹陷久而不起，舌白滑，脉沉细。证属元阳衰惫，治宜扶阳抑阴，方用茯苓四逆汤去人参：附片60g，茯苓15g，干姜15g，炙甘草6g。附片先煎煨透无麻味后，再下余药，3剂。

服上方药后，小便通畅，肿势减轻。继用理中汤加附子：附片60g，党参15g，白术9g，干姜9g，炙甘草6g。3剂。

服药后肿胀继续减轻。唯小便量尚少，显系温阳之力犹嫌不足。予以白通汤，重用姜、附，交通肾阳，宣达气机。药用：附片90g，干姜24g，葱白3茎。2剂。

服药后，小便通畅，肿势大减。原方再服5剂，症状消失。（《戴丽三医疗经验选》）

按：小儿慢性肾炎水肿，以五苓散、五皮饮一类套方治之，也算对路。然脾肾两虚，元阳衰惫，徒事利尿，舍本逐末，故而乏效。水为阴邪，水湿积聚之处，便是阳气不到之所。患儿全身水肿，面青黯滞，精神委顿，四肢不温，已属元阳不振，气化衰惫。戴氏认为病属阳虚，治应直接温补阳气，宣通气化，虽不利尿而尿自通，不消肿而肿自退，即使用茯苓四逆汤亦去掉人参，免其恋阴，颇显见地。

■石淋：黄某，男，44岁。以腰痛数年而住某医院治疗，经X线检查，右肾肾盂有十粒结石影像，小如花椒，大至蚕豆，诊断为"肾结石"，因身体虚弱不能耐受外科手术，出院延吴氏诊治：腰痛已久，时有所发，痛如绞作，延及腰腹，下引宗筋，痛甚则神怯而畏寒肢冷。小腹胀痛，小便短涩。饮食欠佳，精神缺乏。舌苔白滑而厚腻，脉沉迟无力。辨为肾脏寒极，寒湿不化，内结成石，以温肾扶阳温化之法主之，投以四逆汤加味：附片60g，干姜40g，桂枝30g，茯苓30g，上肉桂10g（研末，泡水对入），杜仲10g，北细辛6g，甘草6g。服药11剂后，相继经尿道排出结石4粒，其中一粒较大者，排出时嵌于尿道口，尿线中断，其痛非常，经用镊子夹出。

X线复查，尚余6粒结石，但影像均较前为小，原大如蚕豆者已不复见。肾寒日久，腰尚冷痛，继以扶阳温化主之：附片100g，干姜50g，北细辛6g，薏苡仁30g，桂枝30g，狗脊10g，上肉桂10g（研末，泡水对入），甘草10g。

因服药有效，患者信心不移，连服不断，病情大减，食增神健，体质大为好转，前后相继数十剂，腰痛已不复作，开始恢复工作。再以上方加减，数月后，最后一粒结石亦随尿排出。（《吴佩衡医案》）

按：肾结石治疗，一般不离海金沙、金钱草之类利水通淋之品，效果平平。见石不治石，而能成功排石，靠的是"治之但扶其真元"的火神心法，从扶阳入手，用大剂四逆汤加味，体现了扶阳的威力。全案始终未用一味排石药，专从阴寒湿盛着眼，投以大剂附、姜，不治石而治人，竟能愈此结石重症，确实才高识妙。

七、擅用附子，独树一帜

理论上郑钦安推崇扶阳，遣方用药上则以擅用附子、干姜、四逆汤等温热方药著称，形成非常鲜明的用药风格，以至人誉"姜附先生"。

在扶阳法中郑氏最推崇的药物是附子，"用药者须知立极之要而调之"。"热不过附子，甜不过甘草，推其极也。""非附子不能挽欲绝之真阳。"郑钦安反复提到："附子大辛大热，足壮先天元阳。""能补坎中真阳，真阳为君火之种，补真火即是壮君火也。""桂、附、干姜，纯是一团烈火，火旺则阴自消，如日烈而片云无。况桂、附二物，力能补坎离中之阳，其性刚烈至极，足以消尽僭上之阴气，阴气消尽，太空为之廓廓，自然上下奠安，无偏盛也。"（《医理真传·卷二》）总之，他认为附子为热药"立极"之品，用以"补人身立命之至极"的元阳，自是顺理成章。后世祝味菊先生称附子"为百药之长"，唐步祺先生称"附子为热药之冠"，都是从郑氏对附子的推崇演绎而来的。

火神派擅用附子，以广用、重用附子等著称，自有一套特色。其他医家偶尔用几次附子究竟不同于火神派，即如温病大家叶天士也用过附子，当然不能称为火神派，因为他缺乏火神派那种风格。唯有郑钦安这般运用附子章法，才可以称之为火神派。

归纳郑钦安擅用附子的经验，可以概括为早用、广用、重用等特点，下面予以介绍。

1. 早用

郑氏扶阳，提倡早用姜、附，"务见机于早"，稍见阳虚端倪即应用之，免致虚阳上浮、外越乃至酿成脱症，延至病势严重时才用。他在论述四逆汤时指出："细思此方，既能回阳，则凡世之一切阳虚阴盛为病者为皆可服也。何必定要见以上病形（指头痛如裂、气喘促等阳虚欲脱之状）而始放胆用之，未免不知机也。夫知机者，一见是阳虚症而即以此方，在分量轻重上斟酌，预为防之，方不致酿成纯阴无阳之候也。酿成纯阴无阳之候，吾恐立方之意固善而追之不及，反为庸庸者所怪也。怪者何？怪医生之误用姜、附，而不知用姜、附之不早也。"（《医理真传·卷二》）

四逆汤本为阳虚厥逆而设，不要等到阳虚欲脱时才用，"务审机于先"。清初医家张隐庵早已认识到对阳衰之人应当早用附子，"治之于微，奏功颇易"："凡人火气内衰，阳气外驰，急用炮熟附子助火之原，使神机上行而不下殒，环行而不外脱，治之于微，奏功颇易。奈世医不明医理，不识病机，必至脉脱厥冷，神

去魄存，方谓宜用附子。夫附子治病者也，何能治命？"（《本草崇原》）

后世徐小圃亦谓："阳虚症端倪既露，变幻最速，若疑惧附子辛热而举棋不定，必待少阴症悉具而后用，往往贻噬脐莫及之悔。""宁曲突徙薪，勿焦头烂额。"其用附子的指征是：神疲，色㿠，肢清，脉软，舌润，小便清长，大便溏泻不化，"但见一二症，便可放手应用"，确有指导意义。

2. 广用

仲景应用附子，以"脉微细，但欲寐"为指征，病至少阴方用；李时珍有"乌附毒药，非病危不用"之训。郑氏则提出"凡一切阳虚诸症"均可应用，不必等到病危、病至少阴方用。凡治阴证几乎方方不离附子，认为："凡一切阳虚诸症，如少气、懒言，身重、恶寒，声低、息短，舌润、舌黑，二便清利，不思水饮，心悸，神昏、不语，五心潮热，喜饮热汤，便血、吐血，闭目妄语，口臭难禁，二便不禁，遗尿遗屎，手足厥逆，自汗，心慌不寐，危候千般难以枚举，非姜附何以能胜其任，而转危为安也乎？"（《伤寒恒论·问答》）显然，郑氏扩大了附子的使用范围。

除了"为热药之冠"这一点，附子还有另一特性，即"善走诸经"，"无经不达""无所不至"，因此具有广泛的适应性。张景岳曰：附子"浮中有沉，走而不守，因其善走诸经，故曰与酒同功。""无所不至，为诸经引用之药。"（刘完素语）"无经不达，走而不守，但可为臣使，佐群药通行诸经，以斩关夺门。"（《本草新编》）

形象点儿说，附子的这种特性，就如同扑克里的"百搭"，调料中的味精，适应性广泛，或者说象棋里的车，可以纵横驰骋，威力甚强，其他棋子无法可比。

何少奇先生说："**附子一物，可上可下，可补可攻，可寒可热，可行可止，可内可外，随其配伍之异而变化无穷，用之得当，疗效卓著，在群药中具有不可替代的作用，说它是'百药之长'是并不过分的。**"总结得颇为到位。

纵观郑氏广用附子，主要有两种形式：

其一，直接以附子为主药，最常见的就是四逆辈。他在论述四逆汤的功能时说道："凡世之一切阳虚阴盛为病者为皆可服也。"《医理真传·卷二》）"此方功用颇多。得其要者，一方可治数百种病。**因病加减，其功用更为无穷。**予每用此方救好多人，人咸目予为姜附先生。"《医法圆通·卷四》）无疑，郑氏扩大了四逆汤的应用范围。

其二，在应症方剂中另加附子。最典型的就是理中汤加附子，即附子理中汤。这是因为"下阳为上中二阳之根，无下阳即是无上中二阳也"（《医理真传·卷二》）。凡见阳虚，均可加用附子。

例如治上焦阳虚怔忡心悸，方用桂枝龙骨牡蛎汤"再重加附子"，"加附子者，取其助真火以壮君火也。"（《医理真传·卷四》）请看郑氏"桂枝龙骨牡蛎汤"组成：桂枝30g，白芍18g，龙骨12g，牡蛎12g，甘草6g，生姜15g，大枣6枚，附子12g。在方中直接加入了附子。

治头面畏寒者："法宜建中汤加附子，温补其阳自愈。"（《医理真传·卷二》）

鼻渊、鼻浊而流清涕者，缘由阳衰不能统摄津液，治以封髓丹加安桂、吴茱萸。"甚者，加姜、附子9g，屡屡获效。"（《医法圆通·卷一》）

两手膊背痛，因中气不足而致者，"法宜温中行气为主，如建中汤倍桂、附，补中益气汤加羌、附。"（《医法圆通·卷一》）

"余每临症，常见独恶寒身痛而不发热者，每以桂枝汤重加附子，屡屡获效。"（《伤寒恒论·太阳上》）

此外，吴佩衡还将五苓散、瓜蒌薤白汤等合以四逆汤而创四逆五苓散、四逆合瓜蒌薤白汤以及小青龙汤加附子等，均系广用附子的典范。

后世火神派名家在应用阳和汤、当归四逆汤、补中益气汤、六君子汤、归脾汤、人参养荣汤等温补名方时均善于加入附子，颇有锦上添花的意义，应该说都是广用附子的体现。

■徐某，男，50岁。常居于潮湿之地，因饮食不节，突患痢疾，日夜泻数十次，腹部胀满，里急后重，红白相间，高热不退。迁延十余天之久，形瘦色晦，四肢疲乏，几不能行走矣。经介绍至祝味菊处求治，曰："汝病由于中寒与食滞交阻，郁而成痢，应予温通，中寒得温则化，食滞得通即能下行。"处方：附子12g，熟大黄9g，槟榔9g，广木香9g，肉桂3g，甘草6g，桔梗12g，芍药12g。连服3帖，所下赤白之痢甚多，里急后重大减，精神增加，呕吐亦止，渐能饮食。祝氏指示门生曰："**导气汤加附子为治痢圣药，再加附子如锦上添花矣，今用之果然。**"（《近代名医医话精华》）

3. 重用

郑钦安认为："阴盛极者，阳必亡，回阳不可不急，故四逆汤之分两亦不得不重。"（《医理真传·卷三》）其书中随处即有"峻补坎阳""大补元阳""大剂四逆汤"之语。可以说，他擅用附子，不仅体现在广泛应用附子上，更主要的是体现在重用附子的剂量上。虽然郑氏没有留下医案，但据唐步祺先生讲，郑氏用附子常至100g、200g……超越常规用量，可谓前无古人。很多文献都记载"他常用大剂姜、桂、附等辛温燥烈之药，治愈阳虚重症而饮誉蜀中"。能用附子也许并不难，能用超大剂量者方显胆识与风格，人们称之为"郑火神"，也许更多的是惊叹于他所使用的超常剂量。

仲景应用附子，最大量是3枚（桂枝附子汤及白术附子汤），约合今80g，而且主要用于治疗寒湿痹痛。用于回阳时，四逆辈类方最多不过大附子1枚，约合30g。所以郑氏用量显然超过仲景，这正是火神派超常之处，显出其独特风格。后世火神派传人如吴佩衡、范中林、唐步祺、李可等用附子也常至100g、200g，甚至更多。后人常常议论火神派的惊世骇俗，主要就指他们投用附子时的超常剂量，"令人咋舌"。郑氏在其书中未提到重用附子时须先煎，而祝、吴、范氏等用附子时均倡导先煎1～3小时，这一点应该提醒注意。

归纳火神派重用附子，有3种方式：

（1）经典式重剂：以吴佩衡、范中林等为代表，出手通常是30g、60g，或者更多。如案例：

■**咳喘**：刘某，女，58岁，农民。素有咳喘病，每次发病严重，晚上不能平卧。此次发病，饮食减少，心累心跳，咳嗽气紧，吐白泡沫清痰，整夜不能安眠，全身强痛，背上及两脚冰冷，面容微红而现水肿，嘴唇乌白。舌苔黄腻，脉浮紧而细。此乃肺阳虚弱，复受寒邪侵袭。宜表里兼顾，温肺散寒以利咳喘，新订麻黄附子细辛汤加味治之，重用姜、桂温补肺气：麻黄9g，制附片31g，细辛3g，桂枝31g，干姜31g，生姜62g，甘草31g。

服药1剂后，痛证悉除，咳喘减轻，已能平卧，继续用附子理中汤去人参加茯苓治之：制附片31g，白术31g，干姜31g，茯苓24g，炙甘草31g。

连尽2剂，不复怕冷，咳喘大减。咳时右胁微胀痛，面容苍白无神，此肺阳偏虚。姜桂汤加味扶肺阳，肺阳旺而咳自愈：生姜62g，桂枝31g，茯苓24g，半夏18g。尽剂后而咳嗽愈。（《咳嗽之辨证论治》）

（2）逐日累加式：李可先生善用此法，即设定一个起始剂量，然后逐日增加一个定量如5g或10g，一直吃到感觉舌麻或唇麻时为止，即以此时剂量降低10g，守方长服。但此法应限于舌麻或唇麻为止，麻木面积若再扩大，则为附子过量迹象。此法通常用于癌症或某些需要长期服药的慢性病例。

■湖南灰汤温泉疗养院钟新山先生曾治其七旬老母，双下肢如冰裹，头冷似戴冰帽，始用独活寄生汤加盐附子25g，治疗7天不效。**遂每日递加**10g，3周后每日附子量达200g，肢冷、头冷稍有减轻。改用盐附子300g，猪蹄1对，炖服，每周1次，每次增加50g，用至400g时，其病若失。（《中医杂志》1992年11期）

（3）平剂频进式：即用附子常规剂量如10g、15g，似乎并不算大，但是危重症时日进2～3剂，频服而进，则其1天的总量也达到30~50g，堪称重剂了。此法优势在于虽系重用附子，但每次进服药量并不算大，安全性高。此法为吴天士、郑重光（素圃）所赏用，现代用之不多，值得推介。

■**戴阳**：文杏舍侄忽腹痛呕吐，其家谓是气恼停滞。余为诊之，大惊骇曰："此中阴中之极凶证也。"急用理中汤加丁香，用熟附子4.5g，人参9g。奈寒格不入，药下即吐。**是夜连进3剂**，俱照前药，约吐去2剂，只好1剂到肚。次日早饭时，头面目珠俱血红，口舌干燥之极，浑身壮热，唯脚下冷，腰痛，其家疑是附子太多致火起。余曰："若3剂，共13.5g附子俱到腹，此证不出矣。总因吐去，到腹无多，故显此证耳。此所谓戴阳证也，唯阴证之极故反似阳。若接今日名医至，彼必认为一团火邪，此一语投机，信用寒凉，一剂下咽立刻毙矣。前药用熟附子无力，须生附子方有效，否则少刻烦躁之极，大汗一身而死矣。"

余急用生川附7.5g，人参15g，干姜6g，白术4.5g，丁香2.4g，炙甘草1g，黄芪9g。煎成，加童便半盅，令温服。服毕不吐，照前药续进1剂。共用生附15g，人参30g，2剂俱服毕而头面、目珠赤色尽退，一身俱凉，脚下方温，反叫舌麻，背恶寒，阴寒之象始见。次日遂下利，日夜利二三十行。**此后每一昼夜用药3剂，俱同前理中、四逆之类**，每剂用熟附6g，人参12g，共计每日用附子18g，人参36g。至第六日，利止知饿。（《吴天士医话医案集》）

▲重用附子是其超常之处

能用附子也许并不难，能用超大剂量者方显胆识与风格。人们争议郑钦安学说，更多的是惊异于其附子的超常剂量，有人对其重用附子颇有微词，如同敬云樵在眉批中所论："古人方效而今人不用，后人方不效，今人乐于从事，反诋古人之方为太重，后人之方为轻而合宜。"（《医法圆通·卷二》）对此当然应该议论一下。

重用附子确实是火神派一大用药特色，这是多年传承和经验积累的结果，有多位名家的成功案例可以证明。作者认为，能否熟练应用大剂量附子，是衡量火神派医家成熟与否的一个标志。任应秋先生曾经评价："郑氏治疗三阴证，确是颇有盛誉，运用附子量重而准。"专门提到"运用附子量重而准"，予以肯定。那么重用附子的意义何在呢？

中医自古就有"不传之秘在量上"的说法，表明用药剂量有很大学问。各家用药有较大差异，乃至形成不同风格。较为常见的有以经方为代表的峻重简练，东垣为代表的轻量小剂，吴门温病学派为代表的轻清风格等。火神派擅用重剂（不仅限于附子一药），其实是经方风格的体现，程门雪先生就称祝味菊、徐小圃、刘民叔三家之善用附子，"是仲景一脉的后劲"。火神派各家对重用附子积累了丰富而成熟的经验，"变更附子的毒性，发挥附子的特长"，练就过人胆识，屡起急危重症，正是其超常之处，就此而言，其他医派难以比拟。

清代柯韵伯说："今之畏事者，用乌、附数分，必制熟而后敢用，更以芩、连监制之，焉能挽回危证哉？"此言描画出那些"畏事者"畏用乌、附的心态，实质上，是学识不到的表现。

"大病必须大药"（《邵园医案》），许多火神派名家对此看法相当一致。黎庇留说得好："症有轻浅沉痼之殊，方亦有平易险峻之异。"（《黎庇留经方医案》）一般而论，平常之症可用轻剂，无须重剂，否则药重病轻，诛罚无过，可能偾事；但当大病重症之际，则非寻常药剂所敌，需要重剂方能奏效，否则药轻病重，可能误事，而这需要胆识。

吴佩衡认为："病至危笃之时，处方用药非大剂不能奏效。若病重药轻，犹兵不胜敌，不能克服……古有'病大药大，病毒药毒'之说，故面临危重证候无须畏惧药毒而改投以轻剂。否则杯水车薪，敷衍塞责，贻误病机，则危殆难挽矣。"

李可先生则称小量无效，"几钱几分虽然可以治好一些小病，但是治不了大病，在重危急症领域起不了多少作用。"（《扶阳论坛》）"在急危重症这块，用小剂量的话，只能是隔靴搔痒。"（《人体阳气与疾病》）试举几例说明重用附子的道理：

■一位28岁的东北女青年，患了重度胃瘫，吃啥吐啥，只能靠打点滴静脉补充营养，体重从最初的60kg降到了42kg，瘦得像个骷髅。从县里到省里一直到北京，看了4年病，没一个医生能治好。当她被家人背进医院时，中国中医科学院广安门医院副院长仝小林给她开出附子理中汤。她的丈夫看着方子失望地摇摇头，不止一家医院的中医开过这个方了，患者按此方已经吃过好多次药，结果都一样，照样还是吐。仝小林看出了他们的顾虑，让他们先吃3剂药试试。当服到第二剂药时，奇迹出现了，妻子的吐止住了。患者满腹疑惑地来找仝小林询问，同样的方子别人开为啥不见效？原来，仝小林处方用的附子剂量是60g，而其他医生用量一般不超过10g。（《中国中医药报》2010年1月28日）

■罗某，患伤寒已三日，始迎余诊视。脉数大无伦，按之豁如，舌色纯黑，大发热，口渴，头面肿如瓜，颈项俱肿大，食不能下，作呕，夜不能卧。余见病势，殊觉可畏。问："何以遂至于斯？"答曰："前日犹轻，昨服余先生附子五分，遂尔火气升腾，头面尽肿，颈项粗大，锁住咽喉，饮食不能下，实是误被五分附子吃坏了。"余笑曰："附子倒吃不坏，是'五分'吃坏了。"问："何以故？"余曰："此极狠之阴证也。前贤所谓阴气自后而上者，颈筋粗大；阴气自前而上者，胸腹胀满。项与头面俱肿大，正此证之谓也。附子要用得极重，方攻得阴气退。若只数分，如遣一孩童以御千百凶恶之贼，既不能胜，必反遭荼毒。今日若延他医，不能辨证，见此病状，先疑为火，又闻尔被附子吃坏之说，彼必将前药极力诋毁一番，恣用寒凉1剂，病人必深信而急服之。呜呼！1剂下咽，神仙莫救矣。此阴极于下致阳浮于上，今当先用八味地黄汤一剂，攻下焦之阴寒，摄上焦之孤阳。待面项肿消，再换理中汤，方为合法。"

方用：大熟地21g，附子9g，肉桂6g，人参9g，茯苓3g，泽泻3g，丹皮2.4g，山茱萸4.5g，加童便半杯。服1剂，头面颈项之肿尽消，口亦不渴，始叹服余之认病用药如神。次日，再换用理中汤，桂、附、参、苓、泽俱同前用，去地黄、山茱萸、丹皮，加白术4.5g，半夏2.4g，炮姜3g。服1剂，脉症如旧，舌上黑苔丝毫未退，仍作呕。乃知1剂犹轻，照方每日服2剂，共用附子18g，参亦18g，胸膈仍不开，舌苔仍未退。又照前方将熟附子换作生附子，每剂9g，亦每日服2剂。服2日，舌苔始退，胸膈略开，共服月余而后起。

其后遇余先生，亦云罗某之恙幸赖先生救活，不独罗兄感激，弟亦感激。若遇他医，以寒凉杀之，仍归咎五分附子之害也，不永受不白之冤耶？（《吴天士医话医案集》）

按：此案意味深长，余医以"附子五分，遂尔火气升腾，头面尽肿，颈项粗大，锁住咽喉，饮食不能下"。患者自然认为被"附子吃坏了"。吴天士指出："此极狠之阴证也……附子要用得极重，方攻得阴气退。若只数分，如遣一孩童以御千百凶恶之贼，既不能胜，必反遭荼毒。"后用附子9g，且日服2剂，直至"将熟附换作生附"，方始奏效，确显吴氏慧眼和胆识。

▲重用附子有原则

郑钦安重用附子遵循量病施用的原则，当重则重，当轻则轻，绝非不分青红皂白地一概重用，"察病轻重，再为酌量"，"添减分量，在人变通"，对于医家而言，这本属于常识范围。在论述四逆汤用法时，他明确说过："一见是阳虚症而即以此方，在分量轻重上斟酌。"说得很有分寸。

其一，在"阴盛极者，阳必亡"亦即症情危重之际，"回阳不可不急"，方用重剂。寻常之症用附子通常取常规剂量，如郑钦安论治鼻渊、鼻浊时："每以西砂30g，黄柏15g，炙甘草12g，安桂9g，吴茱萸9g治之，一二剂即止，甚者加姜附9g，屡屡获效。"（《医法圆通·卷一》）这里"加姜附9g"，仅是常用剂量。他亲手制订的潜阳丹、补坎益离丹，附子用量是为8钱（24g），可以说是中等剂量。可见，郑钦安并非一律重用附子。作者现在就用这个剂量。

其二，在辨证准确的前提下，投药无效，可以加量"重用多服"。如他治阴证口臭，"予曾治过数人，虽见口臭，而却纯阴毕露，即以大剂白通、四逆、回阳等方治之……**若二三剂后，并不见减……仍宜此法重用多服，此是病重药轻，不胜其任也。**"（《医法圆通·卷一》）

关于附子用法，为保证其安全有效，作者综合郑钦安及火神派诸多名家的经验，提出五条原则，即辨证、先煎、渐加、配伍、验药。

（1）辨证，即坚持辨证论治的原则。郑钦安所谓："总之用姜附亦必究其虚实，相其阴阳，观其神色，当凉则凉，当热则热，何拘拘以姜附为咎哉？"（《伤寒恒论·太阳少阴总论》）附子用法，固然要讲三因制宜，注意天时、地域、个体差异等因素，但最重要的还是遵从辨证论治大法，即或在热带地区，暑热季节，遇到阴证照用不误，所谓："病之当服，附子、大黄、砒霜，皆是至宝。病之不当服，参、芪、鹿茸、枸杞子，都是砒霜。"（《医法圆通·卷一》）

（2）先煎，即附子要单独先煎。这差不多是众多火神派医家的共识，吴佩衡先生所谓"附子只在煮透，不在制透，故必煮到不麻口，服之方为安全"。附子用至30g以上理应先煎1小时，100g以上先煎2小时。实验证明，附子经长时间煎煮后，乌头碱水解为乌头原碱，其毒性显著降低。有资料表明，附子经加热处理后，毒性仅为原来的1/200。但其强心成分经煎煮后不被破坏。（吕兰薰等《常用中药药理》）

但在抢救急危重症时，可相机权变，如李可先生认为："按现代药理实验研究，附子武火急煎1小时，正是其毒性分解的高峰。由此悟出，对垂死的心衰病人而言，附子的剧毒，正是救命的仙丹。"因此，治疗心衰重症，倡用开水武火急煎，随煎随喂，或鼻饲给药，24小时内不分昼夜频频喂服1～3剂，可收起死回生之效。

（3）渐加，即开手宜从小剂量用起，得效后逐渐增加。仝小林教授亦擅长施用重剂，包括附子，他有"投石问路，循序渐进"论，言之有理："大剂量用药在拿捏不准时，可以通过试药，观察反应，然后逐渐加量，循序渐进，可以有效保证用药安全性。《神农本草经》讲'若用毒药疗病，先起如黍粟，病去即止，不去倍之，不去十之，取去为度'。《金匮要略》甘草附子汤'恐一升多者，宜服六七合始'。所以临床大剂量用药为保证安全性的必要措施是：如上所述对服法很讲究，即采取少量频饮的方法，这样一方面可以通过小量试服，观察药证是否相合，有无剧烈反应；另一方面可以通过频频饮服，累积用药剂量，保证血药浓度，达到持续不断的供药。"

须知，附子并不一定概用大剂量，即郑钦安也并非都用大剂量，而是"在分量轻重上斟酌"，不少医家用中小剂量也治好了很多急危重症，其经验更属宝贵。

同等病情如用中小剂量取得与大剂量相同效果者，当然前者更高明。但是如果病重，则应用大剂量，吴佩衡所称"病大药大"之谓也，该用大剂量时绝不手软。作者一般出手用到20g，并不先煎，未见偾事，有道是以三阴方治三阴证，虽失不远，由于方向对头，很多案例用20g左右的剂量时即已取效，不一定大动干戈。

（4）配伍，即选择药物监制附子毒性。试验表明附子与干姜、甘草同煎，其生物碱发生化学变化，毒性大大减低。（《古今药方纵横》）此三味配伍恰为《伤寒论》中的四逆汤，故又称"仲景附子配伍法"。

李可先生经验：凡用乌头剂，必加两倍量之炙甘草，蜂蜜150g，黑小豆30g，防风30g；凡用附子超过30g时，不论原方有无，皆加炙甘草60g，即可有效监制。考炙甘草、蜂蜜、黑小豆、防风均有解毒作用。

何绍奇先生经验：用附子多加生姜30g，蜂蜜50g，可以减低毒性。

（5）验药，即要检查尝验所用附子的质量。乌头、附子种类庞杂，单是草乌，全世界就有250种，我国占48种，药效、毒性差别很大，因此选用好的品种是题中应有之义。"天下附子在四川，四川附子在江油。"作为地道药材，江油的附子应该是最好的。还有附子的加工质量，也是一个重要问题。医生要谨慎选择附子，原来未曾用过的附子，新进的附子，要先尝试，用过几次后才能做到心中有数，前贤所谓"屡用达药"是也。诚然，要想熟练掌握附子，必须在临床中反复体会，有一个历练过程，名家经验只可供参照，不能代替亲身实践。一般而论，倡用炮附子，生品慎用。

▲掌握五条原则，使用附子是安全的

即或使用大剂量附子也不会出事，像吴佩衡、范中林、唐步祺、卢崇汉等辈均曾声言，用了一辈子附子也没过出事。

李可先生介绍："一生所用附子超过5t之数，经治病人在万例以上，垂死病人有24小时用附子500g以上者，从无一例中毒。"（《李可老中医急危重症疑难病经验专辑》）"2005年以后凡是大剂量长期服用附子的病人，我让他们每个月做生化检查，看看有没有肝肾损害。检查结果全部没有，而且长期的血尿、尿蛋白，经过长期的温阳，这些东西都没有了。"（《霹雳大医——李可》）。

卢崇汉谓："卢氏祖宗三代这么多年使用了这么多的辛温药物，没有发生一例由于大剂量使用辛温扶阳的药物而导致中毒的病人。"

唐步祺则曰："数十年之经验，对治阳虚诸种病症，用姜附少则30g，多达250g，从未发生任何副作用，真是药到病除。不敢自秘，愿与同人共用之，以救世之阳虚患者，功莫大焉。"试举案例：

■吴天士说："余治阴寒病，常有一病而用附子六七斤者，病愈之后并不见有丝毫毒发。"证明服用附子的安全性。他治一呕吐病例，诊为停饮呕吐，反复用附子理中及金匮肾气等汤加减服用，方方俱用附子。"尔时某先生又谓，服附子必要生发背，必要头顶痛、浑身热，必要使皮肉俱裂开。"结果共计服熟附子三斤半终获病愈。当时，**"其家患疮者甚多，独病人愈后，并无一丝疮疥，更安得有毒耶？**愿医家唯按脉审证，量证发药，用药救命，勿徒议附、桂有毒，致误人命也。"（《吴天士医话医案集》）

■高安，姚某，年三十时，患弱气息仅属，亦涉医书，欲取附子服之，初皆疑弗与，后病将殆，不得已听之，服至一斤许，疾遂愈，生三子。今近七旬，常疑其或作附毒，竟无也，虽老犹间服之不辍。（《上池杂说》）

■何绍奇先生介绍：服附子不会蓄积中毒，沈阳有位强直性脊柱炎患者，至今服药400剂以上，每方皆重用附子至30g，共用附子数十千克，从初诊起到现在一直坚持工作，已基本痊愈。

■下利虚脱：黄某，男，11岁。1948年秋，初感全身不适，以后病情逐渐加重，神志昏迷，高热至40℃以上，腹泻。当时正值肠伤寒流行季节，原四川省立医院确诊为"正伤寒"。某专家认为，病已发展至极期，全身性中毒过重，已属不治之症。后由中医会诊，曾以大量犀角、羚羊角、紫雪丹等抢救。患儿虽高热退，腹泻止，而病势却更加沉重，四肢冰冷，脉欲绝，终至垂危。

初诊：患儿连日来昏迷蜷卧，面色灰白乌暗，形体枯瘦。脉伏微细欲绝，唯以细灯草试双鼻孔，尚有丝微气息。四肢厥逆，手冷过肘，足冷过膝，甚至通体肢肤厥冷。此为病邪已由阳入阴，发展为少阴阴寒极盛，阳气顷刻欲脱之险恶阶段。急用驱阴回阳、和中固脱之法，以大剂通脉四逆汤1剂灌服急救。

处方：川附片120g（久煎），干姜120g，炙甘草60g。

二诊：上方连夜频频灌服，至翌日凌晨，患儿家长慌忙赶来说："坏了坏了，服药后鼻中出血了！"范老回答："好了好了，小儿有救了！"遂再诊，患儿外形、病状虽与昨日相似，但呼吸已稍见接续、均匀，初露回生之兆。继守原法，以通脉四逆倍加用量再服：川附片500g，干姜500g，炙甘草250g。

先以肥母鸡一只熬汤，另以鸡汤煎附片1.5小时，再入姜、草。服药后约2小时，患儿忽从鼻中流出紫黑色凝血两条，约10cm长，口中亦吐出若干血块。这时缓缓睁开双眼，神志开始清醒，并开口说："我要吃白糕！"全家顿时破涕为笑，皆大欢喜。遂遵原方稍加大曲酒为引再服。服至13剂，逐渐康复。（《范中林六经辨证医案选》）

患者于1978年12月26日来函说："30年前，范老治好我的病以后，我于1953年参军，在部队还立了两次三等功，现在机械配件厂当钳工，身体一直很好。"未见中毒迹象。

八、独辨阴火，用药金针

临床上见到"满身纯阴"之象，一派阴象阴色，证候单纯，以阴阳辨诀辨之并不困难。关键是阳虚之证有很多变化，引发诸多假热之象，甚至"肿痛火形"，如口疮、牙痛、咽炎、发热、皮肤病等，"多有与外感阳症同形"，"往往称为阴虚火旺"，极易惑人。所谓："内真寒者外偏显假热，不能审其火之为虚，热之为假，但就外貌治之，故信手用清，似对证而实与证相反。"（吴天士语）明代陶节庵称："自然阴证人皆可晓，及至反常则不能矣。如身不发热，手足厥冷，好静沉默，不渴，泻利腹痛，脉沉细，人共知为阴证矣。至于发热面赤，烦躁不安，揭去衣被，饮冷脉大，人皆不识，认作阳证，误投寒药，死者多矣。"（《伤寒六书》）他说的"自然阴证"当指纯阴之证，"及至反常"则指见有阴火假热之象。刘渡舟教授亦说："少阴寒盛之极则有格阳之变，而见反常之象，往往使人难以辨认。"总之是"三阴上逆外越"引起的种种假热之象，"变证百出"，致人迷惑。郑钦安勘破阴霾，辨伪存真，称之为阴火。这才是其学术经验中最独到、最精华的部分。

郑钦安说："予考究多年，用药有一点真机与众不同。无论一切上中下诸病，不问男妇老幼，但见舌青，满口津液，脉息无神，其人安静，唇口淡白，口不渴，即渴而喜热饮，二便自利者，即外现大热，身疼头痛，目肿，口疮，一切诸症，一概不究，用药专在这先天立极真种子上治之，百发百中。若见舌苔干黄，津液枯槁，口渴饮冷，脉息有神，其人烦躁，即身冷如冰，一概不究，专在这先天立极之元阴上求之，百发百中。"（《医理真传·卷四》）

这段话堪称郑氏最重要、最精彩的一段论述，在其著作标题中冠以"钦安""金针"字样者，仅此一处。揭示了他对真假寒热的精辟认识，其玄机在于：在阴证前提下（舌青，满口津液，脉息无神……），"即外现大热，身疼头痛，目肿，口疮，一切诸症，一概不究"——不被这些假热、假象所迷惑，一律专主扶阳；反之，专主益阴。病人的整体表现是"阴象""阴色""寒形"，局部表现的若干火热之症，属假象、假火。形象些说，就像万绿丛中一点红或几点红，不能因为这一点红或几点红，就说整个大草原都是红色的。病人整体是阴寒之象，局部有点"肿痛火形"，要"一切诸症，一概不究"，从阳虚入手。在阴证的大背景下，其他"一切诸症，一概不究"，不要看他牙疼，长痤疮，咽部发炎……，这些肿痛火形，是阴火，是假火。这里"一切诸症，一概不究"，是勘破阴火的八字箴言，照此用药，无论阴证阳证，疗效都是"百发百中"，说得何等自信！

顺便说明一下，郑钦安说的八字真机，也适用于那些西医诊断和化验指标：病人整体是阴寒之象，无论西医诊断和化验指标如何，"一切诸症，一概不究""用药专在这先天立极真种子上治之"，只有这样理解，才算识得"八字真机"之义。

郑钦安有一句名言："总之众人皆云是火，我不敢既云是火。"这里的火是指大家都很熟悉的阳火、真火，可治以寒凉之药。这句话是说，大家都看作是阳火者，在我看来不一定就是真火，而可能是假火、阴火，显示出一种"众醉独醒"的反潮流精神。像口疮、牙痛、咽炎、局部红肿、发热、出血等病症，可能"众人皆云是火"，抱定火热成见，投以寒凉，"滋阴降火，杀人无算，真千古流弊，医门大憾也。"（《医理真传·卷一》）

"千古流弊，医门大憾"八字道出他的深切警世之心。即或今日医林之中，识得真情者也为数不多，阴火之论在慢性病的诊辨中尤具现实意义。

■**口疮**：李女，82岁，口疮反复，舌痛，病已3年，口干口黏，夜间要起来几次漱口，牙龈肿痛，口腔医院屡治不效，西瓜霜喷药，"顶药"好一会儿。脚凉，便涩六七日一行，尿等待，夜三四次，舌淡胖润，右脉滑尺沉，左浮滑寸弱。大家看看，脚凉，舌淡胖润，右脉滑尺沉，足够了。在阴阳辨决中，神、色、舌、脉、口气、二便7项中，作者经验是有两项符合，个别的一项符合了，比如舌胖润一项就可以确诊阴证。用潜阳封髓丹加味治疗：砂仁20g，黄柏20g，炙甘草30g，附子20g，干姜15g，牛膝15g，肉桂10g，骨碎补20g，白术10g，茯苓30g，淫羊藿20g，通草5g，7剂，水煎服。附子、干姜、甘草是四逆汤，扶阳治本；牛膝、茯苓引归，砂仁纳下，30g炙甘草可以理解为厚土伏火。1个月后诸症消失，大便也通畅了。作者没用通便药物，但是治了本，其他症状也都消失了。（《关东火神张存悌医案医话选》）

按：五官科病例差不多有一共同特点，即从整体上看均现口和、尿清、畏寒等阴象，舌淡润或胖润有齿痕，脉见沉软无力之阴色阴脉。与此同时，在局部却出现目赤、龈肿、口疮、咽痛等肿痛火形，似乎火热之象。其实多为阴盛逼阳，虚阳上浮之"假火""阴火"，俗谓"凉从脚下起，火从头上升"，本案即是典型证例。在阴证的大背景下，其他一切肿痛火形，其实都是阴火，假火。近年来所治颇多，且多是屡治不效的顽固性病例，关键是识破阴火这一关。

■**燥热**：夏某，女，73岁。2010年6月30日初诊：浑身燥热如冒火，午后尤甚，坐卧不安，严重影响睡眠，有汗阵发，已半月。2个月前因高烧住院，滴注左氧氟沙星10天，体温已正常。伴心悸，纳差，口和，便艰，屡服泻药1年，畏冷，冬季足凉。心电图示V5-6、S-T段下移，在某部队医院住院2次，按心脏病治疗，花好几万元，未效。舌赤胖润苔根黄，脉左沉滑数软，右滑数软寸弱。此本高年正虚，复以凉药重伤其阳，阳失其守，浮越于外而见燥热不安，拟茯苓四逆汤加味回阳潜纳：附子30g，干姜30g，红参10g，砂仁10g，肉桂10g，茯苓30g，炙甘草60g。3剂。

次日电告：昨晚安睡一夜，燥热未发。

5天后迄未发作，原方再予3剂巩固。（《关东火神张存悌医案医话选》）

按：此案颇有意味，病人主症乃浑身燥热，坐卧不安。虽见心悸，并非其主要困苦。西医只因心电图异常，即按心脏病治疗，未免隔靴搔痒。虽见浑身燥热如火，但口和，畏冷，冬季足凉，兼顾年岁已高，明是阳虚浮越于外所致燥热不安，回阳潜纳径收捷效。

九、倡用经方，法度严谨

任何一个医派都有自己的一套遣方用药风格，比如补土派之善用黄芪升柴，温补派讲究阴阳并补……郑钦安也不例外，而且和其他医派相比，用药法度更鲜明，更有特色。如果把金元四家的脉案和火神派名家如吴佩衡、范中林等人的放在一起，明眼人可以一下认出哪个是火神派的路子。

1. 倡用经方

火神派源于伤寒，选方用药具有明显的经方法度。郑钦安崇尚仲景，尊"仲景为医林之孔子"，"立方立法，实为万世之师"；认为"三百九十七法，法法神奇；一百一十三方，方方绝妙"，因此，临床上他偏重经方，倡用经方。有道是："知其妙者，以四逆汤、白通汤、理中、建中诸方，治一切阳虚症候，决不有差。"治阴虚则"人参白虎汤、三黄石膏汤，是灭火救阴法也；芍药甘草汤、黄连阿胶汤，是润燥扶阴法也；四苓滑石阿胶汤、六味地黄汤，是利水育阴法也"。看得出，无论阴证阳证，大都选用经方。

之所以倡导经方，当然是因为疗效确切，汪莲石说："究竟从伤寒入门者，自高出时手之上。"刘渡舟说，经方"有鬼斧神工之力，起死回生之妙"。学习、继承火神派，当然应该倡导经方。

虽然郑钦安有时亦称"经方、时方俱无拘执"，但作为一个伤寒学家，毕竟偏重经方，"所引时方，出不得已，非其本怀。"（《医法圆通·沈序》）因为时方"大抵利于轻浅之疾，而病之深重者万难获效"，终究倡导的是经方。观其书中临证选方，随处可证：

如胀满一症："予意此病治法，宜扶一元之真火，敛已散之阳光，俾一元气复，运化不乖，如术附汤、姜附汤、真武汤、桂苓术甘汤、附子理中汤、麻黄附子细辛汤、附子甘草汤之类。"（《医法圆通·卷二》）一口气举了7个方剂，其中5个是经方。

治"吐伤胃阳，胃阳欲亡"之证，法宜降逆、温中、回阳为主。"方用吴茱萸汤，或吴茱萸四逆汤，或理中汤加吴茱萸俱可。"（《医理真传·卷二》）

健忘一症，"老年居多"。郑钦安强调，此症"以精神不足为主"，治疗"宜交通阴阳为主"，倡用"白通汤久服，或桂枝龙骨牡蛎散、三才、潜阳等汤，缓缓服至五六十剂，自然如常"，"切勿专以天王补心、宁神定志诸方与参、枣、茯神、远志、朱砂一派可也"。仍是经方居多。

申明一点，郑钦安倡用经方，并不排斥时方，好的时方历经验证，也可以采用，所谓"经方、时方俱无拘执"，说得很明白。

2. 用药简练

经方用药是简练的，《伤寒论》113方仅用药93味，平均药味为4.18味，由3～8味药组成的方剂最为常见，占82.3%。其药味加减也是十分严谨的。明代韩飞霞说："处方正不必多品，但看仲景方何等简净。""简净"二字说得实在传神。郑钦安运用经方，谨遵仲景法度，用药讲究精纯不杂，法度严谨，每方多在五六味、七八味之间，加减不过一二味、二三味，决不胡乱堆砌药物，看其医案即知，这是值得称道的用药风格。前贤云："用方简者，其术日精；用方繁者，其术日粗。世医动辄以简为粗，以繁为精，衰多哉。"（《洛医汇讲》）——是说用药少者，其医术越精；用药多者，医术越粗陋。俗医动辄以用药少为粗疏，用药繁多为精当，差得太远了。用药味数多少，确实可以作为衡量医术高低的标准。

看一看郑氏创造的13首自制方，用药均不超过8味，5味以内者占80%。其中4首扶阳方潜阳丹、补坎益离丹、姜附茯半汤、附子甘草汤（见下面"扶阳法常用方剂"一节），用药均十分简练，两首4味，一首5味，一首2味。看得出法度谨严，与经方相似。

归纳郑钦安的用药法度，简单说可以概括为3条——擅用附子，倡用经方，用药简练，具有这一风格者，作者称之为"经典火神派"。后世较为忠实地继承火神派，选方用药带有明显的郑氏风格者，如吴佩衡、范中林、唐步祺、黎庇留、萧琢如先生等堪称经典火神派的代表，观其医案具有鲜明的经方风格，擅用附子，大多数医案用药不超过8味，虽非定例，究少例外。诚然，若想全面了解经典火神派，还请看《中医火神派探讨》《火神郑钦安》等书。

经典火神派是一种较为纯正的境界，显现一种选方用药的学养，不是简单的处方形式问题。经典的东西可能是简单的，只要具有经方基础，用药不难掌握。难怪敬云樵称赞郑钦安："认证只分阴阳，活人直在反掌，高而不高，使人有门可入。"（《医法圆通》）

下面品味经典火神派名家的案例：

■**胁痛**：谭某之母，病发左季胁满痛，上冲左胁，破心部，苦不能耐，有余姓医生医治已两月余矣：用香砂六君子汤，服至70余剂，非不温也，其病有加无减。延予诊治，见其面黄暗，唇白，舌上苔滑，脉沉弦而迟，予断曰：此寒水用事也。脉弦为水，沉为里，迟为寒。肾中生阳，不能为水之主，则阴寒夹水迫于心部。遂订真武原方，**无加无减**。平端谓曰："方中各味，皆已备尝之矣。"予告之曰："备尝之乎？诸药分别用之，则既不成方，安能有效？此方名真武者，盖取义于镇水之神。夫经方苟能对症，固捷如桴鼓之相应也。"

次早，平端来告曰："服方后得熟睡，是前月来所无者。今晨痛已不知消散何处矣。凡七十余日，治之不验者，竟一旦而廓清之！"相约午刻往诊。及至，见患者头束绉带，告予曰："胁痛若失，转觉头痛若破。"予脉之，告曰："此元阳虚损也。头为诸阳之首，阳虚不能贯顶，脑髓空虚，故尔。"改用吴茱萸汤，头痛寻愈。次日复诊，脉象沉迟而周身疼痛。作桂枝新加汤服之，身痛又止。（《黎庇留经方医案》）

按：本案初病胁痛上攻，诊为真阳亏虚，"阴寒夹水迫于心部"，颇具见地，用真武原方，并未顾及病在胁肋而选肝经之药，是遵"治之但扶其真元"之旨，确显扶阳风格。继而头痛，判为邪从厥阴虚处窃发，选用吴茱萸汤，皆得仲景心法。

黎氏选投经方，倡用原方，着意于"无加无减"；本案3次用方真武汤、吴茱萸汤、桂枝新加汤皆是经方，经典火神派风格。作者体会，处方用药尤其经方力求简练，多不如少，简单胜于复杂！

■**胸痹心痛**：杨某，50余岁。患胸痹心痛证，曾服桂附理中汤，重用党参、白术并加当归，服后病未见减。每于发作之时，心胸撮痛，有如气结在胸，甚则痛彻肩背，水米不进。痛甚则面唇发青，冷汗淋漓，脉息迟弱，昏绝欲毙，危在旦夕。吴氏认为此乃土虚无以制水，阳衰不能镇阴，致下焦肝肾阴邪夹寒水上凌心肺而成是状。"然寒水已犯中宫，骤以参术当归之峻补，有如高筑堤堰堵截水道，水邪无由所出之路，岸高浪急，阴气上游，势必凌心作痛。斯时不宜壅补过早，法当振奋心阳，使心气旺盛，则阴寒水邪自散矣。"方用四逆汤合瓜蒌薤白汤加肉桂：天雄片100g，干姜30g，薤白10g，瓜蒌实10g，公丁香10g，上肉桂10g研末（泡水对入），甘草5g。1剂痛减其半，2剂加茯苓30g以化气行水，则痛减

七八分，3剂后胸痛若失。（《吴佩衡医案》）

按：本例先前治者亦用了温阳如桂附理中汤，唯其"重用党参、白术并加当归，服后病未见减。"吴氏喻称："骤以参术当归之峻补，有如高筑堤堰堵截水道，水邪无由所出之路，岸高浪急，阴气上游，势必凌心作痛。""斯时不宜壅补过早"，改予四逆汤合瓜蒌薤白汤，摒弃参术当归之壅补之品，果获良效，表现出鲜明的经典火神派风格。他认为扶阳驱寒，宜温而不宜补，温则气血流通，补则寒湿易滞。因此用扶阳诸方，绝少夹用滋补药品，即或补气药也少应用，嫌其掣肘。"正治之方决勿夹杂其他药品，如果加入寒凉之剂则引邪深入；加入补剂则闭门留寇，必致传经变证，渐转危笃费治。"（《吴附子——吴佩衡》）

十、扶阳法常用方剂

本节主要归纳火神派常用的九种温阳配伍方法及其代表方剂，尤其是适合慢性病的常用方剂，现予以介绍。

（一）温阳法

所谓温阳法是指温扶阳气的治法，是火神派的核心治法，可以说是"元法"。就阴证而言，所有火神派其他治法均需与温阳法配合而成温辛、温补、温利等法，构成火神派的治疗体系。

1. 四逆汤（《伤寒论》）

组成：甘草二两炙，干姜一两半，附子一枚生用去皮破八片。

上三味以水三升，煮取一升二合，去滓，分温再服。强人可大附子一枚，干姜三两。

四逆汤"乃回阳之主方也…… 既能回阳，凡世之一切阳虚阴盛为病者皆可服也"，郑钦安称之为"补火种之第一方"，最赏用之："按此方功用颇多，得其要者，一方可治数百种病。因病加减，其功用更为无穷。予每用此方救好多人。"

四逆汤类方四逆辈，主要为下列八方：

四逆汤：生附子一枚，干姜一两五钱，炙甘草二两。

通脉四逆汤：生附子一枚，干姜三两，炙甘草二两。

通脉四逆猪胆汁汤：即通脉四逆汤加猪胆汁一合。

四逆人参汤：生附子一枚，干姜一两五钱，炙甘草二两，人参一两。

茯苓四逆汤：即四逆人参汤加茯苓六两。

干姜附子汤：生附子一枚，干姜一两。

白通汤：生附子一枚，干姜一两，葱白四茎。

白通加人尿猪胆汤：生附子一枚，干姜一两，葱白四茎，人尿（即童便）五合，猪胆汁一合。

2. 补坎益离丹（《医法圆通》）

组成： 附子24g，桂心24g，蛤粉15g，炙甘草12g，生姜5片。

此方乃郑钦安所拟，主要用治心阳不足之证。郑氏解曰："补坎益离者，补先天之火，以壮君火也。真火与君火本同一气，真火旺则君火始能旺，真火衰则君火亦即衰。方用附、桂之大辛大热为君，以补坎中之真阳。复取蛤粉之咸以补肾，肾得补而阳有所依，自然合一矣。况又加姜、草调中，最能交通上下。""余意心血不足与心阳不足，皆宜专在下求之，何也？水火互为其根，其实皆在坎也。真火旺则君火自旺，心阳不足自可愈；真气升则真水亦升，心血不足亦能疗。"由此可见，郑氏之重阳气主要是重少阴肾中之阳。

另外，吴佩衡制有"坎离丹"一方，与补坎益离丹大同小异：附片60g，肉桂15g，蛤粉12g，炙甘草9g，桂圆肉24g，生姜24g。据称"治心病不安等症，效果极好"。与补坎益离丹比较，主要多桂圆肉一味，剂量亦较重。

（二）温中法

所谓温中法是指温扶中焦脾胃阳气的治法，与温阳法温扶肾阳相对而言，它更专注于中焦阳气。其适应证以中焦脾胃阳气虚弱诸症为准。

1. 理中丸（《伤寒论》）

组成： 人参、干姜、甘草炙、白术各三两。

上四味，捣筛，蜜和为丸，如鸡子黄许大，以沸汤数合，和一丸，研碎，温服之，日三四，夜二服。腹中未热，益至三四丸，然不及汤。

汤法： 以四物依两数切，用水八升，煮取三升，去滓，温服一升，日三服。若脐上筑者，肾气动也，去术，加桂四两。吐多者，去术，加生姜三两。下多者，还用术。悸者，加茯苓二两。渴欲得水者，加术，足前成四两半。腹中痛者，加人参，足前成四两半。寒者，加干姜，足前成四两半。腹满者，去术，加附子一枚，服汤后，于如食顷，饮热粥一升，微自温，勿发揭衣被。

方以人参、炙甘草补脾益气，干姜温中散寒，白术健脾燥湿，脾阳健运，寒湿得除，则诸症可愈。理中丸为一方二法，可根据病情之缓急，而决定用汤用丸。服药后，可进热粥，以助药力，而温养中气。附子理中汤即理中汤加附子。

2. 甘草干姜汤（《伤寒论》）

组成： 甘草四两（炙，味甘平），干姜二两（炮，味辛热）。以水三升，煮取一升五合，去滓，分温再服。

《伤寒论》："伤寒脉浮，自汗出，小便数，心烦，微恶寒，脚挛急，反与桂枝汤，欲攻其表，此误也。得之便厥，咽中干，烦躁，吐逆者，作甘草干姜汤与之，以复其阳。"

《金匮要略》："肺痿吐涎沫而不咳者，其人不渴，必遗尿，小便数，所以然者，以上虚不能制下故也。此为肺中冷，必眩，多涎唾，甘草干姜汤以温之。"

本方用甘草补中益气，干姜温中复阳，守而不走，中阳得复，脾气健运。

3. 吴茱萸汤（《伤寒论》）

组成： 吴茱萸一升（洗，辛热），人参三两（甘温），生姜六两（切，辛温），大枣十二枚（掰，甘温）。

上四味，以水七升，煮取二升，去滓，温服七合，日三服。

《伤寒论》："食谷欲呕者，属阳明也，吴茱萸汤主之。得汤反剧者，属上焦也。"

"少阴病，吐利，手足厥冷，烦躁欲死者，吴茱萸汤主之。"

"干呕，吐涎沫，头痛者，吴茱萸汤主之。"

《金匮要略》："呕而胸满者，茱萸汤主之。"

上述条文明确指示了本方的主治，是为治疗肝胃虚寒的代表方剂，临床应用以呕吐，或干呕吐涎沫，舌淡苔滑，脉细迟或弦细为辨证要点。

4. 补脾名方加附子

补中益气汤、归脾汤、六君子汤、小建中汤等加附子，如同理中汤加附子。

（三）温补法

所谓温补法，是指温阳药与补益药相配伍的治法，温阳治本，补益药则分三类：

其一，补气药，如参芪、白术之属，郑钦安有时称之为"温养"，如："有当温养以扶阳者，甘草干姜汤、理中汤之类是也……此皆治阳虚之要诀也。"（《医理真传·卷二》）代表方有人参四逆汤等。吴天士说："无桂附以行参芪之功，亦无济于事。"

其二，补肾药，如淫羊藿、补骨脂、菟丝子之属，代表方如金匮肾气丸等。

其三，补阴血药，如归芍、熟地之辈，通常称之为"温滋"，代表方如当归四逆汤、当归生姜羊肉汤等。

温补法适用阴寒而兼气虚之类的病症。《医学心悟·医门八法》所称："温之与补，有相兼者，有不必相兼者，虚而且寒，则兼用之，若寒而不虚，即专以温药主之。"

1. 四逆加人参汤（《伤寒论》）

组成：甘草二两炙，附子一枚生去皮破八片，干姜一两半，人参一两。

上四味，以水三升，煮取一升二合，去滓，分温再服。

《伤寒论》385条："恶寒脉微而复利，利止，亡血也，四逆加人参汤主之。"阐明亡阳兼见脱液的脉证和治疗。本方为四逆汤加人参而成。四逆汤回阳救逆，加人参以益气生津，对虚寒下利，阳亡液伤之证，尤为适宜。魏荔彤云："予温中之中，佐以补虚生津之品，凡病后亡血津枯者，皆可用也。"本方主旨为补阳虚以胜阴寒，佐人参救欲脱之元阴，张景岳称为"四味回阳饮"，《景岳全书》载："四味回阳饮治元阳虚脱，危在顷刻者。"

2. 金匮肾气丸（《金匮要略》）

组成：干地黄八两，山药四两，山茱萸四两，泽泻三两，茯苓三两，牡丹皮三两，桂枝、附子炮各一两。

上八味末之，炼蜜和丸，梧子大，酒下十五丸，加至二十五丸，日再服。近代用法亦作汤剂，水煎服，用量按原方比例酌减。

金匮肾气丸为温补肾阳的祖方，主治肾阳虚衰，腹痛脚弱，半身以下常有冷感，少腹拘急，小便不利，或小便反多，或失禁，脉见虚弱以及痰饮、脚气、消渴、水肿等证。病理机转虽各不相同，而病本则一，皆由肾阳不足所致，故治法以温补肾阳为主。

3. 当归四逆汤（《伤寒论》）

组成：当归三两，桂枝三两，芍药三两，细辛三两，大枣二十五个，通草二两，甘草二两，上七味，以水八升，煮取三升，去滓，温服一升，日三服。

《伤寒论》："手足厥寒，脉细欲绝者，当归四逆汤主之。"

喻嘉言认为："四逆之名多矣。寒甚而厥，四逆汤；里寒外热，通脉四逆汤；热邪传里，四逆散。此用当归四逆汤何故？盖四逆之故不同，有因寒而逆，有因热而逆；此则因风寒中血脉而逆，乃当归为君之所以立也。"（《伤寒

论·尚论》）

曾辅民教授对当归四逆汤颇有研究，认为本方用于治疗血虚肝寒之厥，《伤寒论》351条"手足厥寒，脉细欲绝者，当归四逆汤主之"及352条"若其人内有久寒者，宜当归四逆加吴茱萸、生姜汤"均有明文。但须注意，本方虽用治手足厥寒，而本证之手足厥寒既不同于阴盛阳衰的少阴寒厥，又不同于热邪深伏的阳明热厥，其鉴别在于并见症的不同。少阴阴盛阳衰的寒厥并见蜷卧肢冷、畏寒下利等症；热邪深伏的热厥并见胸腹灼热、口干舌燥、大便干结、口气臭秽等症。

脉细欲绝也不同于脉微欲绝，脉微欲绝主脏真亏损，真阳欲绝，此际当破阴回阳。脉细欲绝乃脉虽细但指下明显，将绝而不绝，为血虚寒厥所致。

临床运用本方，应注意以下几点：

（1）虚：当归四逆汤主之血虚寒厥，所以当有血虚见症，如唇爪不华，面色苍白、目涩、脉细等。其人平素即血虚或阳虚之体，但"精血同源"肝血久亏势必影响肾精，而且营血出中焦，所谓中焦为气血生化之源，所以不仅要注意肝这一方面，同时还应注意肝、脾、肾三者的关系。

（2）厥：此厥寒乃血分有寒，血虚寒束，血中温气不足，故手足厥寒。其中条文中之"久寒"二字当深思，盖久寒者，长久之沉寒痼冷也。寒者当温，留者当去，治当用辛温之品，散其内伏之久寒，所谓"肝欲散，急食辛以散之"。虽当归四逆汤所主治之厥为血虚寒厥，但有血虚与寒厥两方面不同侧重点，当其寒凝偏重，可加重温散之力，可于方中加附片、吴茱萸、生姜等。

（3）痛："痛则不通，此痛证之谓也"。其不通原因，又当别气血痰湿，辨寒热虚实。此痛证有全身部位不定的特点，所以温通散寒之品不可少。

范中林运用本方于多种疾病，常获显著疗效。其辨证要点：

（1）少腹或腰、臀部以下发凉，或四肢末端冷。

（2）少腹、腰、臀以下疼痛，包括阴器、睾丸、下肢筋骨、关节疼痛以及痛经等。除以上主证外，还可能出现某些兼证。而脉象多细弱，舌质常暗红无泽，或有瘀斑，苔灰白或腻或紧。以上诸症，不必悉具，皆可用之。

归纳名家经验，本方多用于痹痛、厥阴病症等。

4. 当归生姜羊肉汤（《金匮要略》）

组成： 当归三两，生姜五两，羊肉一斤。

上三味，以水八升，煮取三升，温服七合，日三服。若寒多者加生姜成一斤；痛多而呕者，加橘皮二两、白术一两。加生姜者，亦加水五升，煮取三升二合，服之。

《金匮要略》："寒疝腹中痛，及胁痛里急者，当归生姜羊肉汤主之。"祝味菊先生善用当归生姜羊肉汤加附子温阳补虚，为食疗补阳开一法门。

5. 温肺汤（《吴天士医话医案集》）

功用：温肺益气，化痰止咳；用治肺气虚寒之咳痰喘促之证。

药物组成：炮姜15g，白术15g，半夏15g，黄芪25g，人参10g，茯苓25g，肉桂10g，橘红10g，桔梗10g，甘草10g。

应用提示：吴天士对各种肺气虚寒、痰喘咳嗽之证，赏用温肺汤，治愈多例，"乃知此汤之治肺气虚寒，诚屡试屡验，百发百中者也"。"喘嗽之有温肺汤，乃气虚肺寒的对之药，投之得安，无不立效。"

6. 破格救心汤（《李可老中医急危重症疑难病经验专辑》）

组成：附子30~100g或100~200g，干姜60g，炙甘草60g，高丽参10~30g（另煎浓汁对服），山茱萸净肉60~120g，生龙骨30g，生牡蛎30g，活磁石粉30g，麝香0.5g（分次冲服）。煎服方法：病势缓者，加冷水2000mL，文火煮取1000mL，5次分服，2小时1次，日夜连服1~2剂。病势危急者，开水武火急煎，随煎随喂，或鼻饲给药，24小时内，不分昼夜频频喂服1~3剂。

本方为李可先生所创，脱胎于四逆汤、参附龙牡救逆汤及张锡纯来复汤，破格重用附子、山茱萸加麝香而成。四逆汤为强心主剂，救治心衰，疗效卓著。

李氏盛赞："本方可挽垂绝之阳，救暴脱之阴。凡内外妇儿各科危重急症，或大吐大泻，或吐衄便血，妇女血崩，或外感寒温，大汗不止，或久病气血耗伤殆尽……导致阴竭阳亡，元气暴脱，心衰休克，生命垂危，症见冷汗淋漓，四肢冰冷，面色㿠白或萎黄、灰败，唇、舌、指甲青紫，口鼻气冷，喘息抬肩，口开目闭，二便失禁，神识昏迷，气息奄奄，脉象沉微迟弱，每分钟50次以下，或散乱如丝，雀啄屋漏，或脉如潮涌壶沸，数急无伦，每分钟120~240次以及古代医籍所载心、肝、脾、肺、肾五脏绝症和七怪脉绝脉等必死之症、现代医学放弃抢救的垂死病人，凡心跳未停，一息尚存者，急投本方，1小时起死回生，3小时脱离险境，一昼夜转危为安。"据李氏讲，本方"曾成功地救治了千余例心衰重症，并使百余例已发病危通知的垂死病人起死回生"。

（四）温潜法

所谓温潜法，是指温阳药与潜镇药配合的治法，温阳以治阳虚之本，药如附子、肉桂、四逆汤之属。潜镇以治浮阳之标，药多为金石、介类质重之品，如磁石、龙骨、牡蛎、龟板等，适用阴盛于内，阳浮于外的病症。温潜法代表方有潜阳封髓丹、祝氏温潜法、卢氏扶阳安髓止痛汤、桂甘龙牡汤等。

潜阳封髓丹

潜阳封髓丹由潜阳丹、封髓丹二方合并而成。

其中，潜阳丹为郑氏自制方，用治阳气不足，虚阳上浮诸症。药物组成：砂仁30g（姜汁炒），附子24g，龟板6g，甘草15g。郑氏解曰："潜阳丹一方，乃纳气归肾之法也，夫西砂辛温，能宣中宫一切阴邪，又能纳气归肾。附子辛热，能补坎中真阳，真阳为君火之种，补真火即是壮君火也。况龟板一物坚硬，得水之精气而生，有通阴助阳之力，世人以利水滋阴目之，悖其功也。佐以甘草补中，有伏火互根之秘，故曰潜阳。"《医理真传·卷二》）

封髓丹方出于元代《御药院方》，功能"降心火，益肾水"，组成：黄柏30g，砂仁21g，甘草9g（郑氏拟定剂量）。本方郑氏非常推崇，认为："此一方不可轻视，余尝亲身阅历，能治一切虚火上冲牙疼、咳嗽、喘促、面肿、喉痹、耳肿、目赤、鼻塞、遗尿、滑精诸症，屡获奇效，实有出人意料，令人不解者……至平至常，至神至妙。"（《医理真传·卷二》）

吴佩衡等常将此方与潜阳丹合而用之，名之为潜阳封髓丹。

（五）温散法

亦称"温辛法"，温阳以治阳虚，辛散以解表，温辛并行。辛散法以麻黄、细辛、桂枝、生姜等药为代表，与附子等配合而成温辛法。

温散法适于阳虚兼有表邪之证，内而阳气虚衰，外则寒邪侵袭，阳衰无力驱逐表邪，邪气深入肌表经腧，伤寒称之为"太少两感"。

本法以麻黄附子细辛汤为代表，其他名方还有桂枝去芍药加麻辛附子汤、乌头汤、桂枝芍药知母汤、小续命汤、戴氏乌附麻辛桂姜汤、阳和汤加附子、补一大药汤等。

1. 麻黄附子细辛汤（《伤寒论》）

组成：麻黄二两（去节，甘热），细辛二两（辛热），附子一枚（炮，去皮，破八片，辛热），上三味，以水一斗，先煮麻黄，减二升，去上沫，内药，煮取三升，去滓，温服一升，日三服。

《伤寒论》："少阴病，始得之，反发热，脉沉者，麻黄附子细辛汤主之。"

本方用治阳虚兼有表证者，钱潢称本汤为"温经散寒之神剂"。火神派常施于感冒发热、风湿痹痛、五官病症、咳喘等多种病症。

2. 乌头汤（《金匮要略》）

组成：麻黄、芍药、黄芪各三两，甘草二两（炙），川乌五枚（咬咀，以蜜二升，煎取一升，即出乌头）。

上五味，咬咀四味，以水三升，煮取一升，去滓，内蜜煎中，更煎之，服七合。不知，尽服之。

《金匮要略》用治"脚气疼痛，不可屈伸"。"病历节不可屈伸，疼痛，乌头汤主之。"

3. 桂枝芍药知母汤（《金匮要略》）

组成：桂枝四两，芍药三两，甘草二两，麻黄二两，生姜五两，白术五两，知母四两，防风四两，附子二枚（炮）。

上九味，以水七升，煮取二升，温服七合，日三服。

主治："诸肢节疼痛，身体尪羸，脚肿如脱，头眩短气，温温欲吐，桂枝芍药知母汤主之。"

4. 戴氏乌附麻辛桂姜汤（中医高校《内科学》）

本方为已故成都戴云波教授之经验方，乃《金匮要略》的乌头汤合麻黄附子细辛汤化裁而成。戴氏认为凡外入之风寒湿邪气，非辛温大热之品不能逐之。故擅用乌头配合附子、姜、麻、桂之类大辛大热之品治疗风寒湿痹证，疗效显著而有"戴乌头"之誉。其治风寒湿痹，附子多用60g以上。乌附麻辛桂姜汤已为治痹名方，被收入全国中医高校《内科学》和《方剂学》教材作为新创效方。

组成：制川乌10～60g，制附子10～60g，麻黄10g，细辛10g，桂枝30g，干姜10g～30g，甘草10g～30g，蜂蜜30g～120g。

用法：川乌、附子加蜂蜜与水之后，先煎1～4小时，以不麻口为度，后下余药再煮半小时，汤成去渣，分3次温服。用甘草、蜂蜜，一者缓解筋脉拘急，一者制约乌附毒性。

功效：温经散寒，除湿宣痹。

主治：痛痹证。

5. 阳和汤（《外科证治全生集》）

组成：熟地30g，鹿角胶10g，姜炭10g，肉桂10g，麻黄10g，白芥子10g，甘草

10g。

功效：温阳补血，散寒消滞。

主治：一切阴疽、贴骨疽、流注、鹤膝风等属阴寒之证。症见局部肿痛，皮色不变、不热、舌淡苔白，口不渴，脉沉细或迟细。

阳和汤是治疗阴疽要方，火神派投用此方时多加附子。祝味菊谓："此方能振奋阳气，祛瘀消肿也。但方中缺乏附子为美中不足，余每次用阳和汤均加附子。"李可等人擅用本方治疗癌症，值得参考。

6.小续命汤（《千金要方》）

组成：防风15g，桂心10g，川芎10g，麻黄10g，人参10g，芍药10g，杏仁10g，黄芩10g，防己10g，甘草10g，生姜10g，附子20g，大枣10个。大续命汤即上方去防己、附子，加当归10g，生石膏60g。

功用：祛风散寒，扶正通络。

主治：风中经络证，症见筋脉拘急，半身不遂，口眼㖞斜，语言謇涩，脉见浮紧等，又治风湿痹痛。

本方出自《千金要方》，为唐代孙思邈所创，用治外风即真中风，亦治风湿痹痛，临床应用以半身不遂，口眼㖞斜，语言謇涩，筋脉拘急为辨证要点。孙氏曰："卒中风欲死，不省人事，口眼㖞斜，半身不遂，言謇不能语，亦治风湿痹痛。夫风为百病之长，诸急卒病多是风，宜速与续命汤。"

李可先生认为："大小续命汤实是中风金方，由于受西化诸多似是而非观点的影响，今人久已罕用。"故而力主中风初发选用本方。

（六）温利法

所谓温利法即温阳法与利水法合用，用于阳虚兼有水饮肿湿之证。温阳以治阳虚，利水以治水饮，共奏温阳利水之功。代表方有真武汤、茯苓四逆汤、四逆五苓散、温氏奔豚汤、实脾散等。

1.真武汤（《伤寒论》）

组成：茯苓三两，芍药三两，白术二两，生姜三两切，附子一枚炮去皮破八片。

上五味，以水八升，煮取三升，去滓，温服七合，日三服。若咳者，加五味子半升，细辛一两，干姜一两。若小便利者，去茯苓。若下利者，去芍药，加干姜二两。若呕者，去附子加生姜，足前为半斤。

本方主要用治肾阳虚衰，水湿内停为患之水肿、痰饮咳喘、眩晕、心悸等症。

其中桑景武先生用治糖尿病，周连三用治疗疮、眼疾经验颇有创意，值得参考。

2. 茯苓四逆汤（《伤寒论》）

组成： 茯苓四两，人参一两，附子一枚生用去皮破八片，甘草二两，干姜一两半。

上五味，以水五升，煮取三升，去滓，温服一合，日二服。

《伤寒论》："发汗，若下之，病仍不解，烦躁者，茯苓四逆汤主之。"由于汗下误施，而使阴阳俱虚，但以阳虚为主。阳虚而神气浮越，阴虚而阳无所恋，故生烦躁。以方测证，可有脉沉微、恶寒、肢厥，以及水肿、下利等证。本方系四逆汤再加大剂茯苓和人参而成，以四逆汤温阳，茯苓利水，人参补阴而除烦。

周连三先生善用本方，体会如下：

茯苓四逆汤主治，仲景仅提出汗、下后"烦躁"一证，分析其内容，包括了四逆汤、四逆加人参汤、干姜附子汤3个方剂的药物。四逆汤具有回阳救逆的功能，主治少阴病厥逆、恶寒蜷卧、下利清谷、腹疼吐利、脉沉等证，乃阳虚阴盛阳亡之证，故急以姜、附回阳。

此方比四逆汤多茯苓、人参二味，茯苓能补脾渗水利湿，人参补益气血。四逆汤纯为回阳，本方兼以固正。

干姜附子汤治疗汗、下之后，"昼日烦躁不得眠，夜而安静，不呕不渴，脉沉微"之证，乃汗、下后阳虚阴盛，势急而病轻，故仅用姜、附二味，不用甘草，扶阳以抑阴。

茯苓四逆证，虽亦发于汗、下之后，但阳虚而正亦虚，势缓病重，故用大剂复方，扶阳以补正。四逆加人参汤比茯苓四逆仅少茯苓一味，主治"恶寒脉微而复利，利止，亡血"之证，本方为阳亡正亦虚而设，故加人参以固正。阳虚者，由于寒盛；正虚者，源于脾弱。寒则多为水邪克火，脾弱多为水湿不化，故茯苓四逆汤乃以茯苓为君，伐水补脾而利湿。其力较以上三方为缓，而具有三方之总和作用，并有利水祛湿之功，运用范围较上三方为广，具体而言有三点体会：

（1）茯苓四逆汤温肾而燥湿，补虚而回阳，凡眼疾、下利、疟疾等病，只要具有四肢厥逆、脉沉微欲绝或浮弦、面青黑无华、舌白多津等肾寒、脾湿、正虚、阳弱症候者均可用之。

（2）病有轻重不同，证有缓急之别，故在用药上也需灵活加减，方能切中病机。如阳亡正虚烦躁之证，可重用人参以固正、茯苓以去烦；阳亡正虚的虚脱证，可重用附子、人参以温阳固正；久利不止，虚寒滑脱，可加赤石脂以固涩；癫狂后期，病转虚寒，可加龙骨、牡蛎以潜阳敛神；虚寒眼疾，血不充目，可加芍药、首乌以补血疏肝；若外感久不愈，阳弱正虚，可加桂枝、柴胡以疏利祛邪。

（3）吾平生喜用温剂，尤常用附子、干姜二药，对某些重症，每能应手取效。附子辛温，通行十二经；干姜燥烈，最易耗伤津液。但若用于寒证，切中病机，病虽危急，每收立竿见影之效。

3. 四逆五苓散（《吴附子——吴佩衡》）

本方即四逆汤与五苓散合方而用，前者温阳，后者利水。温利合法，所治病症无非阳虚水泛所致水肿、腹水等病症。

4. 温氏奔豚汤（《李可老中医急危重症疑难病经验专辑》）

温氏奔豚汤乃山西省中医学校温碧泉老师遗方，与《金匮要略》奔豚汤同名异方，李可先生颇为赏用。本方由附子、肉桂、红参、沉香、砂仁、山药、茯苓、泽泻、牛膝、炙甘草组成，是一首纯阳益火，救困扶危妙方。方中肉桂、沉香直入肝肾，破沉寒痼冷，温中降逆，为治奔豚之专药。于大队辛热燥药之中，重用一味山药之性润，健脾和胃益肺，补肾强精益阴之品为佐，滋阴配阳，共奏益火之原、以消阴翳之效。

作者认为，本方功能主要在于温阳利水而降逆，因此将其归入温利法中。

原方无剂量，李氏经验：附子轻症温养10g，大病阳衰15～30g，危重急症，斩关夺门，破阴救阳100～200g；山药30g；红参平剂10g，急救暴脱30g，加山茱萸90～120g；炙甘草平剂为附子的两倍，当附子破格重用时，保持60g；肉桂平剂10g，火不归原用小量（3g去粗皮研粉，小米蒸烂为丸，药前先吞）；沉香、砂仁用小量3～5g，余药随证酌定。

煎服法：小剂，加冷水1500mL，文火煮取600mL，3次分服。大剂，加冷水2500mL，文火煮取750mL，日3夜1服。上有假热，热药冷服，偷渡上焦。

主治：肝脾肾三阴寒证；奔豚气；寒霍乱，脘腹绞痛；气上冲逆，上吐下泻，四肢厥逆，甚则痛厥；寒疝；水肿鼓胀等症。本方运用要点，以"厥气上攻"为主症，即方名"奔豚"之取意。"奔豚"为一种发作性疾病，属冲脉病变。冲为血海，其脉起于小腹，循腹上行，会于咽喉。隶属肝肾，又属阳明。当肾阳虚衰，肝寒凝滞，寒饮内停，冲脉即不安于位，夹饮邪上逆奔冲，便成本证。当发作时，患者自觉一股冷气从少腹直冲胸咽，使其喘呼闷塞，危困欲死而痛苦万分。其证时发时止，发则欲死，止则冲气渐平，平复如常，与《金匮要略》描述一致。李氏运用本方多年，临证加减变通，扩大了应用范围，用治一切沉寒痼冷顽症、临床罕见奇症，皆能应手取效，尤对危急重症，有起死回生之功，确为火神派传人研创的一首效验良方。

（七）温化法

温化法即温阳法与化痰祛湿法合用，用于阳虚兼有痰湿之证。温阳以治阳虚，化痰以治痰饮，温化共奏温阳化痰之功。代表方有四逆汤合瓜蒌薤白汤、小青龙汤加附子、四逆二陈麻辛汤、四逆汤合六君子汤等，其中四逆汤合瓜蒌薤白汤通常用于胸痹心脏病症，其余用于肺脾痰饮、咳喘诸症。

火神派对温化法积累了丰富经验，所治病症不止限于痰饮水湿各症，还广泛用于心肝肾脏病症、癌症等。

1. 四逆合瓜蒌薤白汤（《吴附子——吴佩衡》）

瓜蒌薤白汤意味着《金匮要略》以瓜蒌薤白为主的类似3方，可称之为"瓜蒌辈"，如同称四逆汤类方为"四逆辈"。火神派运用瓜蒌辈时，通常配合温阳合以四逆汤，成为四逆合瓜蒌薤白汤。用治"胸痹之病，喘息咳唾，胸背痛，短气""胸痹不得卧，心痛彻背者""胸痹心中痞，留气结在胸，胸满，胁下逆抢心"等冠心病胸痹、胸痛等症。

2. 小青龙汤（《伤寒论》）

组成：麻黄三两（去节，味甘温），芍药三两（味酸微寒），五味子半升（味酸温），干姜三两（味辛热），甘草三两（炙，味甘平），桂枝三两（去皮，味辛热），半夏半升（汤洗，味辛，微温），细辛三两（味辛温）。

上八味，以水一斗，先煮麻黄，减二升，去上沫，内诸药，煮取三升，去滓，温服一升。

《伤寒论》："咳逆倚息，不得卧，小青龙汤主之。"用治风寒痰饮之症。

火神派在投小青龙汤时，多加入附子，增强温阳之力，颜德馨曾谓：哮喘之治，"小青龙汤散寒化饮无效时，加一味附子有立竿见影之功"。

3. 四逆合六君子汤

本方即四逆汤合六君子汤，主治脾肾阳虚兼有痰湿之证。

4. 姜附茯半汤（《医理真传》）

组成：生姜60g（取汁），附子30g，茯苓25g，半夏21g。

功用：回阳降逆，行水化痰。用治阳虚兼见痰湿诸症。

方解： "按姜附茯半汤一方，乃回阳降逆，行水化痰之方也。夫生姜辛散，宣散壅滞之寒；附子性烈纯阳，可救先天之火种，真火复盛，阴寒之气立消；佐茯苓健脾行水，水者痰之本也，水去而痰自不作；况又得半夏之降逆化痰，痰涎化尽，则向之压于舌本者解矣。清道无滞，则四肢之气机复运而伸举自不难矣。"

（八）温下法

所谓温下法即温阳法与攻下法合用，用于阳虚兼有里实积聚之证，亦称之为"寒结""阴结"。温阳以治阴寒，攻下以治积聚，温下合法共奏温阳攻积之功。温阳常用附子、干姜及四逆辈，攻下则多用硝、黄、承气汤等方药，一般还配合枳实、川朴等行气之品，代表方有大黄附子汤、温脾汤等。

1. 大黄附子汤（《金匮要略》）

组成： 大黄三两，附子三枚炮用，细辛二两。上三味，以水五升，煮取二升，分温三服，若强人煮取二升半，分温三服，服后如人行四五里，进一服。

《金匮要略》："胁下偏痛，发热，其脉紧弦，此寒也，以温药下之，宜大黄附子汤。" 此方为治疗寒证便秘亦即阴结的代表方，用附子温以扶阳祛寒，大黄泻下通便，细辛辛散止痛。

2. 温脾汤（《备急千金要方》）

组成： 大黄120g（后下），附子1枚，人参60g，干姜60g，甘草60g。为粗末，水煎，分3次服。

功效： 攻下寒积，温补脾阳。

主治： 寒积腹痛证。症见腹痛便秘，绕脐疼痛不休，手足不温，苔白不渴，脉沉弦而迟。

（九）温清法

所谓温清法即温阳法与清热法合用，用于寒热互见的复杂病症。温阳以治寒，清凉以治热，共奏温阳清热之功。《伤寒论》中的附子泻心汤主治"心下痞，而复恶寒汗出者"，《金匮要略》中薏苡附子败酱散治疗肠痈，均是以温阳与清热药合用之先例。代表方有薏苡附子败酱散、乌梅丸、附子泻心汤等。

1. 薏苡附子败酱散（《金匮要略》）

组成： 薏苡仁十分，附子二分，败酱五分。

上三味，杵末，取方寸匕，以水二升，煎之减半，顿服（小便当下）。

《金匮要略》："肠痈之为病，其身甲错，腹皮急，按之濡，如肿状，腹无积聚，身无热，脉数，此为腹内有痈脓，薏苡附子败酱散主之。"

2. 乌梅丸（《伤寒论》）

组成：乌梅三百个（味酸温），细辛六两（辛热），干姜十两（辛热），黄连一斤（苦寒），当归四两（辛温），附子六两（炮，辛热），蜀椒四两（去汗，辛热），桂枝六两（辛热），人参六两（甘温），黄柏六两（苦寒）。

上十味，异捣筛，合治之，以苦酒渍乌梅一宿，去核，蒸之五升米下，饭熟，捣成泥，和药令相得，内臼中，与蜜，杵二千下，丸如梧桐子大，先食饮，服十丸，日三服，稍加至二十丸。禁生冷、滑物、臭食等。

《伤寒论》："伤寒，脉微而厥，至七八日，肤冷，其人躁无暂安时者，此为藏厥，非为蛔厥也。蛔厥者其人当吐蛔。今病者静，而复时烦，此为藏寒。蛔上入膈故烦，须臾复止，得食而呕，又烦者，蛔闻食臭出，其人当自吐蛔。蛔厥者，乌梅丸主之。又主久利。"

（十）辨证论治是根本

一个临床大家，无论属于哪个流派，在倡导本派的同时，作为前提，都会坚持辨证论治的原则，这一点可以说是常识。因为这是中医最基本的原则，缺乎此则不成其为中医，何况一个中医大家？医学史证明，没有哪一个医家为了强调本派的学术特色，而置辨证论治原则于不顾。郑钦安在坚持辨证论治方面尤为突出，这有诸多论述为证。某些"冷思考者"指责火神派脱离辨证论治，不妨看这些论述。

郑钦安最反对不辨阴阳、拘执套方套药的市医积习："当今之际，谁非见肿治肿，见胀消胀者哉？""一味见头治头，见脚治脚。""此皆通套之弊。"在《医法圆通》中涉及的51个各科病症中，几乎在每个病症的探讨之后，都要批评这种积习，例如头痛，"查近市习，一见头痛，不按阴阳，专主祛风，所用无非川芎、白芷、荆芥、防风、蔓荆……夫此等药品，皆轻清之品，用以祛三阳表分之风，则效如桴鼓；用以治三阴上逆外越之证，则为害最烈，不可不知也。"（《医法圆通·卷一》）又如痢证，"近来市习，一见痢证，以黄芩芍药汤与通套痢疾诸方治之，究其意见，无非清热导滞、调气行血而已，不知气血之不调各有所因。知其所因而治之，方是良相；不知其所因而治之，皆是庸手。"（《医法圆通·卷二》）后一句堪称医家箴言。

作者在倡导扶阳法治疗慢性病时，绝非不分青红皂白地概用姜附，而是在辨证论治的前提下，随证而用，不走极端。主张阳主阴从不等于有阳无阴；重视阳虚不等于否认阴虚；广用附子不等于滥用附子，重用附子绝非蛮用附子，这其中有着原则区别。任何滥用、蛮用附子的行为均非郑钦安所倡导，是所谓"不善学者"之故，说严重点，是"歪嘴和尚"念歪经，这一点应该讲清楚。为此，本书在这里重申三点：

1. 观其脉症，知犯何逆，随证治之

"观其脉症，知犯何逆，随证治之"，仲景这十二字箴言，充分体现了辨证论治精神。"做中医的始终要跟着脉证走"，具体问题具体分析，其实，这是对医家的基本要求，火神派也不例外。"医之用药，如将之用兵……兵无常势，医无常形。能因敌变化而胜者，谓之神明；能因病变化而取效者，谓之神医。"（《友渔斋医话》）虽然对于慢性病推崇扶阳法，但绝非一概施用温法，而是要观其脉症，知犯何逆，随证治之。"当凉则凉，当热则热。"总而言之，要以脉证为根本，不以门派为局限。

■胃痛：唐步祺曾治某患者，胃痛，饮水饮药即吐，辨为胃阳不足，先以小半夏汤温胃降逆而止呕，1剂而呕止。继以理中汤温中除寒，加肉桂、香附以行气，2剂而痛止。但下肢寒冷，食少作胀，复以附子理中汤加肉桂、丁香治之，2剂而痊愈。

约10个月后，患者胃痛复作，经详辨诊为外感风寒，与胃寒感召而致，先以麻桂各半汤祛其外感之风寒，2剂而痛减，继进理中汤加味、甘草干姜汤加味治之而痊。

又一年后胃痛再发，与前次又有不同，辨为内伤生冷食积，大便不通，先以大黄附子细辛汤温而下之，大便通而痛减，继以理中汤加味扶其脾胃之阳，2剂痊愈。（《郑钦安医书阐释》：唐步祺医案）

按：本案同一患者，3次发作同一病症，唐氏并未简单地统以胃寒论治，而是观其脉症，随证治之，方随证转，分别投以不同方药，避免僵化。

2. 用姜附必相其阴阳

郑钦安用附子也是讲究辨证的，"用姜附亦必究其虚实，相其阴阳，观其神色，当凉则凉，当热则热"（《伤寒恒论·太阳少阴总论》），绝无滥用之迹。"究其虚实，相其阴阳，观其神色"三句，可以说是临床辨证的基本内容。试看火神派医家是如何践行这一原则的。

吴佩衡先生以擅用附子著称，但他坚持"不违背辨证论治之精神"，"不可固守一法以邀幸中"。某同道著有《附子万能论》一书，吴阅后很不以为然："怎么说附子万能？太绝对化了。若说'附子万能'，这无异于否定了中医的辨证论治，不符合客观实际。""若是遇到湿热病而妄用，则犹如火上加油，必然要发生治疗上的错误。"（《吴附子——吴佩衡》）有一个案例颇能证明这一点：有一次，吴氏对一痢疾患者，开出芍药汤加酒大黄的处方，这是寒凉之剂。他对学生说："我并不是只会用附片，而是因为治疗各种疾病中，遇到虚寒重证，以附子为主治愈的多。阴寒、虚弱重症，非用附子不可。要是遇到热证，我同样用寒凉药。"（《吴附子——吴佩衡》）也就是说，"当凉则凉，当热则热"，绝非"固守一法"，毫无疑问，体现的是辨证论治的精神。

■**燥热内结**：车某，女，18岁。1920年3月，感瘟疫病邪，发病已2日，始则见发热而渴，恶热而不寒，头疼体痛，脉浮弦而数，唇赤面垢，舌白如积粉。病虽初起，但邪不在经，若发汗则既伤表气又易耗损津液，势必热邪愈炽。此乃瘟疫盘踞膜原，有入里化燥伤津之势，宜输转使之达表而解，以达原饮加石膏主之：槟榔10g，厚朴10g，草果10g，知母12g，杭白芍12g，黄芩10g，甘草6g，生石膏15g（碎，布包）。

服1剂后，证情稍减，唯大便已3日燥结不通，于是续前方加大黄12g。患者之父略知医理，认为该女素体虚弱，恐不能耐受寒下之剂，竟私自将大黄、石膏减去未用。隔日再诊，见舌苔转黄而燥，胃实胸满，拒按呼痛，烦渴饮冷，小便短赤，大便仍燥结，时发谵语。此系邪已入腑，燥热结滞，非清热泻下不能力挽危绝。即拟白虎加承气汤合方一剂。其父仍有难色，不敢与服。随后，患者忽鼻衄不止，色鲜红而量较多，少顷衄血即凝而成块。病家另延中医彭某诊视，断为阳虚亡血之证，且谓如系热证，鼻衄流出之后，必不致凝结成块，主以四逆汤。病家疑虑，仍不敢与服，吴据理解释：此乃邪热亢极灼阴之证，急宜大剂凉下以救真阴，缓则真阴灼尽，危殆难治。又告之，**余素谙于用姜附者，尚不敢以温热之剂妄投**。当此证情苦寒泻下犹恐不及，倘若误服温热之剂，犹如火上浇油，危亡立至。因余力主，病家始而信服，遂拟方清热凉下治之：生石膏（碎，布包）60g，生大黄（泡水对入）30g，枳实（捣）20g，厚朴20g，芒硝13g，知母20g，生地16g，甘草6g。

上方日夜连进之后，鼻衄方止，神识转清，身热退去六七。次日照原方再服1剂，则二便通畅，脉静身凉。唯仍渴思冷饮，此系余热未净、津液未复所致，以生脉散加味连服3剂：沙参30g，麦门冬13g，五味子6g，当归16g，生地16g，杭白芍16g，石膏16g，大黄6g。渴饮止，津液满口。其后减去石膏、大黄连服3剂而

痉。(《吴佩衡医案》)

按：此案本是瘟疫燥热内结之证，吴用达原饮加石膏自是正治。因患者之父"认为该女素体虚弱，恐不能耐受寒下之剂，竟私自将大黄、石膏减去未用"，致使燥热未解反而加重，吴氏据证乃以白虎加承气汤合方再进。病家"仍不敢与服"，此时"吴据理解释：此乃邪热亢极灼阴之证，急宜大剂凉下以救真阴，缓则真阴灼尽，危殆难治。又告之，余素谙于用姜附者，尚不敢以温热之剂妄投"。即便彭医"断为阳虚亡血之证……主以四逆汤"时，仍旧"因余力主，病家始而信服"。

整个案情显示，即以吴氏"素谙于用姜附者，尚不敢以温热之剂妄投"，表明他坚持辨证论治的立场，"当凉则凉，当热则热"，绝不"固守一法"。

3.阴阳分治，不废阴虚之说

郑钦安虽然重视阳气，主张阳主阴从，但他从来不废阴虚之说。虽然阳症、阴虚比较少见，但他从未否认过阳症或阴虚的存在，在《医理真传》中从来都是阴虚阳虚并列、对等论述的，"两两对言"，"判若眉列"，分得非常清楚，阴症讲了31条，阳症讲了29条；而在《医法圆通》中，他同样是阴阳并列论述，阳症讲了25条，阴症讲了58条，都是对等的，从未无视阳症的存在。有人说火神派只讲阴症，不讲阳症，未免强加于人。

关于治疗，郑钦安从来都是阴阳分治，阴症扶阳，阳症益阴，从不混淆，更未以扶阳法包治百病，包括阳症。他反复说："偏于阴者宜扶阳，偏于阳者宜扶阴"；"阴盛者扶阳为急，阳盛者扶阴为先"；郑钦安从来没有把阴症、阳症混淆过，辨证如此，论治亦如此，其立论并不偏颇。

本书虽然倡导扶阳法治疗慢性病，但并不否认阴虚、阳症的存在，这方面好的方药经验也酌情采纳，本书在列举大量扶阳法治疗慢性病病例的同时，间或选取一些其他方法治愈的病例，就是为了证明这一点。

■食管癌：辛某，女，50岁，工程师。10个月前无明显诱因出现吞咽困难，进行性加重，近半月来饮食不下，食入即吐，就诊于某肿瘤医院。经检查确诊为贲门癌。行开胸切除术，术中见肿瘤已满布全胃，并侵及胃及胰动脉，无法切除而关胸。予灭吐灵、爱茂尔等药物对症治疗，效果不佳。通知家属最多只能活1～2个月。无奈求治于中医，宋医师接诊：刻诊，吞咽困难，食入即吐，形体消瘦，兼见五心烦热，舌瘦小暗红，形如猪肝，无苔，脉见细数。纵观脉证，认证为肝肾阴虚，横克脾胃，胃失和降，胃气上逆所致。实属正虚邪实，虚实夹杂之证。故立滋补肝肾，和胃降逆之法，标本兼治。予六味地黄丸加味：熟地40g，山药20g，山茱萸20g，茯苓15g，丹皮15g，泽泻15g，代赭石50g，旋覆花15g（包煎），天花粉20g，水煎服。因吞咽困难，服药难下，嘱少量代茶呷饮。连服6剂后诸症明显减轻。又守方10余剂，呕吐及手足心热证消失，吞咽已顺利，日能进食50～180g，继续守方百余天，病情稳定出院。随访半年，病未复发，一般状态尚好，能坚持半日工作。（《关东火神张存悌医案医话选》）

按：本案是典型的肝肾阴虚之证，随证治之，竟将此手术都未能切除的食管癌治得十分成功，体现阴阳分治的原则。本案主治者宋医师是作者师妹，坦率地说没治过癌症，也不知道哪些中药能抗癌。但她的中医功底深厚，辨证论治的功底扎实，就按四诊所得，辨为肝肾阴虚，脾胃失和，选方六味地黄丸加味，用药仅9味，十分简练，有力证明中医药治癌的功效。

▲能用热者，必能任寒

毕竟阴虚并非火神派的研究重点，故而本书不做过多探讨，但是，某些"冷思考者"谓火神派只会温法，不讲其他，未免只知其一，不知其二。祝味菊曾言："吾非不用寒凉也"，"人第知吾擅用附子，而不知吾勇于任寒也。井蛙之见，岂足以喻沧溟之大哉。""浅薄之流，讥吾有偏，非知我者也，吾何患焉。""医之所宗，求真而已，得其真者无法不宜，故善理虚者必能治实；能用热者必能任寒。"火神派名家都不乏阳证治案：

■壮热：1922年，祝味菊悬壶成都。有刘老者已古稀之龄，卒病伤寒，壮热烦渴，六脉洪实，谵妄无度，不可终日。医皆虑高年气衰，不敢任用峻剂。余重与玉女煎，去牛膝加犀角9g，羚羊角9g，1剂知，再剂已，数日而痊。"有是体，始用是药，吾非不用寒凉也。"（《伤寒质难》）

祝氏另治一老者74岁，禀赋素强，身体健康。一日突患伤寒发热，医投辛温之药，病不少减而反增重。壮热烦渴，六脉洪实，谵妄无度，不可终日。举家惊慌，再请一医为其诊治。医曰："此为温病，虑其病入心包，有痉厥之变。"处方则银翘散之类，自夸轻可去实。服药2帖，毫无效果。病者不安，更为狂妄，又换一医诊治曰："病者年高病重，慎防阳脱之变。"予潜阳之品，亦无效果。

后闻祝氏之名，请其出诊。祝诊之曰："病者禀赋素强，服桂枝汤而转入阳明，可用白虎汤法，如体质虚弱者可加人参，即人参白虎汤。今迁延日久，所幸正气未虚，可以大剂速抑病邪。"处方：生地30g，石膏30g，知母12g。家属认为祝氏以用温药而传远近，今此病用此大凉之药，患者年老是否有碍？祝曰："余之常用温药者，因近人阳虚者多。刘君禀赋强，热度高，宜及时清热抑邪，可放心服之。"果然一剂热减，2剂热退神清，3剂能下床行走矣。（《祝味菊名医类

案回忆录》)

又吴佩衡曾言，"左有青龙，右有白虎，前有承气与泻心，后有四逆与真武。"寒热温凉皆能应手，医术是全面的。他对阴虚、热证的辨治也积累了丰富经验，对白虎汤、承气汤等清热泻火剂的使用都十分纯熟。

■**阳极似阴证**：张某之妻，年四旬余。体质素弱，患痰饮哮喘咳嗽多年，屡服滋阴清肺之药罔效，余拟以小青龙汤加附子及四逆二陈加麻辛汤等治之，服十多剂后病愈而复健康。数年后感染时疫，初起发热而渴，头体痛。某医以九味羌活汤加麻黄、桂枝1剂，服后，则汗出而昏厥。

延余诊视，脉沉伏欲绝，肢厥肤冷，唇焦齿枯，口不能张，问其所苦不能答。此系瘟疫误表过汗伤阴，疫邪传入阳明，复感少阴君火，热化太过，亢阳灼阴，真阴欲绝，邪热内逼致使真阴外越，遂成阳极似阴之证。急与清热养阴生津之剂，方用生脉散煎汁，频频喂服：西洋参10g，麦门冬26g，北五味子6g，生甘草6g。

药汤下咽后数刻，脉来沉数，肢厥渐回，口气仍蒸手。邪热未溃仍照前方加生石膏50g，生地40g，知母30g，贝母30g。

是晚再诊，脉来洪数，人事稍清，视其苔黄黑而生芒刺，壮热渴喜冷饮，小便短赤，大便燥结不通。《内经》云："热深者厥亦深也。"今得前二方以济之，促其真阴内回，阳热始通，故反呈现壮热烦渴饮冷等证，邪热内炽燥结阳明，真阴仍有涸竭之虞。当即主以凉下救真阴，拟白虎承气汤加味1剂：生石膏26g，知母16g，沙参16g，生大黄10g（泡水对入），枳实13g，厚朴13g，芒硝6g，生甘草6g，黄连5g，生地16g。

服1剂后，大便始通，苔刺渐软，身热稍退。又服2剂，热退六七，口津稍回，仍渴喜冷饮。续服第3剂，乃下黑燥粪，恶臭已极，热退七八，已不见渴，稍进稀粥。又照此方去枳、朴，加天门冬40g，麦门冬40g，连进2剂后，脉静身凉，津液满口，唯尚喜冷饮。仍照原方去芒硝，并将石膏、大黄减半，加入当归16g、杭白芍13g，连进4剂而愈。继以四物汤加党参、黄芪，调理十余日而康复。（《吴佩衡医案》)

原按：此阳极似阴危笃之证，连进凉下9剂，始将疫毒邪火扑灭净尽，转危为安。本证燥热合邪，消灼真阴，津液涸竭，危在旦夕。如不用釜底抽薪之法，连用大凉大下之剂，万难奏效。诚言有是病，用是药。如方药对证，石膏、大黄亦妙药也。

按：吴氏治疗实热之证，用凉药之重不下于用桂附热药，且白虎汤合承气汤，清下并用，颇见胆识。

第二节 慢性病诊治的一般原则

除了上述扶阳大法之外，慢性病诊治还有其他原则，古今医家作过诸多论述，这里归纳一下。

一、诸虚不足，先健其中

慢性病病程迁延，常出现多脏器受累，诸虚俱现，虚多实少。面对众多脏器受累如何处理？叶天士指出："上下交损，当治其中。"前贤亦都认为，"诸虚不足，先健其中"（汪讱庵语）；"五脏皆虚，独治后天脾胃"（王旭高语），都强调从脾胃入手治疗久病虚损。盖脾胃为后天之本，气血生化之源，五脏六腑皆禀气于脾胃。脾胃一虚，诸脏皆无生气。因之，诸虚不足先要调理脾胃。中气得复，化源充盛，其他诸虚久病常可迎刃而解。岳美中曾谓："治慢性病若懂得培土一法，常可峰回路转，得心应手。"作者临床也体会到身患多种慢性病患者，久治乏效，从脾胃入手调理，常获意外之效，所谓"治脾以安五脏"是也。

■某青年患中耳炎，历时半年，服药近百剂，始终无效。山东中医学院教授李克绍接诊治疗，见患者舌淡脉迟，耳流清水，不脓不臭，认为脾胃虚弱，摒弃一切治疗中耳炎的套方套药，从补益脾胃着眼，投四君子汤加炮姜、白芷，1剂即效，3剂痊愈。

按：中耳炎服药近百剂无效，估计均是治疗该病的套方套药，不离清热利湿而已。李克绍教授从舌脉症状上判断为脾胃虚弱，摒弃一切治疗中耳炎的方药，只用了很平常的四君子汤，1剂即效，关键是从脾胃着眼，这一点很有启示意义。

二、治久病者，必顾元气

前贤云"五脏之伤，穷必及肾""万病不治，求之予肾"。肾为先天之本，内寄命门元气，是生命的原动力，五脏精气的源泉。五脏所伤，穷必及肾，可知慢性病五脏虽各有伤损，最终必然累及肾之元气。顺理成章，应该以治肾为根本，本固枝荣，自然有益于他脏。郑钦安说："虚劳之人，总缘亏损先天坎中一点真阳耳。真阳一衰，群阴蜂起……唯有甘温固元一法，实治虚劳灵丹。"

辽宁名医景仰山有"治病必审元气说"："医者虽云治病，然必须审察元气虚实如何，而后施治。倘元气不能胜药，病虽去而变成痨瘵不可治之病，且元气既伤，亦无去病之理。夫养正驱邪，原非二事，正气进一分，邪气始能退一分，亦必邪气退一分，正气始能进一分。正气君子也，邪气小人也，不进君子，不能退小人，不退小人，亦不能进君子。譬如政府，君子在位，而小人用事，急去小人，则君子自能用事。治新病但求祛邪，即此理也。若满朝小人，君子在野，必进一君子，而后能退一小人，君子日进，小人日退，而政治可兴。若不进君子，而但去小人，小人虽去而政府空虚，无人主持，反立见危亡。**治久病必顾元气，即此理也。**"《医学从正论》

请看范中林一则案例：

■**水肿：**陈某，男，28岁。1971年到西藏执行任务，长期风餐露宿，相继面肿，心悸，腰痛，彻夜不眠。逐渐行走乏力，神疲纳呆。曾出现脑鸣，发脱，心悸加重，动则气喘，身出冷汗，肢体皆痛，四肢麻木等证。1977年1月，自觉口内从左侧冒出一股凉气，频吐白泡沫痰涎，胸中如有水荡漾，左耳不断渗出黄水，听力减退，走路摇摆不定。血压70/50mmHg。5月22日，突然昏倒，面部及双下肢水肿加重，头昏难忍，左半身痛，温觉明显减退，左上肢难举，转送某医院会诊，结论为："左半身麻木，感痛觉障碍，左上肢无力，水肿待诊。"服中药千余剂无效，9月就诊：面部与双下肢肿胀，左半身及手足麻木，四肢厥冷，脑鸣，头摇，神疲，心悸，失眠，记忆力及听力减退，身痛，胁痛。口中频频冒冷气，吐大量泡沫痰涎，纳呆，大便稀薄，小便失禁。舌质暗淡、胖嫩，边缘齿痕明显，苔白滑厚腻而紧密，脉沉细。

辨为少阴寒化，迁延日久，阴盛阳微，气血亏损，已成坏病。法宜回阳救逆，化气行水，以四逆汤、真武汤加减主之：制附片120g（久煎），干姜60g，生姜120g，炙甘草30g，茯苓30g，白术30g，桂枝10g，辽细辛6g。

上方服20剂，脑鸣消失，心悸好转，面部及下肢水肿显著消退，小便失禁转为余沥。续服10剂，口中已不冒凉气，神疲、肢冷、纳呆、便溏均有好转，但仍不断吐白沫。少阴阳衰日久，沉寒痼冷已深，积重难返。法宜益火消阴，温补肾阳，以四逆汤加上肉桂，嘱其坚持服用。可连服四五剂后，停药两天，直至身体自觉温暖为止。处方：制附片60g（久煎），干姜30g，炙甘草30g，上肉桂10g（冲服）。上方连服半年，全身肿胀消退，摇头基本控制，身痛和手足麻木显著减轻，心悸消失，吐白沫大减，二便正常。血压回升到120/80mmHg，逐渐恢复正常，重新工作。（《范中林六经辨证医案选》）

按：本例初诊时可见五脏皆虚，全身虚寒明显。范氏认为，"病情虽复杂，其症结实属少阴寒化，心肾阳微，尤以肾阳衰败为甚。所谓'五脏之伤，穷必及肾'。故抓住根本，坚持回阳救逆，益火消阴，大补命门真火，峻逐脏腑沉寒，守四逆辈连服半载，多年痼疾始得突破。"

三、轻药缓图，适其生机

清代周慎斋说："病有新久，新则势急，宜治以重剂；久则势缓，宜治以轻剂。"提出了慢性病的一个重要治疗原则——轻药缓图。盖久病胃气受损，生机迟钝，饮食尚难运化，又怎能堪受重剂药物。其时宜适其生机，轻药缓图，保全胃气，宁可再剂，不可重剂。若置胃气于不顾，一概施以重剂滥攻峻补，伤损胃气，百药难施。宋代窦材说得好："急病而用缓药，是养杀人也；缓病而用急药，是逼杀人也。"即或邪实之证，也主张"久病当以缓攻"（叶天士语）。李东垣擅治内伤久病，认为调理慢性病"如理丝，缓则可清其绪，急则愈坚其结矣"。遣方用药倡用轻剂，所制名方补中益气汤每剂总量不过数钱，确实予人启迪。

■**肝炎**：1973年10月底，岳美中为越南劳动党中央政治局委员阮良朋治病。阮氏患有肝炎，腹胀久治不愈，食欲不振，每餐不过50g，嗳气不止，大便稀溏，对多种药物均有反应，中药禁服之品即达100余种。形体消瘦，脉象缓弱。岳认为关键在于脾胃受损太甚，化源不能资生，乃先嘱停服中西药物1周，继用资生丸1剂，用剪刀将药物剪成粗末，每日煎服9g，煮取两盅，早晚两次内服，1周后，嗳气减少，矢气增多，胀满渐轻。守方月余，饮食大进而痊。（《岳美中医案集》）

按：本案能愈此久病，重要一点就是用药小制其剂，每日不过9g之量，着眼于保护胃气。资生丸组成：人参、白术、茯苓、山药、莲子肉、陈皮、麦芽、神曲、薏苡仁、芡实、砂仁、白扁豆、山楂、桔梗、藿香、白豆蔻、黄连、甘草。其方既无参苓白术散之滞，又无香砂枳术丸之燥，能补能运，臻于至和。

四、急则治其标，缓则治其本

慢性病症状复杂，时有变化，治疗要知轻重缓急。一般情况，病情平稳时，应当治本。但当病情出现变化，症状严重，危及生命时，则应急切处治，治病留人，急症解除时再转为治本。总之，急则治其标，缓则治其本。

■**胃溃疡大出血**：武某，男，41岁。晋中康复医院确诊为十二指肠球部溃疡，幽门不全梗阻，血红蛋白5g/L，大便潜血（++++）。夏末，酒醉后吐血盈碗，沥青样黑糊便4～5日，收入外科紧急输血。会诊以为体质过虚，暂不宜手术，住院1周后送回家中疗养。1963年9月16日诊见患者面色、唇、指如白纸，食入即吐，神昏思睡，四肢冷，头晕不能起立，动则气喘自汗，不渴尿多，脉迟细弱，48次/分。证属脾虚不能统血，血证久延，阴损及阳，气随血脱，亡阳之险象毕露。频频呕吐，药难下咽，急则治标：代赭石粉30g，生半夏30g，人参30g（另对），茯苓30g，吴茱萸15g（洗），炙甘草15g，鲜生姜30g，姜汁20mL，大枣12枚。

　　煎取浓汁300mL，不分昼夜，小量多次呷服，呕止再诊。下午3时，药后2小时呕止，顺利进食牛奶1杯，蛋糕1块。遂投破格救心汤平剂，龙骨、牡蛎煅用，山茱萸加至120g，姜炭、三仙炭各10g，合拙拟"三畏汤"（人参、五灵脂、肉桂、赤石脂、丁香、郁金为治各类溃疡之效方）、当归补血汤，龟甲胶10g（烊化），鹿角胶10g（烊化），阿胶10g（烊化），上药服1剂，大便潜血（-）。服6剂后血红蛋白上升至9g/L。日可进食斤许，出入已如常人，开始上半日班。乃拟加味培元固本散（三七、鸡蛋内膜、煅牡蛎、贝母、鸡内金、鱼鳔胶珠、琥珀、人参、鹿茸、血竭、全胎盘、蛤蚧）以拔除病根，月余后复查，溃疡痊愈。此法治愈各类溃疡重症在300例以上。（《李可老中医急危重症疑难病经验专辑》）

　　■**糖尿病高渗昏迷**：患者，女，52岁，2008年3月3日发病。1994年确诊为冠心病，先后心肌梗死3次；患遗传性糖尿病11年，5年来血糖未降。近半年来由于劳累，冠心病发作4次，血糖升高。3月2日因劳作胸闷，心前区不适，隐痛，头昏，心慌，遂上床休息。夜间1时许，心慌甚，出冷汗，自感低血糖，挣扎起床，肢软乏力，行走不稳。跟跄进入顾氏卧室（顾氏系其丈夫），喃喃道："我不行了……"随即倒在床上。恶心呕吐，吐出物为未消化食物及咖啡色样物质。顾氏急煎小半夏汤喂之，稍安，呕吐又作，呈喷射状，头昏痛，心慌，心前区刺痛，腹部绞痛，大汗淋漓，有濒死感。脉微细，四肢厥逆，舌晦暗，苔白。大吐耗伤阳气，以四逆汤合小半夏汤加减：

　　附片60g（早已煎好），法半夏15g，生姜15g，甘草6g，急煎喂之，渐安。约半小时，胃中难受，腹部绞痛，畏寒汗出，颤抖，烦躁不安，心中难受，复又恶心呕吐，上肢抽搐，项背强直，目睛直视，牙关紧闭，口唇发绀。

　　冷静思考，认为大吐后不但心胃阳气耗损，且液耗津虚，已成阴阳俱虚之候，宜急回阳救逆，固摄真阴，急煎人参四逆汤：附片100g，干姜15g，红参15g，甘草8g。

　　煎药期间，患者又发呕吐，喉间痰声辘辘，憋气、喘促，四肢抽搐，角弓反张，瞪眼直视，瞳孔散大，咬牙"咔嚓"作响，随即不省人事。口唇青紫，面色青乌如茄色，鼻息几无，脉微欲绝。顾氏急将其头朝后仰，用手抠出口中痰液（内有3小块碎牙）。约6分钟后始有吞咽反射，呼吸急促，睁眼漠视，四肢时搐。

　　此时药已煎好，频频喂之。半小时后，抽搐已停，手足转温，小便1次，量极多，饮水数次，渐入安睡。上方加天麻20g，频频喂服。1剂尽，肢体麻木及各症渐减。中午12时许，患者醒来，知饥索食，吃半碗面条。连服上方2剂后，肢体已不麻木、抽搐。后以四逆加人参汤合当归补血汤调理，连服3剂后，各症已平，精神渐增。

半月后到省某医院内分泌科诊治，经相关检查，确认患者当时系糖尿病高渗昏迷，是糖尿病急性代谢紊乱的一种严重类型，常因感染、心肌梗死或呕吐、腹泻失水等诱发。患者常以明显的脱水症和进行性意识障碍为主要临床表现，可出现震颤、癫痫样抽搐大发作，最后陷入昏迷。文献称本病发病率比酮症酸中毒低，但死亡率高，治疗不及时，可在24～48小时内死亡，死亡率高达63%。上海某医院报道："我院去年抢救9例，仅1例存活。"（《中医火神派医案新选》：顾树华医案）

按：此症危急凶险，顾氏深夜孤军奋战，全凭胆识功力救得夫人一命。细思此症虽然复杂多变，关键在于阳气欲脱。识得此点，守定扶阳大旨，重用附子，一昼夜投用附子460g，呕吐合以小半夏汤，吐伤津液加入红参，圆机活法，如此重症完全以中药救治成功，充分证明温阳大法之卓著功效，彰显了中医药救治危重急症的威力。

五、有方有守，积渐邀功

岳美中说："治急性病要有胆有识，治慢性病要有方有守。"确为阅历有得之言。慢性病其来也渐，其去也缓，治之绝非朝夕可效。由于迁延沉疴，治疗需要一个由量变到质变的积累过程。因此要善于守方治疗，假以时日，积渐邀功。吴鞠通说："治外感如将，兵贵神速，机圆法活，去邪务尽，善后务细，盖早平一日，则人少受一日之害；治内伤如相，坐镇从容，神机默运，无功可言，无德可见，而人登寿域。"形象地揭示了这一道理。实践证明，一个对证方药初投时似无效验可见，实则可能生机正在来复，若病人求效心切，医生再无定见，数日更一方，经月一变法，朝寒暮热，忽攻又补，欲速则不达，难免越旋越远，病无宁日。古人治疗慢性病的医案中常有服用30剂、50剂的记载，看似迟缓，实则有卓识定见。

毛泽东论慢性病颇有教益："既来之，则安之，自己完全不着急，让体内慢慢生长抵抗力，和它做斗争直至最后战而胜之，这是对付慢性病的方法……对于病，要有坚强的斗争意志，但是不要着急，这是我对于病的态度。"

有案例可证：

■明代四川大足县名医方秀广，医技精湛。成渝各地来诊者，岁无虚日。内江县王某，患痼疾缠绵数年，延医多人均无效验，乃求治于秀广。秀广书写一方，嘱其服用百剂。王某服至50剂，病情如故，请求换方。秀广再诊其脉，嘱其仍服原方，至百剂方止。服至80剂，未见转机，欲要更医。其父止之曰："你远近医士已经请遍，皆无效验，今秀广既嘱百剂，且已服完80剂，余观你病虽未减轻，然亦未增也，当遵其嘱，若尽剂不愈，再更医未迟。"后王某坚持服药，至90余剂，病果痊愈。众人皆以为秀广神机妙算，殊不知秀广知此痼疾欲速则不达，缓治方能收效也。当然守方过程中病情确有变化，也要随机应变，随证治之。

六、痼疾卒病，先治卒病

久病正虚，卫表不固，易感外邪，形成宿疾复感新病的夹杂局面，这是慢性病治疗中时常碰到的问题。对此仲景早有明训："夫病痼疾加以卒病，当先治其卒病，后乃治其痼疾。"盖新病浅短，易于祛除，故当先治；新病势急，易于传变，故当急治，不治恐与宿疾相并为患更甚。宿疾势缓，痼深难除，理宜后图。清代怀抱奇说："表证见，本质虽虚，犹解其表……此机之从标者也。"

■徐灵胎治松江王孝贤夫人，素有出血之证，时发时止，发则微嗽。此次感冒痰喘，不能着枕，日夜伏几而坐，将近不能支持。先有常州名医法丹书调治无效，因请徐氏诊治。徐诊毕曰："此小青龙证也。"法丹书曰："我固知之，但弱体而素有血证，麻桂等药可用乎？"徐曰："急则治标，若更喘数日则立毙矣。且治其新病，愈后再治其本病可也。"法曰："诚然！然病家焉能知之？治本病而死，死而无怨。如用麻桂而死，则不咎病本无治，而恨麻桂杀之矣。我乃行道之人，不能任其咎。君不以医名，我不与闻，君独任之可也。"徐曰："然。服之有害，我自当之，但求先生不阻之耳。"遂用小青龙汤，服后气平就枕，终夜得安，再经调理乃复其旧。（《新编清代名医医话精华》）

七、食疗相辅，食养善后

叶天士说："久病以寝食为要，不必汲汲论病。"指出慢性病注重胃气的重要性。久病胃气已虚，不可专恃药物治疗，应注意发挥食疗的作用，这正是中医治疗慢性病的优势。

清代黄凯钧指出："长病与高年病，大要在保全胃气。保全胃气在食不在药，万不可专恃于药，致妨于食。倘其力能食时，宁可因食而废药，不可因药而废食。"

病后调理更要重视食养，赖谷气以资养，张锡纯谓："后天资生，纳谷为宝。"应该提出的是，有些中药亦食亦药，既可疗疾，又为食品，不伤胃气，应该着意选用。

■浙江余姚县某富商的儿子患"小伤寒"，久治未愈。病家请来医生会诊，有谓虚证宜补，有谓实证宜清，有谓虚热当用甘温，有谓虚寒当予温运，各执一词，病家无所适从，后邀范文甫赴诊。范氏视过病情，将前医之方一一掷于一旁笑曰："病将愈矣，何用服药。"遂至田边拔来小白菜一把，嘱其煎汤服之。主人将信将疑，孰知服汤数日，病者寒热悉除。诸医请教，范曰："病已将去，虚热未除，胃气未升耳，故当升其胃气，此《内经》'食养尽之'之意也。"（《范文甫专辑》）

按：范氏不愧大家，一眼能看出本病乃"胃气未升"，仅用小白菜治愈此复杂之症，可谓深得"食养尽之"之旨。

八、久病多郁，理气释情

久病不愈，病人多焦虑，情怀不畅，气机郁滞，是慢性病的重要症结。《青囊秘录》云："善医者先医其心，而后医其身，其次则医其未病。"吴鞠通说："凡治内伤病，必先祝由。祝，告也；由，病之所由出也。凡治一病，详告以病之所由来，使病人知之而勿敢犯；又必细体变风变雅，曲察劳人思妇之隐情，婉言以开导之，庄言以震惊之，危言以悚惧之，使之心悦诚服而后可以奏效，予一身治病得力于此不少。难治之人，难治之病，须凭三寸不烂之舌以治之。"（《医医病书》）

清代周学海提出"久病必参用郁法"，揭示了慢性病理气解郁的重要性。叶天士所谓"情志之病，药饵难疗"，医者在以药疗病的同时再辅以释情解郁，常可收到事半功倍之效，否则"人不逍遥药逍遥，奈何？"

■明代万历年间，巡抚慕天颜驻节苏州，他早年丧父，事母至孝。一日，慕老夫人左肩生了一个疮疖，医者连用穿山甲、皂刺、金银花等药清热解毒，竟缠绵不愈，日夜呻吟。巡抚忧火如焚，恨不以身替母生病。有同僚向他推荐陈实功诊治，陈诊视后问道："太夫人往日颇多抑郁否？"慕老夫人点头说："吾23岁丧夫，好不容易将子女苦养成人，多年抑郁自不待言。吾子今虽富贵，吾夫却是墓木已拱了。"说罢潸然泪下。陈说："病之难治正在这'郁'字上，其左关脉涩正由气郁痰热胶结所致。开手诚应化瘀消肿，清热解毒，稍现转机即当疏肝解郁。若一味服用凉药，痰郁愈加固滞不化，此为迁延不愈之由也。"遂处以疏肝解郁的逍遥散合越鞠丸，并以针刀排除脓腐，敷以草药，不多日即告痊愈。

按：寻常疖肿，本不难治。然而"竟缠绵不愈"，必有其因。萧伯章说："人心为君主之官，心之所至，药气每随之而行，一逆其意，药虽对症，必缘思想而弊端丛生，此事主权全在君（指患者本人）身。"本案慕老夫人肩生疮疖，因颇多抑郁，故药虽对症亦未收效。陈实功以脉察出心事抑郁，先以药疏解肝郁，终起沉疴，治心之功，自不待言。

■吴鞠通曾治郭氏，因丧夫而哭泣不休，悲痛万分而病腹胀，六脉俱弦，了无胃气，气喘而不能食，身体瘦弱。诊毕吴氏认为，无情之草木不能治有情之疾病，只有开导解郁，使之情怀畅快，方可见效。吴氏问："为何如此悲伤？"答曰："夫死不可复生，所遗二子尚小，恐难长大成人。"吴说："汝夫已殁，汝子已失其养。汝若再死，汝子岂不更无所赖乎？如此则不独无益于夫，而反害其子。汝应尽教子之职，不可死，亦不可病。今之病必须情志舒畅而后可愈。"妇人闻言而悟，说道："自此以后，吾不独不哭，且不敢忧思，一味以喜乐从事，但求其生以有吾儿而已。"吴乃开出解郁方，十几剂而收全功。

按：吴氏人情练达，寥寥数语，点中病人心穴，劝导入情入理，治病先治人，治人先治心，心怀舒畅，投药方可见功。

九、三分治，七分养

俗话说，"三分治，七分养。"这句话充分说明，慢性病不仅要治，还要善于养，养重于治，三分治，七分养。辽宁名医景仰山有"养病重于治病说"："患病固在治之得法，若自己不善养亦终不能治。余治外感，病愈后食复、劳复者甚多，每有十剂药之功，败于一怒、败于房事者。至于内伤之症，若不能清心寡虑，忍气节劳，终无愈理。治病仅居其半，养病亦居其半也。譬如用兵，荡平寇盗，兵之事；善后诸事，主持地方者之责，即此义也。"（《医学从正论》）

慢性病的原因有多种，按照世界卫生组织的观点，60%源于生活方式出了问题，占绝大多数。因此改变生活方式才是治本之道，也就是七分养的主要内涵。

七分养怎么养？主要是养心，养心在静；养身，养身在动。下面举几个例子：

养心在静。"孽由自作而致不可活者，犹有六焉。何以见之？则如酒、色、财、气及功名之累、庸医之害皆是也。"（《景岳全书》）

清代海盐寺有位僧医擅长静养愈疾之法，此僧不知神农《本草》、黄帝《内经》，凡遇劳伤虚损、吐血之症，屡治不愈者，经其治疗多效。其法令患者住其寺院中3个月、半年，唯善于起居将养，饮食调摄，竟能十愈八九。久病劳伤虚损等症，移住寺庙中静养，摒却人事烦扰，确为愈病一法，能于山林中静养尤妙。（《冷庐医话》）

■沪上名医陈存仁为编写《中国药学大辞典》，白天出诊，晚上写书，有时一晚只睡5小时，后期为了赶稿，竟然日夜不停地编写，待交稿之后，竟然大病一场。每日发烧，横竖不退。神经衰弱，整夜失眠，体重由65kg减至48kg。为了静养，他下决心停掉了业务很好的门诊，专门移居无锡荣家别墅，游山玩水，连书报都不再看，足足休养3个月才算告愈。

■消渴：隋末，隋炀帝沉湎酒色，患了消渴病。每日口干舌燥，饮水数升，小便数升，逐渐骨瘦如柴，精神萎靡，太医们屡治乏效。太医院原有一太医莫君锡，得知隋炀帝患病后，入宫为皇帝治病。他带着自己的两幅画来到龙床之前，一幅梅林，题为"梅熟时节满园香"；一幅雪景，题为"京都无处不染雪"。一番望闻问切之后，他说："陛下龙体之恙，乃是真水不足，龙雷之火上越，非草木金石药物能治。容宽容十日，待我去求一位仙友，取来天池之水灭得这龙雷之火。为免风吹火动，望陛下在这10日内，独居一室。为解寂寞，特呈上两幅画，供您观赏。"炀帝按莫君锡吩咐，独处一室，并把两幅画挂在墙上观赏。渐渐地看梅则口中有津，不燥不渴；望雪则心中清凉，不再思饮，病情竟逐日好转。

10天后，莫君锡又进宫为皇上诊治。见其气色比以前好多了，便奏道："陛下看梅林，思梅果，口中唾液大流不止，这便是天池之水，浇灭了龙雷之火；观雪景，觉寒凉，口中便不再焦渴思饮，病才有了好转。此乃'移情治法'也。当初诳言去请仙友，是怕陛下一时不信。陛下今后朝夕观望这两幅画，不出月余，龙体便可大安。"

按：古人云，观画可以"养性情，且可涤烦襟，破孤闷，释躁心，迎静气。昔人谓山水家长寿，盖烟云供养，眼前无非生机，古来各家享大耋（高寿）者居多，良有以也"。此案消渴，太医们屡治乏效，却被莫君锡两幅画治愈，其实是养心在静的作用使然。

养身在动。宋代金陵有一官宦人家，50岁得子，娇生惯养。年将20岁，仍旧弱不禁风，病不离身，药不离口。名医请了无数，良药服了不少，均无效果。一天来了一个游方和尚，见到公子叹道："若不是遇到贫僧，贵公子必有生命危险。"其父忙问："仙僧有何妙方能救我儿？"和尚说："由此往南10里有座紫金山，山顶有个灵光宝殿，内有善普大佛。公子若诚心拜佛则佛光呈现，疾病可愈。"其父又问："怎样才算心诚？""须每日登山朝拜，至殿中高呼'嘘、呵、呼'等字百遍，并深吸气至少腹，继而用丹田气呼出。七七四十九日如不见佛光，则需九九八十一日，如再不见，则需八百一十日，风雨无阻，不可间断，佛祖必然显灵。"

公子遵嘱，天天上山朝拜。此山高约千丈，攀登困难。到四十九日，未见佛光，但身上已觉有力。到八十一日，仍未见到佛光，但登山已不似先前费力。到八百一十日，还是没有见到佛光，但已经红光满面，健步如飞了。3年后，和尚又来，其父问："仙师说只要拜佛心诚，就能见到佛光。我儿拜佛已过千日，从无间断，至今尚未见到，难道心还不诚吗？"和尚笑而不答，唱道："佛即是心，诚则灵；登山是药，病则轻。"唱罢飘然而去。

如此"弱不禁风，病不离身，药不离口"之人，竟然通过"登山拜佛"获得效验，确实奇特。登山即是运动，可以强身；拜佛则可澄清思虑，静养心神，一举两得。只是运动要悠着来，量力而行，否则过犹不及。

下 篇

第一章　糖尿病

糖尿病是一种慢性代谢类疾病，近年来发病率不断上升，全世界每20个人中即有1个糖尿病患者。

糖尿病的发生是由于体内胰岛素缺乏，并伴有不同程度的胰岛素抵抗，从而引起代谢异常所致。糖尿病本身也许并不可怕，令人担心的是它的并发症，最常见的并发症有冠心病、脑卒中、肾功能衰竭、失明、肢端坏死等，严重危害健康和生命。

糖尿病一般分为1型和2型，前者为胰岛素依赖型糖尿病，后者为非胰岛素依赖型糖尿病，以2型最常见，约占90%以上。

糖尿病的诊断标准为空腹血糖＞7mmol/L，或者餐后2小时血糖＞11.1mmol/L，即可确诊为糖尿病。当空腹血糖＞6.1mmol/L，而＜7mmol/L时，称为空腹血糖异常，需做口服葡萄糖耐量试验以明确诊断。测定空腹血糖时需要注意，不仅不能用早餐，而且一定要在早上8点之前进行，检测前应该避免体力活动，也不要服用药物。

糖尿病的典型症状是"三多一少"，即多饮、多食、多尿，体重减少。但有些糖尿病患者尤其是老年患者，"三多一少"症状并不典型，有些早期信号值得注意：

（1）疲倦无力，相当数量的患者是以疲倦乏力为最初症状。

（2）口干口渴，口内有烧灼感。

（3）平时易患疮疖，反复发作。

（4）皮肤感觉异常，顽固性瘙痒，尤其女性阴部或肛门瘙痒更为严重。其他还有皮肤麻木、蚁行感、烧灼感、针刺样痛等。

（5）面部皮肤发红，据统计，隐型糖尿病人中有89.5%的病人面色发红。

（6）性功能突然发生障碍。

（7）排尿困难，或小便频数，有时也是糖尿病早期表现。

（8）原因不明的体重减轻。

（9）下肢出现麻木和刺痛。

糖尿病以综合治疗为原则，包括饮食、运动、药物疗法等，首先要接受糖尿病知识教育，增加自我保健意识。治疗目的是把血糖长期稳定控制在正常范围，预防并发症，提高生存质量。饮食调控和适度运动是糖尿病治疗的两大基石，其中饮食调控更是首选方法，无效时才考虑药物治疗。轻型糖尿病单纯的饮食疗法就可以治愈。

糖尿病患者应做到以下"八戒"：

（1）不贪食。吃饭七分饱，少吃米面等含淀粉多的食品，多吃蔬菜，宜吃煮、炖、蒸、烘和凉拌的食物，忌油炸等食物。

（2）不偷懒。多做家务不偷懒，肥胖患者更要多运动。

（3）不熬夜。糖尿病患者患心脏病和脑出血的概率比常人高2倍，熬夜易引起这两种病。

（4）不贪杯。酒含有较高糖分，酒精又会诱发胰腺炎、肝硬化。

（5）不过饿。糖尿病患者虽要控制饮食，但不能过饿，以防出现低血糖。平时随身携带几块糖果，以备应急。

（6）不吃零食。不吃零食和甜点等。

（7）不乱治。得了糖尿病应在医生指导下治疗，不要乱服偏方，更不能道听途说，滥用药物。

（8）不悲观。树立治愈信心，保持乐观情绪。

对于糖尿病，要做好三级预防，主要防止并发症，力争做到早发现、早治疗。

（1）急性并发症：主要有酮症酸中毒昏迷和高渗性非酮症昏迷等。发病急，很严重，有生命危险。这是血糖太高所致，常因吃大量糖，或受到外伤、手术及其他应激等而发病。

（2）慢性并发症：由长期糖尿病所引起，如糖尿病性心脏病，包括无痛性心肌梗死，糖尿病合并高脂血症，脑血管病，糖尿病性肾脏病变，糖尿病神经病变（周围神经系统、颅神经、自主神经、中枢神经系统），糖尿病胃轻瘫，糖尿病致盲，糖尿病引起的腹痛和腹泻，糖尿病视网膜病变，糖尿病皮肤感染，糖尿病性骨质疏松等。一旦发生应积极治疗，使停止进展，防止致残。

（3）易发并发症：糖尿病患者易发的并发症，主要有脑梗死，约占10%；泌尿系统感染，约占33%；胆囊结石，约占20%；神经系统疾病，约占16%；白内障最容易发生，并有50%的糖尿病患者发生糖尿病性视网膜病变；糖尿病患者发生高血压是无糖尿病者的3倍，心肌梗死的发病率也明显高于正常人；糖尿病患者易发生皮肤感染，且不易愈合。患者对这些并发症必须高度警惕，一旦发生并发症的征兆，应该到医院诊治。

一、糖尿病

1. 真武汤治案

（1）王某，男，36岁。曾因口渴多饮查空腹血糖10.32mmol/L，尿糖

（+++），诊断为糖尿病。口服各种降糖药，中医治疗病情时好时坏，1983年10月求治。面色㿠白，精神不振，头晕目眩。口渴欲饮，饮而不解，夜间尤甚，尿频，腰膝冷痛，阳痿，气短懒言，脉沉细无力，舌苔白腻质淡。空腹血糖15.26mmol/L，尿糖（+++）。此属气虚肾亏之证，治宜益气温阳，方用真武汤：附子20g，干姜20g，茯苓50g，白芍50g，白术30g。

守方10剂，诸症渐消，空腹血糖4.44mmol/L，尿糖正常，脉沉缓，舌淡苔白。嘱服用金匮肾气丸2个月以巩固疗效。（《古今名医临证金鉴·消渴卷》：桑景武医案）

原按：本例患者口渴欲饮，夜间尤甚，乃肾气不足，命门火衰，气不化津，津不上潮所致，故用温肾益气壮阳之法。如不加洞察，沿用常法，妄用寒凉则谬之千里，《医门法律》曾言："凡治消渴病，用寒凉太过，乃至水胜火湮，犹不知反，渐成肿满不效，医之罪也。"

按：一般认为糖尿病属阴虚燥热或气阴两虚，治疗不离滋阴清热或益气养阴，目前占据主导地位。桑氏认为，许多糖尿病患者并无阴虚表现，而属肾阳虚微，倡用真武汤治疗，每收佳效。很多消渴患者，久施养阴清燥之品罔效，细审其证，确无阴虚之明证，虽口渴而无舌红少津，反多舌淡齿痕、苔滑之象。且每多阳衰诸症，其口渴者乃因肾阳虚衰，气化失职，气不化津，津不上达所致；有降无升，故小便清长；脾不散精，精微不布，随小便排出，故多食善饥。对此，《金匮要略》有明文："男子消渴，小便反多。以饮一斗，小便一斗，肾气丸主之。"以药测证，显系肾阳虚衰，不能蒸腾津液，气虚不能化气摄水；温肾健脾以化饮，消除致渴之源。

桑氏经验，治疗阳虚型糖尿病，以真武汤为切当，温肾阳以化气，利水湿以止渴。附子用量多在20g以上，最多用到50g方可奏效。茯苓、白术亦多在50~100g之间。无须大的增减，对于阳虚而阴竭者，需配人参，气阴双补。凡消渴无明显热证，舌不红者，皆以真武汤治之。

（2）宗某，女，47岁。患糖尿病13年，1975年、1981年曾2次住院治疗，症状有所改善。1983年3月求诊：面色萎黄，全身乏力，善饥多食，口渴多饮，尿频口甜，四肢逆冷，脉沉无力，舌苔白腻，舌质淡。空腹血糖17.54mmol/L，尿糖（+++）。辨为脾肾阳虚，急救其阳，真武汤合四逆汤加减：

附子20g，茯苓50g，白芍100g，白术50g，干姜20g，桂枝50g，麻黄20g。

2剂后口渴大减，四肢得温，诸症改善，效不更方，连服4剂，空腹血糖4.44mmol/L，尿糖正常。后以金匮肾气丸口服1个月，随访3年来未见病情反复。（《古今名医临证金鉴·消渴卷》：桑景武医案）

按：本例虽见善饥多食、口渴多饮、尿频等"三消"之症，但全身乏力，四肢逆冷，脉沉无力，舌淡苔白腻，显为阳虚阴盛之证，以真武汤"急救其阳"，合以四逆汤以应四肢逆冷之厥。

（3）于某，女，23岁。1979年罹患糖尿病，住某医院治疗，曾用D860、降糖灵及中药治疗1个月，出院时空腹血糖10.55mmol/L，尿糖（++）。因未能控制饮食，过于劳累，病情逐渐加重，消瘦，盗汗。胸片示：浸润型肺结核。于1981年4月来诊：面色苍白，两颧发红，精神疲惫。气短乏力，动则尤其，心悸头晕，口渴多饮，纳差，大便稀薄，下肢微肿，舌淡红苔薄白，脉细数，空腹血糖8.88mmol/L，尿糖（+++）。此属肾气虚衰，命门之火不足，治宜温肾壮阳，化气益肺，方选真武汤加减：

附子20g，茯苓50g，白芍50g，桂枝50g，干姜20g，当归50g，细辛5g，甘草10g，木通10g，服药15剂。二诊：仍咳嗽胸闷，心悸气短，其余诸症皆消，空腹血糖4.44mmol/L（80mg/dl），尿糖正常，脉沉细，此宜益气健脾，温肺养阴以善其后，取逍遥散加味：柴胡15g，白芍40g，当归15g，白术15g，黄芪50g，五味子15g，山茱萸20g，枸杞子20g，附子20g，龙骨20g，牡蛎20g，玄参30g。守方20余剂，血糖、尿糖均正常。胸片：肺部阴影缩小。自觉一切正常，嘱停服上药，服金匮肾气丸1个月巩固疗效。（《古今名医临证金鉴·消渴卷》：桑景武医案）

原按：患者气短乏力，纳差，大便稀溏，下肢水肿为脾肾气虚之象；口渴多饮为命门火衰失于气化，津不上承所致；两颧发红，盗汗为虚火上浮。若见渴止渴，实为南辕北辙，故治以温肾益气之品，选用黄芪、附子益气壮阳，化气生津；茯苓、白芍健脾益阴；桂枝、细辛通阳化气，引药入肾。逍遥散加味疏肝健脾，调肺益气，龙骨、牡蛎沉潜固阴，以使阴平阳秘，三焦通利，病体痊愈。

按：此案初诊用方有当归四逆汤合四逆汤之意，但去掉了大枣。本案糖尿病合并肺结核，若不辨阴阳，跟着西医指标和诊断跑，势必滋阴犹恐不及，不效则加重剂量，把人治死犹不自省，此辈不知几何。

（4）患者男性，65岁，2型糖尿病史18年。2005年7月25日初诊。自诉于3月始出现一过性视力下降，行走时有头重脚轻之感。刻下患者口渴喜热饮，夜间尤甚，尿频，色白如米汤，容易凝集成团，纳欠佳，伴见面色㿠白，精神萎靡，头晕，少气懒言，喜睡，畏寒，四肢肘膝关节以下发凉，阳痿，大便成形，每日1次。舌质暗淡胖伴齿痕，苔白腻，脉沉细无力。空腹血糖14.5mmol/L，尿糖（+++）。辨证：脾肾虚寒，治则温肾健脾阳，方药真武汤：炒白术60g，茯苓30g，熟附子20g（先煎30分钟），白芍30g，干姜25g。7剂，日1剂，夜11时至12

时服用。

二诊：服完1剂后，精神好转，畏寒减轻，小便次数明显减少。服完3剂后解出大量黑色黏冻状大便，食欲大增，面色转红，小便转清。7剂后出现水样腹泻，量多，10余次，但腹泻后反觉轻松，纳食转馨。嘱原方3剂继续服用。

三诊：患者面色红润，精神可，小便次数正常，色清，已无畏寒，四肢温暖。舌淡暗，苔稍白腻，舌边少许齿痕，脉沉细但应指有力。复查空腹血糖7.8mmol/L，尿糖（－）。辨证为太阴病脾虚夹瘀，以温阳化瘀为法，方用附子理中汤加减：炒白术30g，熟附子15g（先煎），干姜15g，苍术10g，红花5g。

5剂，夜11时至12时服用。

四诊：5剂后，患者自觉无明显不适。舌淡红，苔稍白腻，无齿痕，脉沉缓有力。复查空腹血糖5.8mmol/L，尿糖（－）。予金匮肾气丸善后。随访4月余，已停用降糖药物治疗，血糖及尿糖均未见异常。（《扶阳名家医案评析》：王新民医案）

按：本例初诊时见尿白、肢冷，与《伤寒论》中少阴病相符："若小便色白者，少阴病形悉俱。小便白者，以下焦虚有寒，不能制水，故令色白也。"遂投真武汤，重用炒白术为君，是用其健脾燥湿利水之功，并借助附子、干姜之温化，使寒湿之邪从大便而解，邪有出路，正所谓邪去正安。

三诊时针对舌暗苔腻，辨证为虚寒夹瘀湿，经治疗后手足自温者，属太阴。用附了理中汤去炙甘草之滋腻，加苍术之健脾燥湿，红花活血化瘀，附子气壮烈，通行表里内外，引红花至邪瘀之所，活血化瘀。瘀去生新，气化正常，津能上承，不治渴而渴自愈，不降糖而糖自降。四诊时予金匮肾气丸取"善补阳者，于阴中求阳"之意，阴得阳助，生化无竭，巩固临床疗效。

服药时间选择晚上11时至12时之间，循《伤寒论》之理：少阴病欲解时，从子至寅上（23：00—5：00）；太阴病欲解时，从亥至丑上（21：00—3：00）。子时一阳生。也是肾中真阳发动之时，助真武汤温肾助阳，阴旺阴消，使中药能起到事半功倍的作用。

（5）唐某，女，71岁，干部，2005年5月20日初诊。患糖尿病12年，未正规治疗，病情时轻时重。查空腹血糖14.4mmol/L，餐后2小时血糖17.8mmol/L，尿糖（＋＋＋）、尿蛋白（＋）、甘油三酯2.56mmol/L。常觉头晕耳鸣，心悸乏力，腰膝酸软，四肢不温，健忘，恶心，纳差，便溏，口干苦，渴不多饮，小便频数量多、色白如米泔，舌质淡胖边有齿痕、苔薄白，脉沉迟无力。

辨证：肾阳虚衰，气化失职，脾失健运，不能散精。治则：温肾健脾，助阳益气，真武汤加味：附子10g（先煎），桂枝6g，白术15g，茯苓15g，白芍15g，黄芪30g，泽泻15g，山药15g，枸杞子15g，生姜6g。5剂，水煎服。

二诊：症状减轻，续服上方20剂。

三诊：诸症渐除，查空腹血糖8.2mmol/L，餐后2小时血糖12.4mmol/L，尿糖（－）。

先后加减共服4个月，辅以饮食控制，体育锻炼。随访1年，血糖控制在理想范围。（《扶阳名家医案评析》：尤峰医案）

按：本例阳虚为本，烦渴为标，肾阳虚则气化失职，气不化津，津不能上达，故口干渴而不多饮；水失气化，则小便频数量多；脾虚运化无力，精微敷布失常，随小便而出，故尿浊如米泔。方中附子、桂枝温肾阳助气化；黄芪、白术、茯苓、泽泻健脾渗湿；枸杞子、白芍养阴和阳；生姜辛温既可助附、桂温肾化气，又可助芪、术等健脾和胃。诸药合用，共奏助阳益气之功，阳气回复，阴津得生，烦渴可除。

2. 金匮肾气丸治案

（1）王某，女，55岁。糖尿病多年，尿蛋白（+++），尿糖（+）。现症：虽是夏季，仍用头巾包裹头部，遇风则头痛，面色暗，腰痛耳鸣，四肢乏力，夜间口干而渴饮，多饮则多尿，饮一溲二，夜寐不安，舌淡胖润，苔白，脉细弱。证属肾阳不足，气阴两虚，治宜温肾壮阳，固肾涩精，方用金匮肾气丸加减，药用：附子50g（先煎），肉桂10g，熟地黄10g，山茱萸10g，山药30g，益智仁10g，桑螵蛸6g，黄芪30g，麦门冬15g，泽泻10g，沙苑子15g。

复诊：服药2剂，夜尿减少为1～2次，继服上方10余剂，1月后尿量基本正常，化验尿蛋白（+）。连服上方15剂，化验尿蛋白、尿糖均阴性。（《著名中医学家吴佩衡诞辰一百周年纪念专集》：刘云珠医案）

原按：《金匮要略·消渴小便不利淋病》："消渴，小便反多，以饮一斗，小便一斗，肾气丸主之。"患者肾阳虚不能化气行水故小便多，阳虚不能化津，津不上承故口干渴。头痛恶寒皆属阳虚之证，故用大剂附子温肾壮阳，佐以肉桂共补命门之火。张景岳曰："善补阳者，必于阴中求阳，阳得阴助而生化无穷。"故用六味地黄汤兼予益阴，加黄芪、麦门冬等益气生津。阴阳双补，补阳之虚以生气，助阳之弱以化水，肾阳振奋，气化复常，诸症皆减，故药到收功。

（2）陈某，女，47岁，1957年春由澳洲来香港疗病。患糖尿病已有四五年，每食糖后检测则有，停食则无。切脉细微，尺寸均弱。间有心跳、气喘、头痛、难寐、腰背酸楚诸病。

夫人体凭五行之气而运化，阴阳之和而互卫，阳盛故足以消阴，阴盛亦可以消阳。若阴邪偏盛，阳不帅阴而水不化气，便成下消。能增其阳气，以抵消偏盛之阴邪，使水能气化则溲便自清，糖分亦随而消失。故仿金匮肾气法，以附桂八味投之。又因其有心跳、气喘、头痛、难寐、腰背酸楚等杂病，乃佐以高丽参、黄芪、龙齿、远志、酸枣仁、杜仲等，酌情增减，共服30余帖，尿糖消失，诸杂病亦随之而愈。（《名医心得丛集》）

按：以下4案均为香港名医谭述渠先生治案，认为"仲景肾气丸一方，世认为治下消之圣方"。

谭述渠，原籍广东新会，三世名医至先生而益著，20世纪中叶悬壶中国香港，物望甚隆。曾任"九龙中医师公会"理事长等职。（《高血压之探讨与东瀛实录》）

"少从名中医陈伯坛先生及其犹子仿舟先生游，见其治虚寒病所用附子一药，轻者三四两，重者竟达十两外"，遂传承其学，重视阳气，擅用附子，以治高血压、心脏病、中风病等虚寒症驰誉于国际。因其所用真武、四逆汤等，附子每帖常用至300g、400g，而有陈伯坛氏之遗风，港九人士多以"附子先生""谭大剂"称之。

谭先生医案通常仅示方剂名称，药味记录很少，难以窥见全方内容，是为欠缺。

（3）甄某，男，56岁，求治于吉隆坡。患糖尿病已五六载，数年来遍治无效，切脉浮迟，尺不应指。面色黧黑，枯槁无光，腰酸足软，食欲不振，皮质痕痒，干涩灰白，精疲力倦，两目无神，睡不安宁，气不相接，腰围瘦减，双足日肿。乃以金匮肾气丸投之，3帖后精神较好，食欲稍振，梦寐已酣。复以黄芪、党参、巴戟天、枸杞子等或调其气，或益其阳，酌情增减，炮附子且增至180g。10帖后，精神大振，已能持续8小时工作，不须休息。黧黑之面色渐脱，干涩之皮质渐润。再10帖，除糖尿尚有少许外，一切难病悉除，容光焕发，体重日增，先后判若两人。

后嘱其每周服药2帖，并用8片附子炖肉以调辅，1个月后减为每周1帖，肉类如常炖食。至是则腰围日增，裳见其狭；足肿渐消，履觉其宽也。一别二月再见则两颊丰益，神采胜常人。（《谭氏南游医案实录》）

按：案中所称"8片附子"系香港名医陈伯坛先生遵古法炮制附子，选用四川产附子，先将附子以姜汤洗净，每个用泥封煨，后切为八片，再用姜汤浸过焙干，拔去毒性，多用无碍。至于倡导附子炖肉以调辅，自有其意义，读者当分析判处。

（4）梁某，男，56岁，患糖尿病已七八年，以不断服食糖尿药丸，虽无糖分排泄，但身体日渐羸弱，精神日衰，面浮足肿，腰酸胃败，步履亦失常态矣。脉来微弱，以济生肾气丸投之，服数帖后，精神略振，浮肿已减，足稍有力。但胃纳未旺，改以香砂六君子汤一二帖投之。此后则改用金匮肾气丸，或加黄芪、党参、巴戟天、枸杞子等，酌情增减，间投香砂六君子汤一二帖。于是胃纳渐旺，体力日强，精神大振，步履渐复常态，先后共服二十余帖而愈。（《谭氏南游医案实录》）

按：此案糖尿病呈脾肾两亏之象，视脾肾虚弱孰轻孰重，相机投以肾气丸或香砂六君子汤，突出治疗重点。

（5）李某，男，63岁，患糖尿病已10年，近则双足痛痹无力，右食指不能屈，常烦渴，阳不举，夜溺达七八次，睡不酣。自患糖尿以来，体重日减，今昔相较差达15kg。近更足软无力，昔日叱咤江湖力能伏虎，今则黄口小儿可欺，言下大有英雄暮年之感。脉迟无力，尺不应指，元阳久虚矣。投以金匮肾气丸，炮附子重用180g，肉桂3g。2帖后痛痹减，烦渴除，夜溺减半，睡较酣，再3帖，阳能举，夜溺大减，睡已安。

又告谓近月来睡后体虽觉热，但双足冰冷如水，非被褥所能温。此厥也，阳虚阴盛，为元阳久虚之故，改以四逆汤急救其阳，再5帖，双足已温，痹痛大减。乃嘱其此后间服肾气丸，并助以8片附子炖肉类调辅，使肾气逐渐恢复，则糖尿亦将渐减而渐愈。（《谭氏南游医案实录》）

按：此案虚衰明显，"昔日叱咤江湖力能伏虎，今则黄口小儿可欺，大有英雄暮年之感"。以金匮肾气丸，炮附子重用180g，肾气逐渐恢复，痛痹大减，烦渴已除，睡酣，阳能举，夜溺大减，疗效颇佳。

（6）谭某，女，47岁，患糖尿病及高血压。初起病时，口渴溺多，医者禁其食糖，并予以利水之剂，继而血压亦高，医者又禁其食肉，日食蔬菜1500g。不久，头晕至，眼朦肢疲继之。1959年5月到诊，脉浮大，重按不应指，以金匮肾气丸加天麻投之。4帖后津生，晕减，疲除，溺少，去天麻加沙苑子、枸杞子，再8帖视觉恢复，再加黄芪、防风，用3帖，先后共服15帖而愈。（《名医心得丛集》）

3. 引火汤治案

（1）李某，男，52岁，坛镇人。1984年1月16日初诊：患糖尿病10个月，曾用胰岛素不能控制。消瘦，体重下降7kg，乏力，脘痛而呕酸涎。厌食，每日仅进食3～120g。饮多，日6热水瓶上下；尿多，每日35～40次，几乎不能系裤带。畏寒甚，由平车拉来就诊。目赤气喘，头面烘热，脉右微细，左沉滑细。当日化验：尿糖（++++），血糖2.0mmol/L。

证属肾气肾阴两虚，阴损及阳，命火衰微不主温煦，津液不能蒸腾上达，故饮多；釜底无火，故胃脘冷痛，厌食呕逆；肾气失于统束，故膀胱失约。且肾阴已虚极于下，水浅不养龙，故见相火上奔，目赤烘热。肾不纳气，故喘。拟滋阴助阳，引火归原，纳气归肾：九地90g（砂仁10g拌捣），盐巴戟天15g，天门冬15g，麦门冬15g，茯苓15g，红参10g（另炖），吴茱萸10g，五味子10g，炙甘草10g，山药30g，山茱萸30g，油桂1.5g（研吞），鲜生姜5片，大枣10枚，胡桃4枚，3剂。

二诊：胃痛呕逆、目赤气喘、头面烘热均愈。食纳已佳，饮水减至日1热水瓶，尿减少至日10次。脉较前有力，自己走来就诊。守方3剂。

三诊：尿量日7次，夜间不尿，日可进食0.5kg，行动如常。舌红润，中有裂纹，脉沉滑。原方去吴茱萸，加生山药30g，生黄芪30g，枸杞子30g，猪胰脏10g（另煮熟，连汤带肉食之），10剂。

1月26日，化验尿糖（++），血糖3.6mmol/L。上方加减调理月余，用猪胰脏40个。尿糖消失，血糖稍高，症情平稳，体重回升。（《李可老中医急危重症疑难病经验专辑》）

按：此案饮多，尿多，由肾气肾阴两虚，阴损及阳，命火衰微不主温煦，津液不能蒸腾上达所致，李可认为："引火汤加油桂，对本病之'三多'有殊效。症情愈重，见效愈速。"本例因脘痛呕酸，厌食，属脾胃阳虚之象，故以引火汤合入吴茱萸汤、生山药、生黄芪等温补中焦之品，顾及兼证。

引火汤组成：熟地90g，盐巴戟天30g，天门冬30g，麦门冬30g，茯苓15g，五味子6g，可加油桂1.5g（冲），或油桂3g，去粗皮研粉，小米蒸烂为小丸，药前囫囵吞下（剂量为李可所拟）。

功用：滋阴抱阳，引火归原。治肾阴亏极、龙雷之火上奔之症。

方解：方用熟地为君，大补肾水；天门冬、麦门冬、五味子为佐，重滋其肺金，金水相资，子母原有滂沱之沛，水旺足以制火矣；又加入巴戟天之温，则水火既济，水趋下，而火已有不得不随之势；更增茯苓之前导，则水火同趋，而共安于肾宫，不啻有琴瑟之和谐矣，何必用桂附大热之药以引火归源乎？夫桂附为引火归源之圣药，胡为弃而不用？不知此等之病，因水之不足而火乃沸腾，今补水而仍用大热之药，虽曰引火于一时，毕竟耗水于日后，予所以不用桂附而用巴戟天，取其能引火而又能补水，则肾中无干燥之虞，而咽喉有清肃之益，此巴戟天所以胜桂附也。（《辨证录·咽喉痛门》）

按：此方最早见于清代陈士铎《辨证录·咽喉痛门》，方中并无天门冬一药，后至清顾世澄《疡医大全》加入天门冬，用治阴虚喉痛。后世引申用治雷火上冲之证。

（2）郭某，女，33岁，会计。1982年7月12日初诊：病已3月，食纳倍增而日见消瘦。面色由白皙变为苍黑，体重下降5kg多，甚感意外，求治于余。追询病史，得知近数月来，工作、家务操劳过度，时时觉饿，饭后不及半小时便又饥饿难忍，心慌头晕。且烦渴异常，随饮即尿。近10日来，觉饿即心悸、气喘、汗出、眼黑头晕，身软不能举步，舌红无苔，脉细数无神，尺部尤虚。查尿糖（-），血糖（-），眼小突，甲功无异常。病中劳倦内伤，致肺、脾、肾三脏气阴俱伤，壮火食气，三消重症。其面色由白变黑，为下元不固，肾气上泛。拟滋阴补肾而制亢阳，固摄下焦，补纳肾气，引火归原为治：熟地90g，枸杞子、山茱萸各30g，盐补骨脂30g，红参（另炖）15g，天门冬15g，麦门冬15g，油桂2g（去粗皮研粉小米蒸烂为丸吞），鲜生姜5片，大枣10枚，胡桃4枚，3剂。

二诊：精神大振，食纳已如平昔，口渴尿多亦减七八，原方3剂。

三诊：气化为病，一拨便转。药进6剂，诸症皆愈。苍黑之面色已转红润。嘱早服补中益气丸，晚服六味地黄丸善后。追访10年无恙。（《李可老中医急危重症疑难病经验专辑》）

按：本案虽然尿糖、血糖（-），无糖尿病诊断依据，但三消症状明显，故亦归入本病之中。李可称："余以此法治多例糖尿病亦有捷效。"

4. 糖尿病筛选方治案

徐某，女，50岁。2006年3月7日初诊：口渴，消瘦半年。乏力，易饥，便秘。舌淡赤胖润，脉弦数，右尺沉。空腹血糖11.55mmol/L，辨证：口渴，易饥，消瘦，乏力，如此明显的上消、中消症状，现已不多见。以自制糖尿病筛选方加味：党参30g，黄芪30g，麦门冬15g，生地30g，山药30g，山茱萸30g，茯苓30g，泽泻10g，丹皮15g，苍术30g，天花粉20g，枸杞子20g，元参20g，甘草10g。7剂。

以上方为基础，出入药物尚有石膏、红参、熟地、附子、沙苑子、菟丝子等，服药6周，诸症均好，血糖渐次下降至6.6mmol/L。以金匮肾气丸巩固。（《关东火神张存悌医案医话选》）

按：作者曾对30个糖尿病验方进行筛选，选取用得最多的前16味药组成一方，用治三消症状明显的糖尿病，效果很好。其方如下：人参，麦门冬，生地，山药，山茱萸，茯苓，泽泻，丹皮，黄芪，知母，苍术，天花粉，枸杞子，元参，五味子，甘草。

仔细考量，最后筛选出来的药物基本上是生脉散与六味地黄丸两方所含药物，未离消渴之套方套药，果是气阴亏虚，用之有效，如本例就是证明。但现代糖尿病的特点与古代大有不同，典型的多饮多食多尿之"三消"症状已不多见，以作者所见，倒是湿盛阳微者多见，用此筛选方其实是南辕北辙，效果不会好。从根本上说，筛选方走的是套方套药的路子，有违辨证论治大法。

5. 参附三畏汤治案

李某，女，55岁，糖尿病病史7年。便溏4个月，面色灰暗，不渴，少腹坠胀，若痢疾之里急后重。食入难化，嗳腐吞酸。舌质红，有白腐苔，脉沉微。用理中辈不效。火不生土，责其釜底无火，当温肾阳，予三畏汤加味：红参（另炖）10g，五灵脂10g，公丁香10g，郁金10g，油桂3g（研吞服），赤石脂30g，附子、三仙炭10g，姜炭10g，炙甘草10g，生山药60g，3剂而愈。后以培元固本散连服百日，得以巩固，已5年不服降糖药。（《李可老中医急危重症疑难病经验专辑》）

按：此案糖尿病因"火不生土，釜底无火"突出，未用成方套药，"当温肾阳，予三畏汤加味"，是为"观其脉症，知犯何逆，随证治之"1例。

三畏汤组成：红参10g，五灵脂10g，公丁香10g，郁金20g，肉桂10g，赤石脂30g。

功用：红参、五灵脂相配，一补一通，用于虚中夹瘀之症，益气活血，启脾进食，化积消瘤，化瘀定痛，化腐生肌。曾治数百例胃肠溃疡，二药等分为散吞服，当日止痛，半月痊愈。气虚血瘀型冠心病心绞痛发作，加麝香0.3g，覆杯而愈。结核性腹膜炎、肠结核，15～20天痊愈（五灵脂有抑制结核杆菌生长、缓解平滑肌痉挛作用）。上海姜春华教授用二药相伍治肝脾肿大，可见凡瘀血日久，正气已虚者，两者合用，收效甚捷。

人参、五灵脂同用之史料：古代《东医宝鉴》人参芎归汤，《校注妇人良方》之定坤丹，《温病条辨》之化癥回生丹。《张氏医通》曰："古方疗月闭，四物汤加人参、五灵脂，畏而不畏也。人参与五灵脂同用，最能浚（疏通之义）血，为血蛊之的方也。"李中梓《医宗必读》治一噎症，食下辄噎，胸中隐痛。先与二陈加归尾、桃仁、郁金、五灵脂，症不衰。因思人参五灵脂同剂善于浚血，即于前剂加人参6g，倍用五灵脂，2剂而血从大便中出，10剂而噎止，李氏叹曰："两者同用，功乃益显！"

公丁香、郁金相配，丁香辛温芳香，入肺胃脾肾四经，温肾助阳，消胀下气；郁金辛凉芳香，清心开窍，行气解郁，祛瘀止痛，利胆退黄，二药等分相合，有温通理气，开郁止痛，宽胸利膈，消胀除满，启脾醒胃之功。对脘腹、少腹冷痛胀满，或寒热错杂之当脘胀痛，煎剂入胃不及一刻，即可气行、胀消、痛止（无胀感者无效）。对脾肾阳虚、五更作泻（包括部分肠结核）兼见上症者，效果最好。

肉桂、赤石脂相配，肉桂补命火，益阳消阴，开冰解冻，宣导百药，温中定痛，引火归原；赤石脂甘温酸涩收敛，为固下止泻要药，据现代药理研究，内服本品能吸附消化道内之有毒物质及食物异常发酵的产物等，可保护胃肠黏膜，消除瘀血水肿，止血、生肌、敛疮。二药相合，对脾肾虚寒导致之久痢、慢性溃疡出血、五更泻、久泻滑脱不禁、脱肛、各型溃疡性结肠炎，一服立效，1月痊愈。

应用提示：三畏汤——红参、五灵脂；公丁香、郁金；肉桂、赤石脂。三对畏药，属"十九畏"药范围。历史上相畏药不入煎剂。至于丸散剂，远在唐《千金方》即已突破，山西名药定坤丹、龟龄集内亦已应用千年，未见不良反应。三畏相合，功能益气活血，启脾进食，温肾止久泻，消寒胀，宽胸利气，定痛散结消癥。三对畏药，见一症用一对，三症悉俱则全用。余使用本方42年，以平均日用3次以上，则已达4万次以上，未见相畏相害，且有相得益彰之效。对难症、痼疾，一经投用，便入佳境。（《李可老中医急危重症疑难病经验专辑》）

6. 黄芪为主治案

（1）某男，40岁，糖尿病患者。极瘦弱，全身一点儿气力没有，走路稍快即气喘吁吁。胸闷气短，两寸根本无脉，关尺脉稍微摸着一点，证属大气下陷。令其每日服黄芪30g，连续服了2个多月，人有精神了，体重也增加了，化验血糖尿糖皆恢复正常。只是服药后出现口干口苦，知服黄芪造成内热，遂加知母30g同服。又服1个月，1年后随访，糖尿病未复发。（《当代经方名家临床之路》：郭博信医案）

按：黄芪并非糖尿病专药，本案能收佳效，是因为证属大气下陷，黄芪可以说是此证专药，药证相符，方才取效。山药也有降糖功能，试看案例：

吴蕴初（1891—1953），曾留学日本，专攻化学，回国后刻苦钻研，终于研制味精获得成功，创办了上海天厨味精厂，成为上海著名的民族资本家。吴氏患有糖尿病，延医诊治，注射当时治疗糖尿病的最新特效药，竟然毫无效果。有人劝吴氏改服中药黄芪、山药。于是，吴口服黄芪，亲自化验小便，查尿糖，1周后，其病如故，并无改观。后来改服怀山药，每天同样查小便。自从服用山药后，尿中糖分逐渐减少，未几，病竟痊愈。

（2）一位37岁男性糖尿病患者，在某医院住院20余日，西医以降糖片、胰岛素之类药品治疗，中医按消渴证与服滋阴养液中药，口渴虽止，但身体异常消瘦困乏；血糖虽减，还是时多时少，小便比常人多数倍。诊其脉极沉细弱，舌苔中心剥落一片，且有干燥裂纹，饮食、精神不佳，小便时可嗅出糖气与香蕉味。

根据脉证诊为气虚下陷，津液不升，遂处方：黄芪30g，升麻6g，以升津液，佐以山药30g，生地30g，玄参20g，麦门冬20g以滋阴；并用川萆薢15g以固小便，药进4剂，丝毫无效。思之再三恍然大悟：此人脾气不足，失掉统摄糖质能力，故随津流出，黄芪量小殊难奏功，再者前已服过许多滋阴养液药，脾为水湿浸泡而胀大，脾之不运必有瘀血、水湿互阻，气不返而津不升，故口干不欲饮，法当用黄芪大补脾气，兼以活血化瘀并固肾关，遂又处方：生黄芪90g，升麻6g，桃仁10g，红花10g，血竭3g（为末冲服），郁金10g，苍术10g，川萆薢10g。连服两剂，血糖减少，尿量亦减。后每诊皆加黄芪30g，余药不变，渐加黄芪至每剂240g时，小便已近常人，尿中已无香蕉味与糖气，化验尿中已无糖。观察1年后亦未反复，此病治疗1个多月，服黄芪5kg多，始收全功。（《当代经方名家临床之路》：郭博信医案）

7. 重用黄连治案

（1）高某，男，48岁。2007年7月26日初诊。因无明显诱因出现消瘦、乏力半月就诊。半月前查血糖升高，确诊为2型糖尿病，口服格列吡嗪、格列喹酮、阿卡波糖，空腹血糖波动在25mmol/L左右。刻下症见：胸闷，口干口渴，易汗出，周身乏力，食欲不振，脘腹胀满，大便干结，舌暗，边有齿痕，苔黄，脉沉略数。查FPG 22.5mmol/L。

西医诊断：糖尿病；中医诊断：消渴；辨证属痰热伤津，治法清火化痰，处方：小陷胸汤合白虎汤加减：黄连60g，半夏9g，瓜蒌仁30g，生石膏60g，知母30g，黄芩60g，天花粉30g，生山楂30g，生大黄6g（单包），干姜9g。

二诊：服上药7剂，自停3种降糖西药，控制饮食。口渴明显减轻，胃胀及矢气多症状已消除，仍觉周身乏力，食欲较差。FBG 14.6mmol/L，2hPG 12.3mmol/L。效不更方，上方中黄连加至90g，干姜加至12g，知母加至60g。

1个月后，诸症好转，FBG 6.3mmol/L，2hPG 5.6mmol/L。（《重剂起沉疴》：仝小林医案）

原按：患者形体丰盛，嗜食肥甘厚味，素有痰湿内蕴，日久化热则相互胶结，痰热日久可伤津耗气，故见口干、乏力等症。本例血糖偏高，故方中重用黄连90g，直折火热，合黄芩、石膏等迅速控制痰热火毒之势，防止其进一步耗伤津气，此处重用黄连有如大承气汤"急下存阴"之意。二诊时，患者自行停用西药，恐中药力量单薄致病情反弹，故继续加大黄连用量以清除热毒余孽。

按：仝小林教授擅用大剂量黄连治疗糖尿病，疗效不俗，但当以阳消，痰热伤津为适应证，若以之概治本病，恐怕有失辨证论治精神。

（2）陈某，男，36岁。2010年7月9日初诊。因血糖升高1个月就诊。1个月前因口渴明显查FBG 20mmol/L，诊断为糖尿病，注射几天胰岛素后因工作较忙未再继续治疗。刻下症见：口干口苦甚，饮水多，乏力明显，汗出多，小便频数。舌红，苔黄，脉滑数。查FBG 22.1mmol/L，2hPG 34.99mmol/L。

西医诊断：糖尿病；中医诊断：消渴；中医辨证火毒炽盛，耗伤气阴。治法清火益气滋阴，处方：干姜黄连黄芩人参汤加减：黄连90g，干姜20g，黄芩30g，西洋参9g，知母60g，桑叶30g，怀山药30g，山茱萸30g。

二诊：服药4剂，口渴、乏力等症状明显减轻，查FBG 15mmol/L，2h PG 21mmol/L。调整处方：黄连90g，生石膏60g，知母60g，天花粉60g，西洋参9g，山茱萸30g，葛根30g，怀山药30g，桑叶30g，酒大黄3g，生姜5片。

服药10剂，口渴、口苦、乏力、汗多等症状缓解约80%，查FBG 6~7mmol/L，2hPG 9～11mmol/L。处方：黄连30g，黄芩30g，知母30g，天花粉30g，葛根30g，生姜5片，继续调治血糖。（《重剂起沉疴》：仝小林医案）

原按：患者初诊表现一派火毒炽烈，耗伤气阴之象，并有愈演愈烈之势，故亟须迅速控制火势，打破火毒为病的恶性循环。此时常规用药恐杯水车薪，必以大剂量苦寒清火之品直折火毒，方能控制火势，故主以90g黄连功专泻火解毒，直压火势，并以干姜20g顾护中阳，防止苦寒伤胃。同时配合知母、桑叶、怀山药等大量滋阴清热益气之药，以迅速补救耗伤之气阴，防止其因火势鸱张而枯竭，配合黄连为标本兼治。二诊已明显收效，火势得到控制，因而一鼓作气，继续以90g黄连清除毒火余孽。至三诊时火毒已完全控制，中病即减，改黄连为30g调治。

8. 小柴胡汤治案

2004年接诊一位70来岁的女患者，得了糖尿病，她说尝自己的尿是甜的，连她用过的尿盆也粘有糖性物，空腹血糖13.5mmol/L，尿糖（+++），曾服过降糖药不顶事。已多日卧床不起，呈重病面容，我赶紧开了苍术、玄参、麦门冬、地骨皮、桑白皮等中医降糖药，吃了5剂药，血糖、尿糖纹丝不动。二诊时诊其脉弦稍数，舌质红苔黄，询之口苦咽干，胸胁苦满，寒热往来，恶心不欲食，方才恍然大悟：此乃少阳证也。于是置"糖尿病"于不顾，开了小柴胡汤3剂。三诊时至其家，她正在炒菜做饭，像是换了一个人，言其小便清利，化验时空腹血糖5.5mmol/L，尿糖也没有了。自愧一诊时疏忽，一叶障目，不见泰山，幸亏二诊及时改弦更张，回归中医，不然此病何以得愈？（《当代经方名家临床之路》：郭博信医案）

按：此案显示辨证论治之威力。有是证，用是方，不为糖尿病诊断而"一叶障目，不见泰山"。

二、糖尿病周围神经病变

乌头汤合黄芪桂枝五物汤治案

（1）冯某，男，47岁。2007年3月26日初诊。因双下肢疼痛麻木发凉3年，逐渐加重，血糖升高10年就诊。10年前患者因"感冒"至医院检查，发现血糖升高，诊断为2型糖尿病，现饮食控制、间断服用二甲双胍，血糖控制尚可。3年前出现双下肢疼痛麻木伴发凉，曾用水杨酸、布洛芬、卡马西平等多种止痛药，效果不佳，逐渐加重。刻下症见：双下肢疼痛麻木，不堪忍受，夜间常因持续剧烈疼痛无法入睡，几欲轻生。手足及双下肢冰冷，夜间明显，覆盖2～3层棉被仍无法缓解，如浸冰水之中。周身乏力，视物模糊，大便干，两日一行。口干口渴，胃脘痞闷不舒。舌暗红苔薄黄，脉沉细略弦。既往高血脂病史1年，未服药。3月26日查FBG 10.1mmol/L，2hPG 19.1mmol/L。

西医诊断：糖尿病周围神经病变，糖尿病视网膜病变。中医诊断：消渴，痹证，视瞻昏渺。中医辨证：寒凝经络，中焦热结。治法：温经通络止痛，泄热消痞，处方：乌头汤合黄芪桂枝五物汤、大黄黄连泻心汤加减：制川乌15g，制草乌15g，黄芪30g，川桂枝30g，白芍30g，鸡血藤30g，首乌藤30g，黄连30g，黄芩30g，生大黄6g（单包后下），干姜9g，肉苁蓉30g，水蛭6g。

川乌、草乌用武火先煎4小时，直到药汁口尝不感麻木时为止。

2007年4月26日二诊：服药30剂。口干渴及胃脘痞闷不适消失，但双下肢疼痛、麻木发凉及手足冷改善不明显，大便干好转，每日一行。现服诺和龙2mg，每日3次，优降糖2.5mg，每日3次，已1周。FBG 7.9mmol/L，2hPG 6.8mmol/L。调整处方：制川乌30g，制草乌30g，生黄芪30g，川桂枝30g，白芍30g，鸡血藤30g，首乌藤30g，肉苁蓉30g，生大黄6g（单包后下）。煎法同上。

2007年5月10日三诊：服药14剂。四肢疼痛，麻木发凉仍改善不明显，仅左足背凉感减轻，大便干较前明显好转。FBG 7.9mmol/L，FBG 6.25mmol/L，查下肢血管超声未见异常，肌电图提示糖尿病周围神经病变。上方制川草乌增至各45g，加干姜9g，炙甘草15g。

连服上方近2个月，自觉效果始终不显，2007年8月23日再诊，仍觉下肢疼痛剧烈，无法忍耐，痛不欲生，下肢麻木发凉如浸冰水改善不明显。近期血糖控制较差，FBG 7.8mmol/L，2hPG 12.2mmol/L。7月26日查生化全项，肝肾功能均正常（ALT 20mmol/L，AST 17mmol/L，BUN 5.27mmol/L，Cr 86umol/L）。制川乌、制草乌已增量至45g仍未显效，全身但见一派寒象，确系辨证无误，重用温经散寒止痛之品或可取效。调整处方为：九分散合乌头汤、黄芪桂枝五物汤加减：生麻黄30g，制乳香9g，制没药9g，制马钱子粉1.5g（分冲），制川乌60g，制草乌60g（先煎8小时），黄芪60g，川桂枝60g，白芍30g，鸡血藤30g。嘱将1剂药分5次服用，随时观察服药后反应，一旦出现口麻、胃部不适、恶心或多言某一个反应时，可停药并及时与医生联系。

2007年8月30日，服药7剂后复诊。严格按医嘱煎服中药，服至第3剂时，下肢疼痛即减轻大半，肢体凉、麻缓解60%左右，手足已有温暖感。7剂服完，疼痛、凉、麻等顽固之症竟全然消失，服药期间未出现任何不良反应。疼痛明显缓解后，血糖亦随之下降，FBG 6.5mmol/L，2hPG 7.9mmol/L，8月29日查FBG 5.9mmol/L，2hPG 7.5mmol/L，BUN 4.9mmol/L，Cr 83umol/L。（《重剂起沉疴》：仝小林医案）

原按：此案是典型的"寒入骨髓"，因寒而瘀，肢体疼痛、麻木、发凉等均是寒凝血结所致。沉寒积冷痼结络中，血凝为瘀，非大温大热不能拔出痼结，非散瘀破结不能化其凝瘀，前几诊虽亦着力于温经散寒止痛，然相对病之深重而言，用量不免偏小，犹若杯水车薪。细察其几诊情况，制川草乌用量虽不断增加，病情却进步不显，但亦未出现毒副反应，故考虑继续增大制川草乌用量，或可见顿挫之效。患者下肢疼痛顽固剧烈，恐一般止痛方药已无法胜任，故以外科止痛良方九分散破积散瘀，通络止痛。因生麻黄、制马钱子、制乳没等其性峻烈，有耗伤正气之弊，加之患病日久，正气恐已亏伤，故以60g黄芪益气扶正，合川桂枝、白芍、鸡血藤养血活血通络。此方制川草乌用至60g，制马钱子用至1.5g，生麻黄用量达30g，其毒峻之性可见一斑。然患者服药7剂，非但未出现任何毒副反应，反获奇效。除配伍技巧外，关键在于药物的煎服方法得当。制川草乌煎煮8小时，其毒性成分乌头碱已被破坏，而一剂药分多次频服，则实际每次服用量仅为原方1/5，频服还可使体内血药浓度始终保持高峰状态，从而最大限度发挥药效。此案的启示主要有二：一是立法处方确系无误，却收效罔然，似山穷水尽之时，可考虑增大主药剂量或可收佳效；二则毒峻药使用得当，反可成为治病利器，无须畏之如虎。

（2）郑某，男，50岁。因血糖升高6年，双下肢麻木冷痛2年就诊。患者6年前无明显诱因出现口干、乏力、消瘦，查FBG 9mmol/L，2hPG 14.19mmol/L，诊断为2型糖尿病。两年前开始出现双下肢麻木疼痛难忍，遇凉加重，夜间疼痛难眠，查血管造影无异常，服中药全蝎、地龙、蜈蚣等搜风通络类药物治疗，效果不佳，止疼时间较短。现服阿卡波糖，血糖控制尚满意。刻下症见：双下肢游走性麻木疼痛，遇凉加重，夜间疼痛加重难以入睡。乏力，口干，口渴，记忆力下降，食欲可，夜尿频，每晚3~4次，大便不成形，舌淡红，底瘀，苔白腻，脉沉弦。平素嗜烟酒。

西医诊断：糖尿病周围神经病变；中医诊断：痹证。辨证：沉寒凝滞，血脉瘀阻。治法：温经散寒，活血通络，处方：川乌、草乌合黄芪桂枝五物汤加减：制川乌30g，制草乌30g，黄芪90g，川桂枝30g，白芍30g，鸡血藤30g，葛根30g，生大黄3g（单包后下），水蛭粉3g（分冲），生姜5大片。川乌、草乌用武火先煎8小时，直到药汁口尝不感麻木时为止。

二诊：服上方40剂。双下肢发凉基本消失，双下肢疼痛持续时间缩短，现隔日疼痛，天气变凉时加重，因疼痛而彻夜难眠，小便频，舌淡，苔白，脉弦数。查肌电图：糖尿病周围神经损害。上方已获良效，宜乘胜追击，加大川乌、草乌剂量，处方：制川乌60g，制草乌60g，黄芪90g，川桂枝30g，白芍30g，鸡血藤30g，葛根30g，黄连30g，制乳香9g，制没药9g，生大黄（单包后下）6g，水蛭粉3g（分冲），生姜5大片。煎法同上，嘱患者严密观察服药后反应。

三诊：服上方28剂。双膝疼痛减轻80%，仅遇凉时疼痛，怕冷症状已消失，睡眠明显改善，大便调，夜尿2~3次，舌苔薄白，舌底瘀减轻，脉弦数。仍守上方配丸剂，每次9g，每日2次，3个月后门诊随诊。（《重剂起沉疴》：仝小林医案）

原按：此案属沉寒痼疾，凝滞经络，不通则痛，故下肢冷痛较重，全蝎、蜈蚣等搜风通络之药已是药不胜病，非大剂量温通止痛之品不能温散冰伏之寒凝，通络止痛，故投以重剂制川乌、制草乌，既是大辛大热之药，又是止痛良药，量大力专，力起沉疴，阴霾散而经络通，痛则止。

（3）吕某，男，56岁。2008年3月18日初诊。主因双下肢麻木，血糖升高11年就诊。1997年患者因"口渴、多饮、乏力"于当地医院查FBG 13.6mmol/L，尿糖（++++），诊断为2型糖尿病。口服二甲双胍、迪沙片等药物，血糖控制不理想。自2000年开始消瘦，至今体重已下降10kg。2008年1月18日，查四肢血管超声、肌电图及眼底，结果示：糖尿病周围神经病变，双眼视网膜病变Ⅲ期，双侧黄斑囊性水肿，视网膜散在微血管瘤和斑点状出血遮蔽。目前使用优泌乐25早6U，晚5U，二甲双胍0.5g每日1次（午）。刻下症见：四肢麻木甚，对疼痛刺激反应迟缓，双下肢水肿，按之凹陷不起，畏寒、发凉，双眼视物模糊，下肢及面部皮肤色素沉着，周身肌肤甲错，皮肤磋痕明显，大便干，色黑，2日一行，排便艰难，色黑质硬。舌淡红，舌下络脉增粗迂曲，脉弦细。既往椎基底动脉供血不足10年。FBG 13.8mmol/L，2hPG 12.3mmol/L。

西医诊断：糖尿病周围神经病变，糖尿病视网膜病变；中医诊断：消渴，痹证，视瞻昏渺。辨证：寒凝血痹，络脉瘀阻。治法：散寒，养血通络，处方：黄芪桂枝五物汤合乌头汤加减：黄芪90g，川桂枝30g，白芍30g，制乳香15g，制没药15g（先煎8小时），鸡血藤45g，三七粉3g（分冲），血竭粉3g（分冲），生大黄9g（单包后下）。

2008年4月21日二诊：服药34剂。诸症减轻，尤其四肢麻木改善显著，约减轻40%，双眼视物较前明显清晰，下肢水肿约减50%，畏寒发凉缓解，面色亦较前清朗。大便仍干，周身瘙痒明显。舌胖大有齿痕，苔腻，舌底瘀。脉弦硬数。查GLU 10.91mmol/L，Cr 52μmol/L，BUN 7.06mmol/L。近期FBG 9~10mmol/L。上方加白鲜皮30g，生薏苡仁60g，苦参15g，生姜3大片。

2008年5月26日三诊：服上方35剂。四肢麻木进一步减轻，双眼视物模糊明显好转，下肢水肿消退明显，按之仅轻微凹陷。皮肤仍瘙痒，难以忍耐，大便干燥呈球状，排便困难。小腹部时觉冷，下肢仍畏寒发凉。FBG 8.2mmol/L。首方加肉苁蓉60g，锁阳30g，制川乌15g，制草乌15g。并加用外洗方：白鲜皮30g，地肤子30g，苦参30g，黄柏30g。

2008年7月2日四诊：服药35剂。小腹冷减轻，四肢麻木减轻，视物模糊继续改善，下肢水肿消失，周身瘙痒缓解，已能忍受，大便仍干。尿微量白蛋白54.3mg/L，HbA1c 7.5%，FBG 8.2mmol/L，2hPG 8.9mmol/L。首方去血竭、三七，加水蛭粉15g，当归30g，生姜5大片，制川乌30g，制草乌30g，生大黄增至15g。外洗方不变。

2008年8月4日五诊：服药30剂。诸症继续好转。现手足轻微麻木，面色较初诊时明显清朗，皮肤磕痕减少明显，周身瘙痒基本缓解，大便已不干。8月2日查HbA1c 7.0%，FBG 7.4mmol/L，2hPG 8.2mmol/L，尿微量白蛋白25.2mg/L。（《重剂起沉疴》：仝小林医案）

原按：气血两亏，寒凝经络，血滞为瘀，阻于络脉，络脉失养则见四肢麻木，肌肤失荣则见皮肤磕痕，色素沉着；血不利则为水，血瘀水停，水泛为肿，故见下肢水肿；眼络损伤，加之曾经出血，离经之血留而为瘀，致血瘀络伤，故视物模糊；血虚肠燥，失于润泽则大便干。治疗应以散寒养血，活血通络为治，方用乌头汤合黄芪桂枝五物汤加减。全方黄芪用量90g，其意有三：一则有形之血生于无形之气，90g黄芪大补脾肺之气，以资化源，使气旺血生；二则制川草乌散寒通经之力胜，其性较峻，用于体虚之人，恐有伤正之弊，故以大量黄芪益气扶正，去其性而取其用；三则三七、血竭得黄芪，止血化瘀之功著，生大黄以黄芪为体，尽显通腑之功而无伤正之虞。

三、糖尿病胃瘫

1. 附子理中汤治案

（1）高某，女，38岁。2008年4月28日初诊。因1型糖尿病史12年，反复恶心呕吐5年就诊。12年前无明显诱因出现消瘦、多饮、多尿，在当地医院检查发现血糖升高，诊断为1型糖尿病。2002年开始出现恶心呕吐并诱发多次酮症酸中毒，严重时出现昏迷，当地医院胃镜检查后考虑为胃瘫，予胰岛素泵治疗，血糖控制尚可，恶心呕吐、腹痛腹泻症状未除。就诊时症见：恶心呕吐，晨起尤甚，腹痛腹泻，约1周发生1次，反酸，嗳气味臭，无烧心，纳眠差。舌淡苔白，舌底瘀滞，脉细弦涩。

西医诊断：糖尿病胃瘫；中医诊断：消渴，呕吐，腹泻，辨证：中焦虚寒，胃虚气逆。治法：温中降逆，止吐，处方：附子理中汤合小半夏汤、苏叶黄连汤加减：淡附片30g（先煎8小时），干姜30g，茯苓60g，苏叶9g，黄连15g，白芍30g，炙甘草15g，红参15g（单煎对入），清半夏15g。

2008年5月5日二诊：服上药7剂。腹泻减轻，由每日10余次减至2～3次，晨起呕吐程度及次数减轻，进食后呕吐次数明显减少，仍反酸、胃脘烧灼痛，呕吐后减轻。纳眠好转。舌淡红苔白，舌底瘀滞，脉细弦紧数。调整处方：附子30g（先煎8小时），干姜30g，藿梗9g，煅瓦楞子30g（先煎），黄芪45g，桂枝30g，白芍60g，炙甘草15g。

2008年5月20日三诊：服上药14剂。腹泻基本缓解，现每日1～2次，多成形，呕吐减轻明显，已1周未发生呕吐。反酸及胃脘烧灼痛消失，纳眠可。上方继服。

上方加减服用3个月，患者复诊时诉3个月内未发生呕吐，已无不适症状。故可停服中药，以胰岛素治疗为主。（《重剂起沉疴》：仝小林医案）

原按：此患者为1型糖尿病胃瘫，综合舌、脉、症，处在郁、热、虚、损四大阶段中损的阶段。患者38岁，但12年前发病，发病初始有1型糖尿病"三多一少"症状及早发的酮症昏迷，可见其已经出现虚火内焚的中医病机。时隔12年，患者现下恶心呕吐，嗳气臭秽，反酸，眠差症状，可见胃中虚火仍盛，有热象。规律性腹痛腹泻，1周1次，且舌淡苔白，舌底瘀滞，脉细弦涩，显示脏腑虚寒之象。其反酸而无烧心乃真阳不足之故。针对患者脏腑虚寒，胃失和降，方用附子理中丸、半夏泻心汤合连苏饮加减。

患者脾肾虚衰，胃阳衰败，故配合大剂量淡附片以达到回阳益肾之用。尽管30g用量远远超出常规剂量，但若长时间煎煮，同时配伍干姜、炙甘草则可制其毒性而留温阳之性。另外，治疗中阳衰败性胃瘫，反药的应用是一特点。尽管

"十八反"中明载半夏反乌头，但是半夏与附片合用温阳降逆止吐之功尤著。通过多年临床实践，细心观察，未发现二药同用引起的毒副作用。

（2）魏某，女，53岁。2007年9月15日初诊。因消瘦20年，伴恶心呕吐2年就诊。患者1999年因消瘦乏力，查FBG 19mmol/L，诊断为2型糖尿病。病初服药，后因血糖控制不佳注射胰岛素。近两年频繁出现严重恶心呕吐，发作时不能进食任何食物，亦不能饮水，仅靠静脉高营养维持。体重由63kg下降至41kg，伴大便秘结，最长时数1周1行，非泻药不下。曾求诊于多家医院，用多种胃肠动力药，均未获效。刻下症见：大骨枯槁，大肉陷下，弯腰弓背，面色暗淡无光，颧高颊削，频繁恶心呕吐，呕吐咖啡色胃液，胃脘中振水声常持续整晚。由家人背入诊室，患者表情痛苦，无力言语，只能由家人代诉。

西医诊断：糖尿病合并重度胃瘫。中医诊断：消渴，呕吐，便秘。辨证：脾肾阳衰，升降失司。治法：温阳健脾，降逆止呕。处方：附子理中汤、半夏泻心汤合旋覆代赭汤：淡附片30g（先煎8小时），干姜15g，茯苓120g，炒白术30g，红参15g，代赭石15g，旋覆花15g（包煎），黄连30g，清半夏30g，炙甘草15g，生大黄15g（单包），肉苁蓉30g。

患者服药2剂后，呕吐逐渐减轻，可以少量进食，有大便且通畅。1个月后复诊，其间仅有1次轻微呕吐，为注射胰岛素引起的低血糖反应，停胰岛素后未再呕吐。FBG 6mmol/L左右。原方加减继服。

三诊：患者未再呕吐，无恶心，血糖正常，体重增至48kg，精神饱满，面色红润，活动自如，前后判若两人。服药期间检查肝肾功能，各项指标均未见异常。

后患者多次复诊，病情均较前有明显改善，最后一诊，患者体重已增至55kg，无明显不适症状，以胰岛素控制血糖为主。（《重剂起沉疴》：仝小林医案）

2. 小半夏加茯苓汤合苏叶黄连汤治案

周某，男，43岁。2006年12月20日初诊。因发现血糖升高5年余，呕吐半年就诊。2003年发现空腹血糖升高，当地医院诊断为糖尿病，间断口服药物治疗，平日未规律用药，未监测血糖。半年前无明显诱因出现呕吐，反复发作不愈。半年内体重下降15kg。刻下症见：呕吐，食入或饮水即吐，伴恶心、反酸，无腹胀，乏力，口苦甚，纳少，舌底红苔腐，脉弦。

西医诊断：糖尿病胃轻瘫。中医诊断：消渴，呕吐。辨证：中焦壅滞，寒热错杂。治法：辛开苦降，和中降逆。处方：小半夏加茯苓汤合苏叶黄连汤加减：茯苓60g，清半夏30g，干姜15g，黄连30g，苏叶15g，炒白术30g，枳实12g，酒大黄3g。

服上方2剂后，已基本止吐，5剂后呕吐已完全停止，无恶心、反酸，略有腹胀，纳眠可。体重较服药前增加1.5kg。后多次复诊，患者未发生呕吐，门诊治疗以控制血糖为主。（《重剂起沉疴》：仝小林医案）

原按：痰饮停胃，升降逆乱，以致呕吐、恶心、食入即吐。本案痰饮较重，故用大剂量茯苓以荡涤痰饮，痰饮蠲除则呕吐止。

四、消渴

1. 金匮肾气丸治案

邻也兄之令弟媳，年三十余。常微发热，胸膈胀闷，不进饮食，口渴之极，喜饮冷水。迎余诊之，脉沉缓无力。余曰："虚极，当用参。"其家惊骇云："如此有火，喜吃冷水，如何用得人参？"余曰："岂但用参，还要用附子。"彼不信，邻里群相劝之云，必须往见名医，不可儿戏。病人乃脱簪质资，往见名医。药用天花粉、黑参、麦门冬、丹皮、地骨皮、贝母、百合、鳖甲、香附、旋覆花，服2剂，燥渴愈甚，腹益胀满，并薄粥亦咽不下，更加倦卧，不能坐立。

复来迎余，余谢不往。浼人坚请，不得已复为诊之。余用八味地黄汤去肉桂，只用附子2.4g，用生地9g，加人参3g，白术3g，黄芪4.5g。预告之曰："但服1剂，可不思吃冷水；服2剂，口不作渴；服4剂，不但食粥，亦可吃饭矣。"连服4剂，果一一如余所言，仍服10余剂而调复如初。

人问此证如何反用此种药？可谓奇矣。余曰："无奇也。昔贤云：治虚人喉干，八味丸为圣药。盖譬之釜底加薪，则釜中津气上腾，理固然也。今人但不读书，不博求义理，又不能审脉，临证罔辨。是以一见口渴，便云是火，而以寒凉清之，清之不愈，则重清之。致胃气受伤，元气侵削而不可救，诚可哀也。至于附子一物，动云有毒不可用，见用之而效而死者复生，犹必戒之为不可用。夫用之而效而死者复生，犹谓不可用，则彼用之而绝不效，而生者置之死，犹必谓其药可用哉？世道人心，真不可问矣。"

越数日，邻也兄自山中归，诣馆称谢。余告以令弟媳之恙如此，所用之药如此。邻也兄曰："昔汉帝病渴，请太医用清火药，久久不效。值张长沙入觐召之治，用六味地黄汤加附、桂，诸太医惊心未定，而渴疾瘳矣，即同此治法也。"余曰："余何敢妄希前哲，但其理不可易耳。"（《吴天士医话医案集》）

按：吴氏学养深厚，析理透彻，辨阳虚口渴，喻为"釜底加薪，则釜中津气上腾"，口渴自解。今人不读书，"一见口渴，便云是火，而以寒凉清之，清之不愈，则重清之。致胃气受伤，元气侵削而不可救，诚可哀也"。实警世之语。八味地黄汤去肉桂者，似嫌其燥也。

2. 金匮肾气丸合人参白虎汤治案

周某，商人。禀赋羸弱，喜肥甘，贪酒色，握筹持算，劳心经营。偶感风寒，发生咳嗽，短气动悸，心烦不眠，久治依然。随又疟痢并行，医用辛热药。此后微咳心悸，时有烦热，医又认作体气之虚，杂进温补，遂致口渴尿多，肌肉不得精液之养，日形消瘦。虽屡更医，皆未究其病源，仍以温肾为事，病情转剧。且曰："消渴而至肾亏，不任补养，病殊难已。"其内兄恳往治之。

伊蜷卧斗室中，见余而泣曰："吾病数月，服药百剂，病且益增，渴喜冷不辍，小便清长，每小时七八次，尿愈多，渴愈加，夜烦不能卧，腰至踝尤感清冷，常喜厚被温复，口虽能食，何故清瘦若是？"按脉细微而数，舌红厚腻，声低息短，大便二日一行。统观全证，因知其热渴引饮，当属上焦郁热，与"心移热于肺，传为鬲消"之旨合；纵欲竭精，则不免阴亏于下而阳浮于上，以致肺欠宣发，高原之水不能敷布，建瓴下注也，故饮多尿多，所谓"阳强无制，阴不为守也"；至其下肢清冷，则不仅肾阴亏而肾阳亦衰，已成上盛下虚之局。景岳云："阳不化气则水精不布，水不得火则有降无升，所以直入膀胱而饮一溲二，以故源泉不滋，天壤枯涸者，是皆真阳不足，火亏于下之消证也。"

本证乃肾阳衰于下、心火炎于上虚实错综之候，宜宗寒者温之、热者凉之、虚者补之治法化裁为用。故用八味地黄汤滋阴益阳，人参白虎汤生津泻火。药为：附子4.5g，肉桂2.4g（磨冲），生地18g，熟地18g，枣皮12g，山药15g，茯苓3g，泽泻3g，丹皮3g，石膏24g，知母6g，甘草9g，粳米9g，洋参9g（另蒸对）。

连服3剂，尿渴均减，而肢冷如故，仍于原方加附子为12g，肉桂为6g，大温下元，减石膏为15g，去知母不用。又6帖，口不渴，尿已少，下肢亦转温，是上焦之热已清，下焦之阳亦回，改进八味地黄汤加玄参、麦门冬，一以温补肾阳，一以滋养肺阴，调理一月健复。（《治验回忆录》）

按：此病上盛下虚，寒热错杂，故附子与石膏寒温并用，八味地黄汤、人参白虎汤同炉而煎，为本病治法辟一新径。

3. 理中汤治案

朱某之妹，年甫及笄，患消渴引饮，粒米不入口者已达两旬，且恶闻食臭，形容消瘦，终日伏案，声微气短，脉象沉细而数。前医或用生津养阴之品数十剂，如石投水，延朱氏诊治，用附子理中汤加天花粉：人参6g，白术15g，干姜9g，附子18g，炙甘草9g，天花粉30g，嘱其放胆服之。服4剂后立效。（《中医火神派医案全解》：朱卓夫医案）

按：此案与上篇赵守真以理中汤治陈某消渴一案相似，所加附子、天花粉颇为得当，前者温阳以助气化，后者生津止渴以治标热，另外山药亦为常备之品。

4. 全真一气汤治案

姚某，女，66岁，教师。半年来夜间口干舌燥，白天饮水较多，仍觉不解渴，半月来呈加剧趋势。半夜起来常需喝水，不饮即觉口干似火，舌难转动，发音困难，检查多次未发现器质性病变，排除糖尿病等多种病变。现症见：舌燥口干，饮多尿多，畏寒肢冷，五心烦热，舌淡胖大苔润，脉沉细无力。证属阴阳两虚，治宜阴阳平补，引火归原，方用全真一气汤加味：熟地黄100g，党参30g，麦门冬10g，砂仁10g，白术10g，牛膝10g，制附片30g（先煎1小时），桔梗10g。3剂，水煎服，每天1剂。

服药后，口渴症状大减，小便减少，夜间不需要饮水，发音恢复正常。再进3剂，增强疗效。1月后随访，病无反复。（《火神派学习与临证实践》）

原按：阴虚生内热，阳虚生外寒。阴亏则夜晚阴盛之时津液难以上承，故口燥咽干；阳虚则津液不化，无力蒸腾，故而饮不解渴，饮一溲一，并步入恶性循环。治用全真一气汤加味，重用熟地黄与附子，阴阳平补，阳中求阴，阴中求阳，阳生阴长，阴阳互生而得以速愈。

全真一气汤出《冯氏锦囊秘录》，组成：熟地黄、人参、麦门冬、五味子、白术、牛膝、附子。治"脾肾阴阳两虚，上焦火多，下焦火少"之证。

5. 茵陈四逆汤治案

蒲辅周治一消渴病人，口渴引饮，饮而复渴，病已半年。服滋阴清热药如六味地黄丸、玄麦甘桔汤等50余剂毫无寸功。舌苔黄腻，脉沉弱。蒲老改用茵陈四逆汤，温阳兼以利湿，一剂而渴止大半，3剂基本痊愈，以参苓白术散善后。总结本案经验，蒲老认识主要是参考前医用药之鉴："虽舌黄口渴属热象，但服滋阴清热药50余剂无寸效，加之脉象沉弱，显见阳衰不能蒸腾水气。若果系阴亏，50余剂虽不能全好，亦必有所进展。前治者虽未见效，都是我的老师，所谓后车之鉴。"

按："十问歌"说，"九问旧病十问因，再兼服药参机变"，这应该是辨证的常规内容。名医毕竟是名医，他们在接手前医未治好的病人时，能像蒲辅周那样辨析前医用药之误，从而妙手回春。

渴饮无度，用滋阴清热法似为正道。但蒲老从其服药50余剂毫无寸效悟出辨证有误，改从寒湿着眼，应手取效。《切脉规箴》曰："诊视即毕，务在问病原，审前剂。""审前剂"，就是务要审视前医所用方剂，作为自己辨证的依据。

第二章　高血压

高血压是指以体循环动脉血压（收缩压和/或舒张压）增高为主要特征（收缩压≥140mmHg，舒张压≥90mmHg），可伴有心、脑、肾等器官的功能或器质性损害的临床综合征。偶然一次测得血压偏高不能视为原发性高血压，在不同时间连续3次以上，或者经常持续高于正常者方为高血压。

高血压是常见病、多发病，我国高血压患者达1亿以上，大约每11个人中，或每3个家庭中即有1个高血压患者。其中90%～95%的患者发病原因不十分清楚，称为原发性高血压，由疾病引起者称为继发性高血压。引起原发性高血压的主要因素是肥胖、高盐饮食、饮酒和遗传等，有专家认为，有九成多的高血压来自遗传。

原发性高血压的主要症状有眩晕、头痛、耳鸣、心悸、心烦失眠、颜面发红等，清晨后枕部头痛和午后头痛常是高血压的早期信号。部分患者可以没有任何症状。

高血压虽然是常见病、多发病，严格说，并不是一种独立的疾病，而是心脏病、脑卒中、肾功能衰竭等严重病变的主要危险因素。原发性高血压最大的危险是导致心、脑、肾脏的损害，如脑出血、冠心病、心肌梗死、肾功能衰竭即尿毒症等。

高血压患者应注意以下问题：

◆正常人每年至少要测血压2次，以便早发现，早诊断。

◆防止肥胖，肥胖者患高血压的机会比正常体重者多2~4倍。

◆少吃盐，我国北方高血压病人多，与其吃盐多有关系。

◆不吸烟，吸烟者患高血压的机会比常人多8倍。

◆不要大量饮酒，饮酒越多血压越高，而且影响药效。

◆保持情绪稳定，乐观向上，心情愉悦，切忌精神紧张，大喜大悲。

◆饮食清淡，多食蔬菜水果，切忌大鱼大肉。

◆坚持适当的体力劳动和体育锻炼。

◆保持充足睡眠，避免熬夜。失眠和高血压常常互相影响乃至恶性循环。

◆节制房事，过多的性生活可能导致心、脑血管疾病的突然发作。

一、高血压

1. 真武汤治案

（1）萧先生，54岁。患高血压年余，初起每月晕倒1次，血压高至230mmHg，施治后减为3个月晕倒1次。询其状时有心跳，失眠，肢倦，两臂作痛，夜间尿多，间有晕倒。按其脉寸关弦紧，两尺沉迟。弦为风动，紧为寒凝，两尺沉迟为肾亏，知是坎阳不足，肝风上升，心肾不交，内风掀动，形盛气虚，故有是症。

乃以真武汤治之，2帖而诸病暂止。迨去年冬12月中旬，眩晕复作，失眠，夜尿多，脉象虚迟，舌苔腻白。仍是里寒凝聚，内风时起，肾虚不能养肝，故肝阳升而上扰耳。嘱以疗治多剂，始能根愈。遂以大剂真武汤治之，用炮附子至180g，3帖而头晕减，能安眠；复加炮附子至240g，8帖而血压减低至180mmHg。继服13帖并制膏服食，诸虚渐复，血压正常，各病均止。（《高血压之探讨与东瀛实录》）

按：本案虽有原发性高血压之名，却无阴虚阳亢之证。据其脉证，处以温阳利水之法，不但症状消除，且不治血压而血压自降，乃是辨证论治的优势使然。

谭述渠先生以治高血压、心脏病、中风等虚寒症驰誉于国际。因其所用真武、四逆汤等，附子每帖常用至180～240g，而有昔日名医陈伯坛氏之遗风。1955年春，"应日本东洋医学会之邀，出席第六届大会，演讲'高血压之探讨'，发明经旨，推演新知，异国专家翕然心折"。（《名医心得丛集·序》）

谭氏认为，高血压"属于虚者，十之八九，属于痰火者，十之一二"。二者以脉象鉴别："使用附子与否，依脉状而判定，脉浮大紧迟可用，洪数则不能用。"阳虚水泛所致者大剂真武汤治之，认为"治虚症之高血压，方剂虽多，但不若真武汤之能标本兼治，堪称首选也。血压过高，即为元阳飞跃，阴水泛溢，肝失其养，风火上煽。故以真武汤大补坎中之阳，大建中宫之气，使土有所运，水有所行，阳得而摄，阴得而敛，肝阳不复上亢，阴水不至泛滥，阴平阳秘，病自瘳矣"。有大量成功病例为证。痰火所致者以温胆汤治之。

（2）郑某，女，49岁。初患高血压，医治不当，心跳头昏、腰疲足软、失眠胃呆、面浮等相继而至。虽小儿喧扰，亦常受惊恐，脉来不协，两尺微不应指，此心肾两亏也。夫高血压有虚实之分，脉象浮弦洪滑者，此为实证，血有余也。反之为虚，血不足也。盖血营不足，运行失常，速于上升，缓于不降，血滞于上，至上重下轻，面有戴阳，非血有余也。非大补坎中之阳，大建中宫之气不为功。乃以真武汤加龙齿、天麻、杜仲、狗脊、陈皮、法半夏、远志、酸枣仁、砂仁等投之，10帖后面浮除，惊恐微，眩昏减，睡较安。又告谓平时头痛，颈项常

扯，为初诊时所未知者。改以真武合吴茱萸汤加羌活、蒺藜等互换予之，再服20帖而愈。（《谭氏南游医案实录》）

（3）罗某，男，47岁。年前患高血压，时觉头晕心跳，颈柱酸痛，四肢疲乏，精神颓丧。经西医检查，血压高达170mmHg，屡医罔效。

8月到诊，脉迟，苔薄，知为气阳不足，坎离失济。乃以真武汤治之，用8片炮附子至180g，3帖而头晕减，能安眠；复加8片炮附子至240g，6帖而血压降低至148mmHg，精神舒畅，胃口大增。前后共服9帖，现血压已回复到140mmHg之正常状态，神采焕发，尤胜病前。（《名医心得丛集》）

（4）余某，男，51岁。3年前患脑出血，流鼻血五日夜不止，曾入医院留医20余日，鼻衄已止。初起时血压158mmHg，其后渐升到165mmHg至170mmHg间。登高行急即觉气促心跳，常感足倦，指痹，牙浮，耳鸣，夜尿频仍，睡醒口苦。

5月到诊，按其脉寸关弦紧，两尺沉细。命火无权，虚阳上浮，知为坎阳不足，内风掀动，乃以真武汤治之，3帖而手足麻痹渐减，气量充沛，7帖血压降低至146mmHg，耳鸣亦减。继服10贴，即告痊愈，体重增至85.5kg。（《高血压之探讨与东瀛实录》）

（5）陈某，男，53岁。为粤港著名规划师，近20年来港穗各大建筑物，多由其设计。由于思虑过度，积劳成疾。患高血压已数年，时觉心跳，间流鼻血，初起时血压160mmHg，后升至180mmHg。今春经人介绍到诊，按其脉迟，苔腻，浮阳上越，坎离不交，故怔忡易怒，头涨目红，胸膈郁闷，睡眠不酣。乃以真武汤加重高丽参治之，逐水扶阳，连服30帖，诸患悉止。再嘱其继续以8片炮附子炖肉类，以善其后。今已健康如常。（《名医心得丛集》）

（6）伍某，女，56岁。年前患高血压，血压高达260mmHg，体重比平时增加，重达76kg。迩来经常头晕心跳，两手麻痹，双脚酸软，步履维艰，口喝舌强，言语失灵。月前由家人扶其到诊，按其脉寸口关上微，尺中小紧，断为风痹病。先投以黄芪五物汤，于气分中调其血，黄芪每剂用180g，桂枝尖90g，2帖而四肢筋络舒畅，口舌稍灵。继合以大剂真武汤以逐水扶阳，连服3帖，说话行动恢复正常，不需扶持而能自行。再3帖血压渐降，头晕心跳亦止，饮食起居恢复如常。（《高血压之探讨与东瀛实录》）

按：谭氏总结："以本人20年来临床经验而言，凡体虚血浮之原发性高血压，用附子养济归根，招纳肝阳，则血压自降，且能固本安神，不会复升。与用寒凉之剂不固其本，使血压降低后，至引起心脏病、中风等症，实不可同日而语。又因中风而至口眼喝斜，甚或手足不仁，则先用黄芪五物汤，或续命、五积诸方，先通其经络，复以真武汤善其后，使体内诸风排除，真元恢复，命火有权，则愈后亦鲜有发者。"（《名医心得丛集》）本案即遵此套路而施法。

（7）刘某，女，66岁。2012年12月6日初诊：高血压病3年，血压170/100mmHg。左小腿水肿，便溏，小腹发凉，无汗，气短，心烦眠差，夜里口干，目干涩，纳可，舌淡胖润，脉左沉滑关旺，右弦紧寸弱，"三高症"多年。宿有甲状腺结节、肾囊肿、子宫肌瘤。

分析患者腿肿，小腹发凉，便溏，舌淡胖润，皆系阳虚湿盛之证；夜里口干，目干涩似属阴虚见症，其实是阳虚气化不及，津液难于上承所致，岂有阴虚而见舌淡胖润之理；心烦乃心阳不足，心神躁扰之象。治宜温阳利水，兼以潜镇。拟真武汤加味处之：麻黄10g，附子30g，茯神30g，白术30g，红参10g，生半夏25g，生麦芽30g，丹参30g，檀香10g，砂仁10g，肉桂10g，吴茱萸10g，磁石30g，炙甘草10g。

复诊：出小汗，左腿水肿消退一半，口干、目干涩已缓解，余症均减，血压135/85mmHg。信心大增，守方调整1个月，症情平稳，血压一直正常。（《关东火神张存悌医案医话选》）

（8）马某，女，70岁。2008年1月30日初诊：原发性高血压5年，血压：220/110mmHg，头面两足皆肿，心悸，气喘，经常半夜憋醒，乏力，嗜困，大便时溏，夜尿2～3次，发冷，无汗，皮肤瘙痒，口和，舌淡胖润略有齿痕，脉滑略数软寸浮尺沉。糖尿病10多年，曾因甲状腺功能减退住院治疗。此水湿偏盛，阳气亏损，兼夹表邪，处方真武汤加味：附子25g，苍术15g，白术20g，茯苓30g，桂枝20g，炙甘草10g，肉桂10g，干姜15g，党参30g，麻黄10g，茯神30g，泽泻20g。7剂。

复诊：尿量增加，心悸、面肿减轻，未汗。尤可喜者，血压降至140/60mmg。上方稍作调整，服药半个月，各症大致平伏，血压正常，唯仍觉嗜困。（《关东火神张存悌医案医话选》）

2. 温氏奔豚汤治案

女工胡某，46岁，1979年10月31日突然昏厥邀诊，至则已醒，心有余悸，甚为恐惧。询之，患肾性高血压已5年。低压常为110～120mmHg，曾服镇肝熄风汤、羚羊钩藤汤近百剂，不仅无效，反增食少便溏。近3年异常发胖，头晕畏寒，呕逆腹胀，足膝冰冷。近1个月服羚羊粉后，常觉有一股冷气从脐下上冲，冲至咽喉部，人即昏厥。三五日发作1次。其眩晕如腾云驾雾，足下如踏棉絮，越胖越觉无力。腰困如折，小便余沥，咳则遗尿，时时有咸味之痰涎上壅。常起口疮，头面又觉烘烘发热，每日中午面赤如醉。舌淡胖，苔白腻，脉洪不任按，久按反觉微细如丝。脉证合参，乃清阳不升，浊阴不降。下寒是真，上热是假。命火衰微，不主温煦，故怯寒肢冷；火不生土，中阳失运，故见食少便溏。诸阴失阳之统摄，故上则饮逆头眩，夹冲气上冲，下则尿多不禁。异常肥胖亦阴盛阳衰，与寒湿停聚同理。复加误用寒剂，更损元阳，阴盛于下，逼浮阳上越，故见上热假象。予温氏奔豚汤：附子30g，吴茱萸15g，肾四味60g，生龙骨30g，生牡蛎30g，活磁石30g，紫石英（煅）30g，山茱萸30g。上药加冷水1500mL，文火煮取600mL，每日3服，3剂。

二诊：服药3剂，每天小便很多，全身舒适，头不晕，脚底再不飘浮欲倒，腹中觉暖，再无冷气上攻，心中也不觉怕了。每天服药后，腹中阵阵响动，矢气极多，几年肚胀一下子宽松许多。药已中病，嘱守方再服10剂。

11月25日，其夫特来门诊告知，诸症均愈。低压保持在80～90mmHg，已正常上班。最奇的是服药后尿特别多，10多天时间，把一身臕都尿掉了，腰围瘦了3cm多。据多数病人反映，服本方后，随着尿量增加，各主要症状逐步消失。余思其理，确是肾阳一旺，气化周行，清阳上升，浊阴下降，如日照当空，坚冰自然消融。（《李可老中医急危重症疑难病经验专辑》）

按：病人患肾性高血压5年，前按阴虚阳亢论治，服用降压套方镇肝熄风汤、羚羊钩藤汤近百剂，不仅无效，反增食少便溏，表明辨证有误。且近年头晕畏寒，呕逆腹胀，足膝冰冷，腰困如折，小便余沥，异常发胖。辨其阴阳，乃是阳虚湿盛之明征。选用温阳利水之温氏奔豚汤，不仅诸症均愈，且血压也降至正常，乃是阴阳为纲，判分万病理论之体现。

3. 四逆汤合补中益气汤治案

胡某，男，38岁，职工。患高血压并高脂血症数年，多方治疗效果不佳。现症见：精神不振，头晕不清，后背发凉，平素形寒怕冷，乏困易睡，饭后尤甚，无法正常工作，舌淡红胖有齿痕，脉沉缓无力，形体肥胖。证属阴盛阳衰，清阳不升，治宜扶阳助肾，升阳举气，方用四逆汤合补中益气汤加味：附子30g（先煎），干姜30g，炙甘草20g，生黄芪30g，党参30g，当归10g，陈皮10g，丹参30g，白术30g，升麻10g，柴胡10g，决明子30g，生山楂30g，金樱子24g，桂枝30g。5剂。

二诊：服药后，疗效平平，精神有好转，方药对证，病重药轻，方药调整：附子60g（先煎），干姜60g，炙甘草30g，生黄芪60g，白术30g，升麻10g，柴胡10g，党参30g，当归10g，陈皮10g，丹参30g，决明子30g，山楂30g，金樱子24g，桂枝30g，麻黄10g，生姜30g，大枣10枚。5剂。

三诊：服药后感到后背暖和舒服，头脑较前清楚，饭后也不甚困懒。原方有效，再服5剂。

四诊：形寒怕冷明显转轻，后背发凉消失，身困乏懒症状改善显著，头脑清晰，精神疲惫基本消失，可正常工作。再服上方5剂。

六诊：精神恢复正常，头脑清晰，血压与血脂均降至正常范围内。（《中医火神派医案全解》（第2版）：陈守义医案）

按：胖人多虚多湿，与现代饮食结构变化与运动减少有密切关系。陈氏认为，本例患者外形肥胖，血脂增高，是为典型的痰湿之证。《金匮要略》中指出："病痰饮者，当以温药和之。"方用四逆汤温肾助阳以化痰湿阴邪，合用补中益气汤升阳补气，加用活血、消导、通下之品，循序渐进，终得治愈。

4. 四逆汤合六君子汤治案

陈某，男，60岁。高血压已20余年，近3个月眩晕耳鸣加重，头面烘热，动则心慌，气不得续，纳差，渴不欲饮，神疲嗜睡，四肢酸困，下肢发凉，血压波动于180/120mmHg，望其面红如妆，舌淡，苔薄白，脉沉细无力。辨为脾肾阳虚，气馁阳浮，投以温补脾肾，益气摄阳，佐以健脾开胃之剂：制附子25g（先煎），干姜10g，肉桂6g，炒杜仲15g，续断15g，党参15g，茯苓12g，白术15g，山药20g，陈皮9g，焦山楂15g，炒麦芽15g，甘草5g。3剂后，眩晕减轻，头面烘热大减，血压降至160/110mmHg，下肢发凉亦减，续服9剂，头晕消失，耳鸣减轻，血压降至130/85mmHg。（《火神派示范案例点评》李统华治案）

按：本例高血压，一派脾肾阳虚之证如神疲嗜睡，下肢发凉，舌淡，脉沉细等，另有头面烘热、面红如妆之"气馁阳浮"之象，因用四逆汤合六君子汤温补脾肾治本，另选肉桂引火归原，炒杜仲、续断补肾，焦山楂、炒麦芽开胃，不仅症状平伏，血压亦降至正常。

5. 半夏白术天麻汤加附子治案

郑某，男，65岁，干部。患高血压20余年，近日头涨痛，眩晕，泛恶，呕吐，尿少，肢体水肿，血压220/130mmHg，确诊为"高血压Ⅲ期，肾动脉硬化，慢性肾衰"，要求中医诊治。

症见：头昏目眩，泛恶呕吐，不思饮食，四肢厥冷，颜面及下肢水肿，按之凹陷不起，面色暗黑，小便少，大便干结，舌体胖，质淡暗，苔白滑腻，脉沉细弱。证属脾肾阳虚，水湿泛滥，胃失和降，治宜温阳散寒，健脾利水，降浊和胃，方用半夏白术天麻汤加附子等：附片60g（先煎），半夏15g，白术15g，天麻

15g，泽泻60g，茯苓30g，猪苓30g，丁香5g，苏梗15g，砂仁5g，太子参15g，谷芽15g，麦芽15g，旋覆花15g。

复诊：服药2剂后，水肿稍有消退，泛恶止，小便增多，大便干，舌体胖质暗红，苔薄滑，脉沉细结。仍属脾肾之阳未复，精血亏虚，肠道失润，续上方加肉苁蓉15g，枸杞子15g。共服29剂，水肿消退，眩晕未作，纳谷香，四肢转温，血压稳定150/90mmHg，症状基本控制而出院。（《著名中医学家吴佩衡诞辰一百周年纪念专集》：梁树珍医案）

按：患者年逾花甲，久病脾肾阳虚，水湿泛滥，浊阴上扰，清阳不升，胃失和降而致头昏目眩、呕吐、水肿、肢厥、面色晦暗。此乃火土俱败，寒饮泛滥，胃逆作呕，姜附草温补火土而驱寒饮也，用附片、丁香温阳散寒，党参、白术、茯苓、砂仁、苏梗、旋覆花、半夏、泽泻、茯苓、猪苓健脾降浊和胃，寒饮温散，眩晕、泛恶、水肿之症遂愈。

6. 温胆汤合桑菊饮治案

（1）洪某，男，64岁，据称前4月患眩晕，医者认为血压高，针治略减，但仍二三日一次。睡后心悸，腰脚酸痛，胸胃不舒。诊其脉浮弦洪滑，知其肝阳上升，且有风热，故头眩肢酸，乃以温胆汤合桑菊饮治之，3帖而愈。

盖胆与肝为表里，温胆所以治肝。胆为中正之官，清净之府，喜宁谧，恶烦扰，喜柔和，不喜壅郁，乃东方木德，少阳温和之气也。其眩晕惊悸，由于肝风上扰，肝胆火炎所致，风热闭络，故有腰脚酸痛之象。以温胆汤合桑菊饮治之，所以除热通络，息风降火，故能迅速奏效耳。（《高血压之探讨与东瀛实录》）

按：谭氏认为，高血压，"属于虚者，十之八九，属于痰火者，十之一二。" 主要以脉象为凭。"痰火所致者以温胆汤治之"，3帖而愈，疗效可人。

（2）杨某，女，60岁。患高血压，头目昏眩，心烦躁，睡不宁，口苦目赤，脉滑数。此肝气弗郁，风木上扰，为阳证之火也。乃以温胆汤加酸枣仁、冬桑、菊花、连翘、知母、石决明等，泄热育阴，柔肝息风。3帖而愈，昏眩减，睡宁。再2帖而血压尽降，诸恙悉除。（《谭氏南游医案实录》）

7. 育阴潜阳法加附子治案

张某，女，34岁。头晕失眠、口干烦躁已2年，血压波动于150～180/100～110mmHg。舌赤而干，苔薄白，脉象弦滑相兼。脉证合参，此乃肝肾阴虚，肝阳上亢。治以育阴潜阳：白芍30g，牡蛎30g，石决明30g，大生地25g，麦门冬

13g，菊花15g，茵陈15g，泽泻20g，桑寄生30g，水煎服。

3剂后效果不显，乃于原方中加入附子5g，服1剂即感头目清爽，夜能入眠。再按原方连服10剂，诸症大减，血压降至140/90mmHg。追访1年，症状及血压虽有时反复，但血压波动范围很小，症状轻微。（《黑龙江中医药》1985年6期：王德光医案）

按：阴虚阳亢之证，合当滋阴潜阳，若用助阳之剂，没有道理。但王氏认为，附子虽辛热助阳，适当伍入滋阴潜阳剂中以反佐之，不仅不会发生伤阴耗津之弊，反更能使阴柔之剂尽快回生阴津，起到"阳生阴长"的作用，比单用滋阴潜阳之剂更易收功。本例先予育阴潜阳法3剂，效果不显；因于原方加入附子5g，服1剂即感头目清爽，夜能入眠，立见显效。正反对比，很可说明问题。此法为本病治疗开辟一个新的思路。

二、高血压心脏病

真武汤加味治案

（1）萧某，女，78岁，患高血压及糖尿病多年，屡医罔效，继而进至心脏病。常觉眩晕，心跳，失眠，纳呆。稍闻高声惊悸不迭，略动其体眩晕立至。常昏至不省人事。因是履不及堂，足不出户达数年矣。脉来细涩，此命门无火，阴水泛滥，水气凌心，肝风上扰所致。初病时，医者以血压高，但未辨其病之虚实，使服降压药物。殊不知心由血养，且在70余之高龄，气血已衰，血既不足，又纵而破坏之，则心力之衰只加速而已。心力愈弱，则血压之降而复升，愈来而愈高；心之惊悸与头目之昏眩，愈来而愈疾矣。心肾既亏，阳不交阴，又安得而交睫乎？故失眠亦随之。即以大剂真武汤加龙齿、天麻、党参、杜仲、远志、酸枣仁、厚朴、陈皮、砂仁等投之。此后更加地龙干、沉香等，随证增减。5帖后眩晕减，惊悸微，渐能安睡。再5帖诸病多除。去龙齿、天麻，服至15帖时，已不须陪伴搀扶，能自由行于屋内，盖眩昏惊悸不作，只体力未达正常耳。先后共服40余帖而愈。（《谭氏南游医案实录》）

（2）王某，男，53岁，患高血压心脏病七八年。惊悸时作，多年来足常肿，时愈时起，晨消晚肿者已3年于兹。近则肿更甚，胀满至不能纳履。以真武汤合吴茱萸汤治之，数帖而足肿除，去吴茱萸以真武汤再服数帖，惊悸、血压高亦渐复正常。（《谭氏南游医案实录》）

原按：本证之治，真武汤固宜，而能在数帖后去其多年足肿者，重在与吴茱萸之合汤。吴茱萸大辛大热，其气燥，专入肝而及于脾肾，有除湿逐寒，治脚气水肿作用。利用其辛热而为真武之助，则脾土复振，水之疏导亦速。

（3）周某，女，49岁，多年来患高血压与心脏病。头昏目眩，心跳失眠，面肿色黄，谷水难纳，饮食多吐，群医束手，认为不治之证矣。脉微不振，且复不调，病况复杂，五脏六腑几至无一不受病。

本病之治，先本乎胃，盖谷粒不纳已久；五脏六腑早失其荣，取有胃则生，无胃则死之旨。吴茱萸汤为仲景治中寒呕吐而设，以此方予之，服2帖，吐呕大减，胃能稍纳。又以其元阳久虚，怔忡不已，眩晕迭作，梦寐不酣，不扶其元气，强其心力，作根本之治，则杂病难除。乃以真武汤加天麻、陈皮、法半夏、远志、酸枣仁等投之。连服7帖，元阳减增，心力稍强，杂病愈半。

因其间有头痛，吐呕未尽止，改以吴茱萸真武合汤，或独用真武汤互换投之，再服20余帖而愈。（《谭氏南游医案实录》）

（4）胡某，男，63岁。少习武，素以勇闻。2年来患高血压，曾达200mmHg，兼有糖尿。医禁其食糖并禁肉类与饭，日啖蔬菜2盘，佐以少许鱼类。医治2年，不特病未见愈，寻且病势日增，精神萎靡，气短不欲言。是时心患怔忡，稍遇惊动即有离离不安之象。常觉空虚，飘荡无宰，立则上重下轻，行则摇摇欲倒。目所见前路分歧，头欲顾颈不应命。胸翳气短，趾痹足肿，志存消极，自以为人生至此，难有康复之望矣。

是时略有咳，以真武汤加干姜、五味子、细辛、陈皮、法半夏、石菖蒲投之。是夕咳减，翌日去干姜、五味子、细辛，加杜仲、狗脊、地龙干、沉香等。连服5帖，夜尿大减，咳痰已除，头之回顾自如，路之分歧已正，步履渐轻，不复有摇摇欲倒之象。旬日后体力日增，每晨至余等诊所，协助一切。识者见之，莫不额手曰："乐叔无恙矣。"计先后共服30余帖而愈。（《谭氏南游医案实录》）

（5）何某，女，67岁。先患糖尿病，高血压继之而至，且曾高近200mmHg。医治经年，药石纷投，不特无效，而且体力日衰，心跳失眠，动则眩昏，立则摇摆，食欲不振，声沉气短，面浮足肿，手足痹痛，脉来微弱。此心血两衰，且病情复杂，治疗需时非短期所能奏效也。以其血运失畅，手足痹痛而影响失眠，使获安睡以养其神，当从痹痛着手。先以黄芪桂枝五物汤加杜仲、狗脊、远志、酸枣仁、防风、白术、地龙干、沉香等投之。是夕痛减睡安。

翌日再诊，以其心力过弱，不扶阳强心难以止其眩昏怔忡；不逐水导湿，无以去其面浮足肿。乃仿前法以轻剂真武汤合之，浮肿微减。再宗前法，炮附子增至90g，再数帖浮肿已除，眩昏不至，面色略有光彩，精神大增，且能乘车出游。调治旬日，面色红润，两颊丰满，痛少睡安，病愈半矣。（《谭氏南游医案实录》）

第三章 脑卒中及后遗症

一、脑卒中

1. 小续命汤治案

（1）汪某，45岁，善饮贪凉，此素性也。雪途昏仆于地，抬归始醒，即遍身拘挛，腰足冷痛，手足不能举，已具六经形证，此真中风也。先医者作虚治而用人参，困顿于床。

后延余治，脉弦而沉紧，此凤昔之风加以雪天新中于寒，两邪并发，致昏厥而仆，风寒未解，何用补为？余以桂枝、细辛、羌活、附子、赤芍、干姜、半夏、甘草小续命汤加减，温里解表。五六日邪气外出，脉略浮弦，而增咳嗽，再加麻黄、杏仁，续续得汗而痛减。将一月，身发瘾疹作痒，外解而痊。（《素圃医案》）

按：中风病人，小续命汤确为良方。孙思邈云：“卒中风欲死，不省人事，口眼㖞斜，半身不遂，言謇不能语，亦治风湿痹痛。夫风为百病之长，诸急卒病多是风，宜速与续命汤。”力主中风初发选用本方。

（2）汤某，28岁，1938年正月，患中风不语，半身不遂，西法曰“脑充血”。唇焦舌缩，不省人事，奄奄一息。延某博士诊视，断定无救，未拟方而去。延余诊视，仍以中医理论判断病源，以三生饮、续命汤、白通四逆汤加减配合，旬余痊愈。此症经余治愈颇多，以后详载。（《吴附子——吴佩衡》）

按：本例虽未列出具体药物，但明确提出用续命汤。

（3）患者，男，21岁，本村人。1992年春，突发四肢无力，四处诊治，诊断各异，有的说是破伤风，有的说是脑血栓，有的说是低钾。后经县医院逐一排除，但也未能明确诊断，因而就诊于我。四肢对称性乏力，足不能行，手不能握，无疼痛，触觉无异常。神志清楚，无发热，舌淡红，苔薄白微黄，脉浮滑，诊为风痱。用《古今录验》续命汤：麻黄30g，肉桂30g，石膏30g，杏仁15g，太子参30g，干姜15g，甘草30g（炒），当归30g，川芎20g，加水2000mL，煎至700mL，分3～5次于1日内服完，温覆取汗。服药3剂，汗出遍身，四肢肌力如常人，停药。至今未复发，已婚生子。（《经方杂谈》）

按：本案虽未确诊脑血栓，但以其突发四肢无力，足不能行，手不能握来看，符合猝然发病，类似中风特征。从选用续命汤获取良效来看，也支持这一判断。

（4）魏某，38岁，矿长办公室主任，1966年4月11日初诊：由昨天左颜面瘫痪，口眼㖞斜，口㖞于右，局部不知痛痒，口角流涎，鼓嘴哨气漏气，不能喝水，眼阖不紧，露睛，鼻中沟变浅，语言不变，外恶风寒，肌表酸痛，舌本强，舌被薄白苔，脉取紧急。

春令阳升，汗出当风，风阳夹邪掣动阳气，风中经络。治宜温经达邪，续命肌源：桂枝15g，附子6g，川芎10g，麻黄6g，赤芍10g，杏仁10g，防风10g，防己10g，细辛30g（后入），升麻6g，蝉蜕10g，僵蚕12g，甘草4.5g，煎服。

4月20日服完6剂，完全牵正。1989年相遇，仍健康未作。（《重剂起沉疴》：刘沛然医案）

按：本案虽非脑卒中，但其发病机制与之类同，选方亦为卒中习用者，故收于本节中。主治者刘沛然老中医以擅用细辛著称，剂量超常，本例即用30g细辛治疗"掉眩风"（颜面神经麻痹）而收良效。细辛治"风湿痹痛，死肌"（《本经》），气盛而味烈，能疏散风邪，"其疏散上下之风邪，能无微不入，无处不到也"。（徐灵胎语）

2. 白通汤合三生饮治案

李某，男，32岁。平素血压高，于1958年11月14日头昏重跌仆昏倒，不省人事，家人急送其来诊：牙关紧闭，口眼㖞斜，痰涎壅盛，面白唇黯，四肢逆冷，脉弦滑。当即以上好肉桂10g开水泡服，服数次后，牙关即渐松，能张口咽药，人渐苏醒，但不能言，右半身不遂，右手足全不能动。

此系体内元阳过衰，又遇外邪侵袭，以致突然昏倒而成中风之证。以白通汤合三生饮加味主之：生附片80g，生川乌80g，生南星20g，筠姜30g，葱头3茎，天麻10g，北细辛10g，上肉桂10g（研末，泡水对入）。

附子、川乌、南星三味以开水先煨4小时。4剂。

二诊：口已能张，咽药已易，略能言语，但仍謇塞不明，左侧头疼，手足稍能活动。仍以上方加减：附片200g，筠姜80g，上肉桂15g（研末，泡水对入），桂枝40g，川乌80g，北细辛10g，法半夏15g，羌活10g，麻黄10g，生甘草10g。4剂。

三诊：说话已清，右手足仍麻木萎软。调方：附片200g，筠姜80g，天麻10g，伸筋草10g，五加皮10g，羌活6g，桂枝30g，北细辛10g，生甘草10g。4剂。

四诊：精神增，食量佳，足稍能行动而较慢，右手仍软。处方：附片200g，白术20g，炙麻黄根20g，上肉桂15g（研末，泡水对入），砂仁8g，伸筋草10g，北细辛10g，生甘草10g。

五诊：右手已能举动，但尚软而无力，已能行走，说话已明八九，体质增强，面红润，舌亦红活，继服下方调理善后。

附片200g，天麻10g，桂枝30g，五加皮15g，上肉桂15g（研末，泡水对入），伸筋草10g，石枫丹15g，北细辛10g，生甘草10g。（《吴附子——吴佩衡》）

按：本例虽未提续命汤，但在白通汤合三生饮的基础上，选加麻黄、桂枝等开表之药，似含续命汤之意。

3. 三化汤治案

商人穆某，吾介东乡人也。体素肥胖，又兼不节饮食。夏有友人招饮，酒后出饭肆，猝然昏嚏，口不能言，四肢不能运动，胸腹满闭，命在旦夕，车载而归。其契友南方人，颇知医，以为瘫也，用续命汤治之，数日无效。

乃转托其同事延余视之，诊其六脉缓大，唯右关坚欲搏指。问其症，则不食、不便、不言数日矣。时指其腹，做反侧之状。余曰："瘫则瘫矣，然邪风中腑，非续命汤所能疗，必先用三化汤下之，然后可疗，盖有余症也。"南医意不谓然，曰："下之亦恐不动。"余曰："下之不动，当不业此。"因立进三化汤，留南医共守之。一饭之际，病者欲起，肠中辘辘，大解秽物数次，腹小而气定，声亦出矣。唯舌根謇涩，语不甚可辨，伏枕视余，叩头求命。因问南医曰："何如？"南医面赤如丹，鼠窜而去。因命再服2剂，神气益清。用龟尿点其舌，言亦渐出。（《醉花窗医案》）

按：此症中风，王氏认为，"瘫则瘫矣，然邪风中腑非续命汤所能疗，必先用三化汤下之，然后可疗，盖有余症也。"确有见识。三化汤出于《素问病机气宜保命集》："中风外有六经之形证，先以加减续命汤，随证治之。内有便溺之阻格，复以三化汤主之：厚朴、大黄、枳实、羌活各等分，上锉如麻豆大，每服三两，水三升。煎至一升半，终日服之，以微利为度。"

二、脑出血

1. 小续命汤治案

患者，男，35岁。平素血压140～160mmHg/90～110mmHg，并有头痛、恶心症状。1999年1月28日因受惊而致突然神志不清，右侧半身不遂，因天气寒冷身体健侧寒战，发病4～5小时后才送某院，检查血压140/100mmHg，右瞳孔散大，意识不清，呼之不应，牙关紧闭，膝肘僵硬，四肢痉挛，角弓反张，全身寒战。CT示：脑基底节出血约20mL，诊为脑破裂伤伴重度昏迷。经会诊，予止血、脱水、抗炎、降颅压。每天输液约2500mL，吸氧、鼻饲、导尿。经治8天，昏迷加重，咳嗽气促，通知家属病危出院。

于2月9日急诊转入本院，患者昏迷不醒，舌謇肢瘫，神昏失语，四肢痉挛，角弓反张，皮肤弹性差，骨瘦如柴。入院诊断：脑中风，属中脏腑闭证。平素血压偏高，后因抢救输入大量液体，阴长阳消，阴寒收引，肺失宣化，脑窍郁闭，急用小续命汤加减：

麻黄10g，防己10g，人参10g，黄芩10g，制附子60g（先煎），肉桂15g，白芍15g，川芎20g，杏仁10g，甘草10g，防风20g。

用法：① 药氧吸入（即将药液放入蒸馏瓶）。② 药液热敷前后胸腹。③ 鼻饲或灌肠，每日6次，每次60mL，4小时左右治疗1次。连用3天后，双眼睁开，患体肢软，抽搐停止，排出尿液，全身汗出。3月1日复查头部磁共振，诊断与1月28日CT片对比发现，出血面积缩小，脑破裂伤密度减低。仍用药氧吸入、鼻饲小续命汤治疗。120天后痊愈出院，1年后随访，和常人一样可以开车。（《第四届全国扶阳论坛》：高允旺医案）

原按：脑出血性中风病情严重，预后较差，占中风患者的20%~30%，病死率常高达35%～52%。由于发病迅猛，因而很容易出现昏迷、失语、头痛等高危表现。为了应急，医者常常套用益气、化痰、活血、开窍等常法，不敢擅用温热之药。笔者临证之际，根据续命汤之方旨，大胆遣用大温大热之品，非但无损，反多受益。

2. 参附汤加味治案

患者李某，男，山西省襄汾人。因突发情志不清、口眼㖞斜、左半身不能活动，急送襄汾县医院，CT确诊脑出血（大脑内囊出血约20mL）。入院后病情逐渐加重，施抗感染、强心、强呼吸等，在第5天突然出现昏迷症状，面部发红，颈部强硬，面色潮红，下肢冰凉，经院方会诊一致认为是回光返照，立即通知家属病危。病人回家后特邀请我去会诊，当时已是子丑时分，病人重昏迷，头面颈发红，呼之不应，痰湿壅盛，双下肢发凉，脐周围发凉，脉象沉细微弱，此乃下真寒、上假热危急之证。治则：扶助元气，固摄扶阳，温热救逆，参附汤：附子100g，甘草50g，干姜15g，红参30g，麻黄15g，三七15g。煎法：上药煎半小时约300mL，每隔2小时煎1剂。用法：鼻饲100mL，灌肠100mL，药氧100mL，每隔2小时使用上药100mL。

经过10小时共5剂参附汤的紧急抢救，病人先睁开眼睛，呼之可应，可以饮水。病人复苏后继用补阳还五汤加附子治疗，15剂后半身不遂好转，后选用瘫痪康复丹巩固3个月后，基本能够活动。（《高允旺扶阳法治脑病经验》）

原按：采用参附汤治昏迷急症，古人虽有文字记载，但此方我们以前从未治过脑出血，当时还不敢用温热法治疗脑出血，怕用热药致出血更多，但《内经》有言：有故无殒亦无殒，有此症就有此药，想到人参大补元气，附子回阳救逆，故有斩关夺门回阳之效，故还是权衡用之。《中华医药大词典》称附子有复苏脑细胞的功能，对神经有兴奋作用。因而中药治急症，不要被西医的诊断来影响对中药的运用。

3. 心脑复苏汤治案

谭某，男，69岁，2007年11月2日初诊。左半身突然活动失灵，倒在厕所内。当家人扶到床上时已昏迷不醒，急送某县医院抢救，CT诊断为脑出血，因病情危重转诊于我处，症见面色微红，大汗，湿透内衣，手足厥冷，痰声辘辘，二便失禁，神志昏迷，呼之不应，牙关紧闭不张，两手紧握不开，脉浮大，属大虚之后危症。

从脉证分析属中风入脏，闭脱相兼，病情十分危急，用真武汤无疑，但痰声辘辘，两手紧握，口噤不开，一派闭窍症候，CT证实为脑出血，开始欲用附子100g，又恐引起大出血，为慎重起见，用附子50g，人参20g，煎药液100mL，鼻饲，2小时后病情见有好转，立即服用心脑复苏汤：麻黄15g，附子50g，山茱萸60g，龙骨50g，牡蛎50g，甘草20g，人参15g，辛夷15g。水煎300mL，每隔30分钟鼻饲100mL，半小时后微微汗出，手足转温，体温升高。经过5小时的救治，脉转为洪大数脉，洪脉指示阳气旺盛，患者由来诊时的沉脉欲绝转为洪大数，说明阴证转为阳证，给病人服用0.5g冰片冲服，以清心开窍。10天后患者出现转机，神志清醒，痰声消失，二便正常，病情稳定，但左侧肢体瘫痪，怕冷，苔白，脉沉涩，证属阳气不足，气虚血瘀，投以补阳还五汤加附子、人参，配合头、手、足三针疗法和足针疗法，停用中药汤剂，改服瘫痪康复丹，每次5粒，每日3次，2个月后能扶杖独走，针药并举又治疗2个月后，生活能自理。（《高允旺扶阳法治脑病经验》）

原按：此患者处于脑出血的急性期，发病很危急，昏迷瘫痪，牙关紧闭，喉中有痰，两手紧握，属闭证；但汗出、二便失禁、手足厥冷、脉沉欲绝属于阳脱证。阴阳绝则病情危重，按常规，给热药怕出血，给凉药怕伤阴，阴阳并脱，病情更加危急。怎么办？这时，有一分阳气，就有一分生机，就有一分救治机会，故人参、附子投入后病情好转，后改为心脑复苏汤加用针灸，特别是用足针，终得满意疗效。脑出血急性期有脱闭并见时，首先选择回阳，此时投附子救命，是取胜的重要决策，如左顾右盼必误性命，应以借鉴。脑出血病情既见闭证，又见有脱证的表现，要以回阳为要，且扶阳固脱并用，方能转危为安。

4. 镇肝熄风汤合吴茱萸汤治案

温某，女，27岁，农民，怀孕5个月。突于2000年4月18日剧烈头痛，喷射状呕吐，急诊住县医院内科。经18天治疗，病势转重，5月6日深夜邀余诊视。询知，经4次腰穿，脑脊液呈血性，CT见"蛛网膜下腔出血"。颅内压居高不下，频频喷射状呕吐。近日多次发生短暂性抽搐，一度口眼㖞斜，头痛如破，呻吟不绝，目赤气粗，呕吐稠黏痰涎及黄绿色苦水，其气秽臭。脉弦滑而劲，阵阵神糊。

由脉证推断，显系肝胃痰火上攻，气机逆乱，有升无降，内风已动，有蒙蔽神明之险，急则治标，予降气涤痰，和胃降逆：代赭石30g、怀牛膝30g、生半夏30g、胆南星10g、天竺黄10g、柴胡10g、黄芩10g、酒龙胆草10g、枳实10g、炙甘草10g、杭白芍45g、珍珠母30g、茯苓30g、全蝎5g、蜈蚣3条（共研冲服）、生姜30g、姜汁10mL（对入），煎取浓汁300mL，小量多次缓缓呷服，待呕止，顿服安宫牛黄丸1丸。

5月7日二诊：药后头痛减，抽搐未发，凌晨又见剧烈头痛约1刻钟，呕减而未止。神志已清，可以回答询问。呕出酸苦黏涎，脉弦滑较昨稍缓，舌上水滑，胃中觉凉。改投镇肝熄风汤合吴茱萸汤加减，重在降逆和肝胃：代赭石45g、怀牛膝30g、生半夏30g、茯苓30g、红参15g（另炖）、吴茱萸15g（开水冲洗7次）、炙甘草15g、全蝎10g、大蜈蚣10条、鲜生姜30g、姜汁10mL，煎取浓汁500mL，小量多次，缓缓呷服。

5月8日三诊：痛呕均止，颅压正常。仍予原方加减，侧重化瘀，服后诸症均退，未见任何后遗症。唯输液一侧之下肢肿，夜寐欠安，六脉和缓，右寸略弱。予补阳还五汤，运大气、化瘀，以助康复：生黄芪120g、当归30g、益母草30g、丹参30g、珍珠母30g、川芎10g、桃仁10g、红花10g、地龙10g、白僵蚕10g、蛤粉30g、白芥子10g（炒研）、桂枝10g、炙甘草10g、生白芍30g、全蝎3g（研粉冲服）、蜈蚣4条（研粉冲服）。上方服3剂后带7剂出院回家调养。

原按：本例之剧烈呕吐得力于小半夏加茯苓汤重用生半夏加代赭石末、鲜生姜、姜汁，此法余一生应用上万例，通治一切肝胃气逆之呕吐，如妊娠恶阻剧吐，水米不入；胃出血狂吐不止；现代医学确诊之脑膜刺激征；寒热错杂之胃肠痉挛等，皆有捷效。轻症服两口即止，稍重则服二三次即愈，极重症10小时许过关。标症一除，再缓图治本。不论何种呕吐，皆由胃气上逆。

胃为气机升降之中枢，胃气不降，则诸经之气皆逆。方以代赭石、生半夏、鲜生姜降胃，则气机升降复常，何呕吐之有？正是执简驭繁，以不变应万变之法。

本例之剧烈头痛，在加吴茱萸汤后一剂而止，吴茱萸辛苦大热，其气燥烈。下笔之际，曾有犹豫，恐不合于"脑出血"症，但伤寒论吴茱萸汤证，明白昭示："干呕吐涎沫，头痛者吴茱萸汤主之。"止痛与止呕，正是吴茱萸的两大功效。中医虽无"蛛网膜出血"的病名，但患者头痛如破，剧烈呕吐，吐出物为酸苦涎沫，又自觉胃凉，正是肝胃虚寒，夹痰饮上冲颠顶之的据。病机既合，投剂之后，头痛如破及残余之呕吐立止。读古人医案，常有"覆杯而愈""效如桴鼓"之描述，一经临证，乃深信经方确有神奇功效。由此领悟，伤寒六经辨证之法，统病机而执万病之牛耳，则万病无所遁形。"病"可以有千种万种，但病机则不出六经八纲之范围。正是内经"知其要者，一言而终"的明训，执简驭繁，万病一理。临证之际，不必在"病名"上钻牛角，不但不考虑西医的病名，连中医的病名也无须深究。胸中不存一丝先入为主之偏见，头脑空明灵动，据四诊八纲以识主证，析证候以明病机，按病机立法、遣方、用药，如此，则虽不能尽愈诸疾，庶几见病知源，少犯错误。（《李可老中医急危重症疑难病经验专辑》）

5. 麻黄汤治案

2000年秋，一位37岁农妇患原发性高血压18年，由于暴怒引发蛛网膜下腔出血，昏迷48小时，醒后暴盲。诊见寒战，咳逆无汗，查颅内血肿、水肿，双眼底出血、水肿。眼科名家陈达夫先生目疾六经辨证大法有云：凡目疾，无外症而暴盲，为寒邪直中少阴，玄府（毛孔）闭塞所致，当用麻黄附子细辛汤温肾散寒。附子温少阴之里；麻黄开太阳之表，即是启玄府之闭；细辛直入少阴，托邪外透。李可师见此妇禀赋素壮，症见寒战无汗，纯属表实，与少阴无涉，遂径与麻黄汤1剂令服。次日诊之，夜得畅汗，小便特多，8小时约达3000mL，头涨痛得罢，目珠胀痛亦止，目赤亦退，血压竟然复常，已可看到模糊人影。又以通窍活血汤冲服水蛭末12g，调理一段，终于复明，左、右眼视力分别为1.2、0.8。病愈3年后随访，血压一直稳定。（《当代经方名家临床之路》：李可医案）

原按：麻黄、桂枝升压，现代药理已成定论，近百年来已列为脑血管类病用药禁区，这几乎成了每个中医的常识。而李师却用麻黄汤治愈不可逆转的高血压，岂非怪事？其实不怪，李师之所以成功治愈此病，就是因为他未受西医药理的束缚，而是用中医理论去分析本案病机。即由于寒袭太阳之表，玄府闭塞，寒邪郁勃于内，气机逆乱上冲。邪无出路，遂致攻脑、攻目。邪之来路即邪之出路，故用麻黄汤发汗，随着汗出，表闭一开，邪从外散，肺气得宣，水道得通，小便得利，郁结于大脑及眼底之瘀血、水肿亦随之而去，脑压迅速复常。

三、中风后遗症

1. 小续命汤治案

（1）刘某，女，70岁，2009年3月13日初诊：脑出血后10年。近2年右上下肢活动不利，需拄杖方行，曾跌倒3次。语言謇涩，易哭，不冷，无汗，眠纳尚可。舌淡润，右脉滑尺沉，左沉尺浮。处以小续命汤：麻黄10g，桂枝15g，杏仁10g，炙甘草10g，红参10g，白芍15g，川芎15g，麦芽40g，附子25g，防风10g，防己25g，天麻30g，牛膝15g，龙骨20g，牡蛎20g。10剂。

复诊（2009年4月7日）：活动已利，可扔掉拐杖，舌淡胖润，右脉沉滑，左脉同。未再哭泣，腰也直了，语言顺畅。前方续服。（《关东火神张存悌医案医话选》）

原按：原以为小续命汤只适用于中风初发阶段，像本案脑出血后已10年，右上下肢活动不利近2年，仍以小续命汤治之竟获良效，实为意外之得。究之，虽病情已久，犹有伏邪在表，本方开表扶正，收效亦在情理之中，后用治多例，均有一定效果。通常用小续命汤去掉黄芩，以其偏寒也。

（2）许先生，5年前患半身不遂，左手足不能运动，口目㖞斜，舌强不语。延余诊治，脉沉细缓，左部带滑，细为血少，缓主正虚，滑为痰湿。肝肾之阴不足，脾经又多痰湿，血不养肝，内风暗动，左半面筋脉濡瞤，左肢偏枯。

先以小续命汤通其络，使其神志清醒。继以地黄饮子柔肝息风，使其能言能动。再以黄芪五物汤，于气分中调其血，气行则血不滞而痹除，使其左肢活动。继合以大剂真武，逐水扶阳，以固其本，附子、黄芪每剂360g，8个月而行动如常。至今数年，并无复发。（《高血压之探讨与东瀛实录》）

按：此案半身不遂5年，先以小续命汤通其络，继以地黄饮子与黄芪五物汤，后又合以大剂真武汤，次第分明，8个月而行动如常，值得借鉴。

2. 黄芪桂枝五物汤治案

（1）陈女士，61岁，患右半身不遂已8个月，右足不能成步，右手无力难举，且口渴便艰。上年冬初，突然昏倒，不省人事，施救后虽复苏，但右半身已不遂矣。到诊时需人搀扶，右足拖曳，无法举步。尺脉弱，寸口紧，弱为虚，紧为寒，虚寒相搏，腠理顿开，外邪乘虚而入，迢辗转传入于经，发而为中风，至半身不遂也。

以黄芪桂枝五物汤加防风、白术、杜仲、狗脊、地龙干等投之。黄芪初用120g，桂枝、白芍各45g，数帖后口润便畅，唯手足之进展仍缓。后增黄芪为

180g，桂枝、白芍各90g，则进步日增。服至15帖后，足能举步而行，不需搀扶。服至20帖后，已能登楼，右手亦能高举及肩矣。再服10余帖而愈。（《谭氏南游医案实录》）

又，陈女士，53岁，初起于高血压，1959年已患右半身不遂，愈七八成。1960年冬再度复发，猝然昏倒，苏醒后右足不能动，右手不能举，舌强难言，口歪便闭。后入医院留医，数月仍未康复。用药与上案陈女士大致相同，黄芪初用120g，桂枝、白芍各45g，便难畅而手足无进展。后增黄芪为180g，桂枝90g，白芍90g，再10帖语言始复，手足略为有力，至20帖始能举步。服至40余帖，足已有力，短程慢步，不再搀扶。然是时亦仅愈其病之六七耳。乃着其每周服药2帖，并以黄芪炖肉类调补，冀有再进。（《谭氏南游医案实录》）

（2）某男，45岁，印度人。初患高血压达200mmHg，以调治不当，病变至左半身不遂，手不能举，足不能行者已半年余。以在医院留医期间，大便闭结，医嘱其日啖西橙数枚，以利大便，因此手足略拘挛矣。脉来迟缓，迟为寒，缓为虚，虚寒交织，故有是病。乃以黄芪桂枝五物汤加杜仲、狗脊、防风、白术、羌活、党参、地龙干等投之。黄芪用180g，桂枝90g，白芍90g，初服并无所觉，至10帖始有轻微进步，15帖手略能举，足较有力，拘挛略减，至20帖，能行数步。乃嘱其继续服药，已竟全功。

经曰："八风皆从其虚之乡来，乃能病人。"体虚气弱，故为内致之因。（《谭氏南游医案实录》）

（3）马某，男，65岁。患高血压已4年，诊前1个月突然右半身不遂，言语涩艰，由余先生介绍延诊。脉紧苔厚，此风邪闭络，痰阻舌根所致也。夫风为百病之长，善行而变，血虚者袭其左，气虚者袭其右，右半不遂，气虚必矣。且肺主气，气虚则生痰，痰压肺窍而涌阻于喉底，此语言之所以涩艰也。经曰："邪之所凑，其气必虚。"用黄芪五物汤加防风、竹沥、半夏投之，第3帖再加杜仲、狗脊，第4帖又加白术、巴戟天、地龙干等，随证增减。第3帖后言语稍朗，9帖后足较有力，共服20余帖而愈。

方中以黄芪为主，借黄芪以鼓舞正气，其加防风者，以黄芪得防风之助，其功愈大，一攻一补，相须相得之义也。（《名医心得丛集》）

（4）桑某，女，60岁，患左手不遂。体胖，平时已有高血压未予注意。一夕睡醒，左手即不能举。脉迟而缓，此中风也。以黄芪桂枝五物汤加防风、白术、羌活等投之，黄芪用120g，桂枝90g，白芍90g。1帖而病愈其半，再帖而愈八九，3帖而尽愈之。此病之治，效如桴鼓。盖病未深，用药亦重固也。（《谭氏南游医案实录》）

（5）吴某，男，50岁，今春手足麻痹，头涨眩晕。初延西医诊疗，断为原发性高血压，血压高达195mmHg。右手足瘫痪，四肢水肿，转入某大医院留医。医者又认为脑出血，调治两月罔效。出院后，改延中医诊治，连服补阳还五汤15帖，右手虽略能移动，但仍无显著之功。

按其脉紧，苔腻。由于风邪入络，湿痰内蕴，遂致右半不遂，运行手足不利，乃以黄芪五物汤治之。2帖而右足举动有力，右手恢复知觉。再4帖能起立。再5帖，不需人扶而能自行到诊。又连服6帖，则行动舒畅，四肢肿浮亦消。前后共服30帖，行动如常。继投大剂真武汤加丽参以固其本。（《高血压之探讨与东瀛实录》）

3. 麻黄附子细辛汤治案

何某，男，80岁，干部。患脑血栓后遗症已13年，行走呈碎步态，神情呆滞，沉默寡言，对外界物毫无兴趣，口角流涎水，尿等待，畏冷，乏力。舌淡胖，苔色发黑而润，脉沉弦寸弱，时一止。高年久病，心、脾、肾三脏阳气俱虚，元气受损，兼有伏寒，拟麻黄细辛附子汤合真武汤加味：

麻黄10g，附子60g（先煎1小时），细辛10g，桂枝25g，白术30g，干姜30g，茯神30g，肉桂10g，石菖蒲20g，补骨脂30g，益智仁30g，淫羊藿30g，泽泻15g，麦芽30g，炙甘草30g，大枣10枚。

7剂后，精神已有改善，守方调理，附子最后加至120g，出入药物有磁石30g，黄芪60g，红参15g，佛手15g等，服药9个月，神智已清，表情开朗，能参与家事，行走基本自如，苔色已正，余症亦显减，间断服药巩固。（《关东火神张存悌医案医话选》）

4. 真武汤治案

（1）桑某，男，63岁，山西省大宁县人。2006年9月15日就诊，半年前早晨突然右半身不能自主运动，肢体强痉，屈伸困难，畏寒怕冷，还没有入冬，却穿一身棉衣，兼有语言不利，口眼㖞斜，便溏，下肢肿胀。舌质暗淡有瘀斑，脉虚细涩。曾用丹参注射液、灯盏花素、丹红注射液治疗两个月，不见好转。证属阴盛阳衰，气血不足，血瘀经络。治则：温热除寒，活血化瘀，通经活络。方药：真武汤加减：附子50g，干姜30g，肉桂30g，黄芪20g，当归20g，赤芍30g，川芎30g，桂枝15g，丹皮15g，木通3g，香附15g，甘草30g，麻黄15g。服法：每日1剂，每剂煎2次，早晚温服。

屈伸困难者加穿山甲20g；语言不利者加蒲黄20g，远志15g；口眼㖞斜者加白附子10g，白芍15g；肢体麻木者加威灵仙15g，伸筋草15g；便秘者加芦荟10g，番泻叶6g，火麻仁30g，郁李仁15g；小便失禁者加益智仁60g，乌药30g；上肢瘫痪者加桂枝15g，桑枝15g；下肢瘫痪软而无力者加怀牛膝15g，川续断30g。（《高允旺扶阳法治脑病经验》）

原按：笔者在长期实践中发现，脑中风引起的偏瘫患者，大部分表现为阳气不足，阴气有余，多用温热回阳、补肾荣脑、温热气血、补气活血、醒脑开窍之法，及用大剂附子、麻黄、吴茱萸温热通脉行血，协调阴阳，畅通经络，往往收到满意效果。

（2）罗某，女，51岁，体重达100kg。患左手足不遂，大便无，小便难，腹胀，面赤，头晕。据谓病起时曾入医院治疗，以大小便闭，医者曾为放便，放后闭如故，腹亦肿。1960年3月9日延诊，切脉微弱，气血两虚也。经曰："三阴之病偏于左。"阴为血，血虚则生风，风夹寒邪而袭，是以不遂也。血破则气泄，便溺均难，又因放便而利，更伤其肾，再伤其气，所以便溺更难而腹胀也。阴寒凝聚于下，阳气尽浮于上，此面所以赤与晕也。

本症之治，不必汲汲于经络之通，先须解其便溺之难，以减腹胀之痛。以真武汤加干地黄、木瓜等投之，借真武下坠之力，收摄浮阳，以逐下凝之阴寒。借干地黄摄肠以通便，木瓜佐茯苓导湿以疏溺。药后便通，溺仍难，手足略知痛。3帖便尚闭，溺未畅，再加防风、党参以助气，第四日便通。手足痛倍用附子，至第6帖溺渐通，便未畅。附子再加至180g，并加狗脊、蕲蛇、杜仲、地龙干、姜黄等，10帖后便溺正常，面赤除，肢痛去。复加黄芪60g以助气运，再5帖，足能活动，略可扶站。

至此阴霾将散，晴朗渐见，再不乘胜追击，则师老无功。即以黄芪五物与真武合汤投之，桂枝、黄芪用至90g，再服8帖而愈。（《名医心得丛集》）

按：本案左手足不遂，但二便均难，值此局面，谭氏指出："本症之治，不必汲汲于经络之通，先须解其便溺之难。"符合急则治其标之旨。最后附子加至180g，显示扶阳之功。

5. 补阳还五汤加附子治案

刘某，男，46岁，于2004年6月因突发神志不清，语言不利，昏不知人，左半身不遂，急诊入某医院，又转上一级医院。诊断为脑出血，急做开颅手术，引流瘀血80mL，经抢救月余，脱离危险，左侧肢体瘫痪。右侧肢体活动受限，CT诊断示双侧基底节出血，破入脑室，虽然血溢引出，但遗留瘫痪，回家休养，至今已卧床不起8年。

曾经多家医院会诊，疗效甚差，寻一线希望来我处求治：神清，体胖，体重100kg，颈酸眩冒，转颈困难，扶身坐起，头颈屈曲，腰弓背屈，左上肢微动，不能抬举，双下肢重度瘫痪冰凉，牵动剧痛，脉沉紧涩。证属阴盛阳衰，气滞血瘀，肝气不舒。治以温通阳气，活血化瘀，处方：附子60g，黄芪200g，赤芍30g，地龙15g，当归15g，川芎30g，红花15g，丹参30g，羌活15g，另加康复丹每次5粒，每日3次，因两侧肢体剧痛，加服消积止痛散每次3g，每日3次。经服用20天后，疼痛有减，其他症状如故。

追问病史，卧床8年，不见天日，又因丧妻情绪悲观，纳呆少食，少寐失眠，脉络紧涩。当以护胃养胃、健脾舒肝为治，方用理中汤合舒肝汤加砂仁、草豆蔻、莱菔子各15g，焦三仙15g。共饮15剂，食增寐多，上肢有力，前背可移动，经治疗2个月后，仍感颈软眩冒，转颈困难，头颈前屈，肢体发凉。

分析病机乃为气滞血瘀，寒气阻闭，元神被困，瘀血留脑，髓海不足，精血难于奉脑。以证施方：麻黄15g，附子100g，细辛15g，羌活15g，辛夷15g，人参15g，甘草15g，红花15g，静脉给予复方麝香注射液，另加康复丹和足针疗法。经治月余右下肢肌力增加，可离地抬起。但左下肢肌力0级，肢凉如冰，坐起仍感困难，头俯难举，腰部无力。

再次分析，本病为奇经八脉病变，缘由正虚邪中，痰湿内生，寒伤督脉，真阳失运，因卧日久，不见天日，浊阴潜居阳位，脑内死血瘀结，深伏督脉，督脉统阳失司，当以温阳督脉，故重用葛根150g，此药专利颈项，通督达脊；用麻黄附子细辛汤透发邪寒，开太阳之表，开门逐盗，引邪外透；重用黄芪至300g，以补大气，益大虚；白术200g，强腰肌，增扶力，补肾虚，增肌力；冰片穿透攻破，兴奋阳气，并辟秽开窍，引达通所；山茱萸强力收敛，固涩滑脱，通利九窍，流通血脉，适用于虚加瘀情况，助附子复阳。最后拟方：麻黄15g，附子100g，细辛15g，黄芪300g，白术200g，葛根100g，山茱萸30g，冰片（冲服）1.5g，水煎服，每日1剂。

服此方20剂，配用药氧、钩针，颈强头抬，双下肢有热感，左臂可举越头，手扶轮椅可行动。患者经过半年的治疗，目前扶之可站，双手自如。（《高允旺扶阳法治脑病经验》）

原按：我们体会，脑梗死、脑出血恢复期，不要轻易放弃治疗，有些病患，坚持不懈，常会收到意想不到的效果。

按：此案卧床不起8年，治愈显非易事。三次分析辨证，三次调方，体现"观其脉症，知犯何逆，随证治之"精神，经过半年治疗，收到良效。

6. 三痹汤治案

尉某，男，55岁，干部。于1973年8月就诊。左半身偏枯已近5年，手足举动不遂，下肢麻痹尤甚，不能下床。此证合于著痹致成偏枯。察其脉紧而虚，舌质淡。因患病日久，气血兼虚，拟攻补兼施，取补多攻少之三痹汤：

生黄芪18g，川续断6g，川独活6g，大秦艽6g，北防风6g，辽细辛3g，川当归9g，川芎6g，熟地黄9g，杭白芍9g，桂心9g，云茯苓9g，川杜仲9g，怀牛膝9g，东人参9g，炙甘草1.5g。嘱连续服30剂复诊。

服20剂后即来诊。云药后大见好转，已能下床活动，非常高兴。因照原方加量配制丸药1料，以便常服。（《岳美中医案集》）

原按：三痹汤，即《千金方》独活寄生汤去桑寄生加黄芪、川断。喻昌云："此方用参芪四物一派补药，内加防风、秦艽以胜风湿，桂心以胜寒，细辛、独活以通肾气。凡治三气袭虚而成痹患者，宜准诸此。"

费伯雄云："此方峻补气血，而祛风除寒利湿之法，悉寓乎其中，本末兼赅，诚治痹之上策也。"

第四章 冠心病

一、胸痹

1. 四逆汤合瓜蒌薤白汤治案

（1）某女，46岁，干部。1999年10月16日初诊：1994年诊为冠心病，1996年因急性心肌梗死住院，白细胞计数和血清心肌酶均高，心电图提示后侧壁广泛心肌梗死。出院后请顾氏诊治：半年来因劳累，心绞痛发作频繁，今日心绞痛加重，心痛如刀绞，极痛苦，手捂胸部，如被人用力挤压。烦躁不安，呼吸急促，心中恐惧，似濒临死亡。面色苍白，目光无神，肢冷汗出，唇面发麻。问诊过程中患者意识模糊，就地躺下，失去知觉。脉微欲绝，鼻息几无。以四逆汤合瓜蒌薤白桂枝汤加减，急煎以回阳固脱，强心益气：附片60g，干姜12g，桂枝15g，茯苓15g，瓜蒌12g，石菖蒲12g，川芎12g，薤白10g，甘草6g，频频喂服。约20分钟后，手足转温，眼睛微睁。连服二三盏，约半小时各症缓解，知饥思食，吃半碗粥后安睡。后以温阳扶正，益气补血之剂，连服1周，诸症悉平，精神好转，上班工作。（《火神派示范案例点评》：顾树华医案）

原按：此阳气欲脱之际，唯以回阳固脱可救，若迟疑延时，恐贻误病机。

按：此例心绞痛加重，心痛如刀绞，用瓜蒌薤白桂枝汤乃仲景定例，合以四逆汤则显示扶阳大法。冠心病心绞痛，《金匮要略》称之为胸痹，郑钦安说："真气不足，无论在何部便生疾病。"元阳不足乃此病之关键，故治疗以扶阳为首务。

（2）肖某，男，26岁。心胸难受不适，发作时觉心胸紧缩感2年。时时气逆发作，伴抑郁感，怕冷，腰酸软，面㿠白，精神可，舌淡白边有齿痕，白润苔，脉沉细。此心肾阳亏，阳虚生寒，寒居阳位，凝滞则胸痹心紧。处方：附子80g（先煎），桂枝30g，炙甘草30g，瓜蒌壳15g，薤白20g，砂仁20g。6剂。

药后诸症显减，略有轻微发作，心胸顺畅，腰酸怕冷显著减轻。现略睡眠差，舌淡红，水润白苔，脉缓。处方：附子100g（先煎），桂枝30g，炙甘草30g，瓜蒌壳15g，薤白20g，白酒20mL。6剂。

药后病愈。（《擅用乌附——曾辅民》）

（3）郑某，女，58岁。既往有冠心病心绞痛病史4年多。近半个月来因心前区疼痛频繁而入心内科治疗。经用硝酸酯类和活血化瘀类中药未能奏效。建议做心脏介入治疗，因费用较高而拒绝，邀余会诊。

刻诊：心前区疼痛，一日发作6~7次，无明显规律，伴气短乏力，神疲肢冷，二便自调，苔薄白舌淡红而胖润，边有齿痕及瘀斑，脉细涩，重按无力，两尺不足。心电图：大部分导联ST-T改变。证属元阳虚弱，胸阳不振，寒凝血瘀，心脉痹阻。治宜温阳散寒，化瘀通络，宣痹止痛，四逆汤加味：制附子30g（先煎），桂枝30g，干姜20g，细辛5g，吴茱萸10g，石菖蒲15g，薤白20g，枳实15g，降香15g，炙甘草10g。3剂，每日1剂，水煎服。

二诊：心前区疼痛缓解，气短乏力减轻，精神改善，仍肢冷，脉象转细而有力。上方附子改60g（先煎），细辛改10g。7剂。

三诊：近1周多来心绞痛未曾发作，诸症向愈，心电图明显好转，要求出院。带前方14剂以善后。（《中医火神派医案新选》：余天泰医案）

原按：冠心病心绞痛，《金匮要略》中称之为胸痹，将其病因病机归纳为"阳微阴弦"。郑钦安说："真气不足，无论在何部，便生疾病。"（《医法圆通·卷一》）笔者体会，元阳不足乃此病之关键，故治疗当以扶阳为首务，再兼以祛痰、化瘀等法，标本兼顾，常可提高疗效。

2. 乌头赤石脂丸加味治案

（1）从兄念农，其室朱氏，时年30岁，云患气痛已数年，医治益剧，时值冬月，怯风异于常人。询知胸及背胁牵痛，头重不举，手足酸软不温，面色黧黯，舌苔湿滑而厚，时时欲呕，脉沉迟而弦紧。予瓜蒌薤白半夏汤不应，进人参汤亦不应。乃用乌头赤石脂丸并入蜜作汤冷服，痛稍减，即嘱其相机递加分量，连服不断，以疾愈为度。

后两月乌头、附子已增至每剂60g，服药时毫无痛苦。但停药三四日或五六日，疾又作，根未拔，故再请方。余为改用生乌头2个，计重60g，入前汤内，以清水7大碗，煎至4大碗，候冷，分7次或8次，渐次增加进服。奈朱氏贪求速效，又因曾服附子近10kg，有益无害，心信坚，胆亦壮，遂取进1/3，约至二句钟，不见变异，续进1/3。忽面如火烘，手足顽痹，口中麻，知药力发作，强忍之不令人知，拥被而卧。约一句钟，身渐渐汗出。次日促诊，告以昨晚各情，并述今早诸病如失，后当不复作矣，请疏善后方。为疏理中汤加附子，并令以温补美膳调养而痊。（《遯园医案》）

原按：念兄以症奇方奇，询余曰："阅历多矣，从未见此等方并大剂者，岂他医皆不知耶，抑知之而不敢用耶？"余曰："唐宋以来医家，多以模棱两可之方试病，又创古方不可今用之说，故《内经》之理，仲景之方，几成绝学，间有一二卓荦者，倡而无和，道阨不行，亦如孔孟身当周末，终于穷老以死也。医者治病，必先炼识，一识真病，一识真方。仲师之方即真方也，识既真则胆自壮，一遇大病，特患病家不坚信耳，信苟坚，除不治症外，未有不愈者。"

按：《金匮要略》："心痛彻背，背痛彻心，乌头赤石脂丸主之。"本案胸背彻痛，予瓜蒌薤白半夏汤、人参汤皆不应。乃投乌头赤石脂丸：蜀椒一两，乌头一分（炮），附子半两（炮），干姜一两，赤石脂一两。"相机递加分量，连服不断"，直至"乌头、附子已增至每剂2两"，确实剂量超常。病人因服药有效，"心信坚，胆亦壮"，增加药量，每次服药由1剂的七八分之一增加到1/3，虽有"面如火烘，手足顽痹"诸般反应，认定系药力发作，从容应对，终于获愈。

（2）黄某，男，32岁。胸背疼痛较剧，怕冷，加班后觉疲劳感明显，已2个月。舌淡红边齿痕，白润苔，脉沉。

处方：附子80g（先煎），川乌30g（先煎），干姜30g，赤石脂30g，蜀椒5g（去油），桂枝30g，炙甘草30g。5剂。

胸背疼痛大减，偶有疼痛，下肢觉疲软，口渴不欲饮，纳差，口中无味，身冷，面觉热，大便不成形。舌淡红，边齿痕明显，黄润苔，脉沉小弦。

调方：附子100g（先煎），川乌50g（先煎），细辛20g，干姜30g，蜀椒5g（去油），红参20g，桂枝30g，砂仁20g，生姜40g（去皮）。5剂。（《擅用乌附——曾辅民》）

按：本例胸痹以乌头赤石脂丸主之，得显效后，附子、川乌仍旧加量，值得注意。

3. 桂枝去芍药加麻黄细辛附子汤治案

陈某，女，32岁。妊娠期外感，头疼，身痛，失眠，尤以胸背疼痛、胸中满闷为甚。因怕服药动胎未治疗。产后7日，正值地震，露宿于外，病势加剧。先后到省市数处医院检查，均无异常，诊为"神经症"来诊。

胸部疼痛年余，痞满不舒，呃逆气阻。畏寒头昏，耳如蝉鸣，骨节酸痛，纳差，多梦，行经腹痛，瘀块甚多。舌质偏淡苔黄滑。此为产前感受外邪，产后血海空虚，又受寒湿侵袭，寒凝气滞，胸阳痹阻，清阳不升，故出现胸痞、头晕、耳鸣、失眠、身痛等，俗称之"月后寒"。法宜助阳化气，温经散寒。以桂枝去芍药加麻黄细辛附子汤主之：桂枝10g，炮姜30g，甘草15g，大枣20g，麻黄10g，制附片60g（久煎），辽细辛6g，吴茱萸10g，3剂。

二诊：服后胸痛减，头晕耳鸣好转，仍觉身痛，经前小腹冷痛。少阴阳虚，风寒湿郁闭未解，原方兼佐活血化瘀之品以调其经血：桂枝10g，炮姜30g，炙甘草12g，麻黄10g，制附片30g（久煎），吴茱萸10g，血余炭30g，当归10g。

嘱此方服至经行即止。

三诊：上方服至4剂，月事来潮。经色、经量、疼痛均大有好转，胸痛、头晕、耳鸣、体痛、失眠、纳呆亦明显减轻。原方去炮姜、血余炭、吴茱萸，加茯苓安神渗湿：桂枝10g，生姜30g，炙甘草12g，大枣20g，麻黄10g，制附片30g（久煎），辽细辛3g，茯苓15g，当归10g。

上方服10余剂后，基本治愈。（《范中林六经辨证医案选》）

原按：《金匮要略·水气病脉证并治》云："气分，心下坚，大如盘，边如旋杯，水饮所作，桂枝去芍药加麻辛附子汤主之。"本例并无"心下坚，大如盘"之症，又非单纯水气所作，为何移用之？因此证系真阳不足，寒湿之邪乘产后阳虚而逆僭清阳之位，故不必拘泥"坚"与"盘"及水气之轻与重，亦可辨证投以本方。既解太阳之邪，又温少阴之经。阳气升，气化行，寒凝解，胸痹诸症自平。

4. 真武汤治案

张某，男，65岁。胸闷心悸1个月，偶发心前区疼痛，加重1周。伴气短，乏力，时发晕厥，自觉头身颤动，四肢麻木发凉，尿少稍黄，舌淡紫苔褐而腻，脉弦缓。心电图示心肌缺血改变，血压170/110mmHg。前医曾用瓜蒌薤白剂开胸化痰，效果不显。综观脉证，当系胸痹，证属阳虚水泛，治宜温阳利水，以真武汤加味治之：附子25g，白芍20g，茯苓30g，白术15g，桂枝20g，干姜15g，龙骨30g，牡蛎30g，生姜10片。

5剂后心悸头晕俱减，晕厥、身颤动未再发作，手足转温，上方加丹参30g、檀香10g、砂仁15g，续服5剂，诸症大致消失，感觉良好，心电图示无异常，血压130/85mmHg。守方续服10剂巩固。（《关东火神张存悌医案医话选》）

5. 姜附茯半汤治案

何某，女，44岁。傍晚至21时之间胸闷，气紧，呼吸困难，必须仰头呼吸，喷射激素药物始缓解，病已10余年。脉沉细，舌红边齿痕明显。患者感呼吸困难则痰多，当喷注激素药后痰减少，呼吸困难缓解。面㿠白，畏寒。治则当考虑扶阳祛痰之法：

处方：生姜60g（去皮），附子50g（先煎），茯苓20g，法半夏20g，干姜30g，炙甘草30g，菌灵芝20g，补骨脂20g。3剂。

药后显效，守方再治而愈。（《擅用乌附——曾辅民》）

按：此案胸痹选用姜附茯半汤加味，温阳化痰，为本病治疗开一新径。

6. 血府逐瘀汤治案

马某，男，80岁。2004年1月16日初诊：患者系作者高中母校的教导主任，后来当了校长。2001年出现头晕，CT示多发性脑梗死，脑萎缩，碎步蹒跚。曾经胸痛，自服血府逐瘀丸（成药）有效。但稍微劳累仍然发作，便干不畅。今因操劳右胸又痛，再服血府逐瘀丸无效，睡眠差，心情似感抑郁。舌淡赤胖润，脉弦寸弱。告以仍用血府逐瘀丸，但用汤剂：柴胡15g，枳实g，赤芍15g，炙甘草10g，桃仁10g，红花10g，当归30g，川芎15g，桔梗10g，桂枝15g，黄芪30g，红参10g，五灵脂10g，酸枣仁30g，茯苓30g。5剂。

复诊：云服1剂胸痛即止，服完药后疗效稳定。（《关东火神张存悌医案医话选》）

按：此老校长1963年时任教导主任，此次病好，他很感谢，而我也为能给老校长尽些医疗之责感到开心。因系师生关系，他便问我：为什么同是血府逐瘀丸方，他自己用不好使，我用就好使了呢？我笑了，告诉他"有板方，无板病"，也叫"有成方，没成病"。方子是按病研制的，但疾病却不会按药来得。他以前用血府逐瘀丸，可能病症正好适合这个方，因此有效。现在他稍累就发作，这是气虚表现，血府逐瘀丸里没有补气的药，所以他用就不好使。我在原方基础上加入黄芪、红参，就能补气了，所以我用就好使。

事实上，拿一张成方原封不动去治病，很少有效。自古以来，汤药就是中医治病最基本、最重要的方式，今天仍旧如此，尽管汤药味道不好喝。理由是汤药最能体现中医治病的基本原则——辨证论治。所谓辨证论治，说白了，就是具体情况具体分析，一把钥匙开一把锁。人有千面，病有百变，患者的个体差异是任何医书、教材都无法尽料的。汤药能适应这种千面百变的局势，灵活加减，随时调整，尽量适合病人的实际情况。这就如同量体裁衣，哪个部位肥了加点，如本案因为气虚加入参芪；哪个部位瘦了减点，去掉不必要的药，本案因为阴血不亏，故而去掉原方中的生地。这样针对性更强，疗效自然也好。

7. 温脾汤加味治案

丁某，男，80岁。患冠心病数年，心电图：心肌缺血并房性早搏。长期便秘，多年治疗疗效不佳。现症见：倦怠乏力，腰酸腿软，四肢困重，心悸胸闷，气短心慌，饮食一般，大便干结，数天1次，靠服泻药维持，舌质淡红体胖，苔白润滑，脉沉迟无力，时有结代。证属心肾阳衰，气滞不通，治宜温心肾之阳，佐行气通下，方用温脾汤加味：附子30g（先煎），干姜30g，炙甘草30g，人参15g，生大黄10g，白术30g，白芍30g，淫羊藿15g，补骨脂15g，菟丝子15g，枳实

15g，厚朴15g。

二诊：3剂后困乏显著减轻，大便通畅，精神转佳，脉由迟转缓，结代脉偶有1次，舌质淡红苔白。上方去大黄，加黄芪30g，继服5剂。

三诊：全身情况逐渐好转，大便仍略偏干。上方将炒白术改为生白术60g，以健脾润肠。5剂。

四诊：心慌胸闷消失，大便如常，精神很好，可操持家务劳动。上方药再进5剂，隔天1剂，巩固治疗。（《中医火神派医案全解》：陈守义医案）

按：本案既有心肾阳虚的一面，又有胃腑邪实的一面。陈氏认为，老年人阳虚者居多，但往往虚不受补，关键是夹有实邪，补则助热，攻则伤正，两难措手。因此采用温脾汤，温下并用，既补阳虚，同时又祛除实邪，再加温润之品如火麻仁、杏仁、肉苁蓉等，更加重用白术，增强通便功能。

8. 破格救心汤治案

查某，男，60岁。县医院心电图确诊为冠心病月余，1982年正月初六14时心绞痛发作，含化硝酸甘油片可缓解半小时，不以为意。18时许，绞痛再发，含剂及亚硝酸异戊酯吸入无效。内科会诊拟诊急性心肌梗死，建议急送省级医院抢救。因时间紧迫，乃邀余诊视：患者面青惨，唇甲青紫，大汗而喘，肢冷，神情恐怖，脉大无伦120次/分，舌边尖瘀斑成条成片，舌苔灰腻厚。急予针刺先施，约10分钟痛止。患者高年，肾阳久亏于下，春节劳倦，又过食肥甘，致痰浊瘀血阻塞胸膈，属真心痛重症，且亡阳厥脱诸症毕见，遂投破格救心汤大剂：附子150g，高丽参（另炖浓汁对入）15g，五灵脂15g，瓜蒌30g，薤白（酒泡）15g，丹参45g，檀香10g，降香10g，砂仁10g，山茱萸90g，生龙骨15g，生牡蛎15g，活磁石15g，郁金15g，桂枝尖15g，桃仁15g，五灵脂15g，细辛15g，莱菔子（生、炒各半）30g，炙甘草60g，麝香0.5g，三七粉10g（分冲），2剂。加冷水2000mL，文火煮取600mL，3次分服，2小时1次，昼夜连服。余守护病榻，20时10分，服第一次药后1刻钟汗敛喘定，四肢回温，安然入睡。至正月初七上午6时，10小时内共服药2剂，用附子300g，诸症均退，舌上瘀斑退净。为疏培元固本散一料治本（三七、琥珀、高丽参、胎盘、藏红花、黄毛茸等），追访18年未犯。（《李可老中医急危重症疑难病经验专辑》）

原按：上方以参附龙牡、磁石、山茱萸救阳敛阴固脱；红参、五灵脂同用，益气化瘀，溶解血凝；瓜蒌薤白白酒汤合莱菔子，开胸涤痰，消食降胃；丹参饮合郁金、桃仁、三七、麝香，辟秽开窍，化瘀通络；细辛散寒定痛，桂枝引诸药直达心宫。余以上法加减进退，治心绞痛百余例，心肌梗死及后遗症12例，均愈。其中1例心肌下壁梗死患者，服培元固本散1料（约百日）后经多次CT复查，无异常发现，说明培元固本散有活血化瘀、推陈致新、修复重要脏器创伤的殊效。

9. 白金丸合小陷胸汤治案

李某，男，48岁。因心前区憋闷疼痛就诊。患者无明显诱因出现心前区疼痛憋闷，压榨感，眩晕。查心电图及心肌酶等检查均为阴性，不足以诊断"心绞痛"，诊为"癔病性心绞痛"。给予吸氧，含服硝酸甘油治疗，诸症缓解不明显。曾服枳实薤白汤之类中药汤剂无效。遍访多家中西医名院，现心绞痛症状持续，无其他不适。西医诊断：癔病性心绞痛。中医诊断：癔病。辨证：痰热互结，治法清热化痰，处方：白金丸合小陷胸汤：白矾30g，郁金30g，黄连30g，瓜蒌仁30g，清半夏30g。

服药1周后心痛缓解，继服1周告愈。后随访体健，心绞痛症状未再发作。（《重剂起沉疴》：仝小林医案）

原按："百病多由痰作祟"，癔病表现多样，却无器质性病变，"痰"是致病之本，故癔病多从痰论治。"无痰不作眩"，故可见眩晕；痰浊壅阻心窍，心主神志，可致各类神志异常，因而常出现类似心绞痛症状。大剂量白矾（30g）酸苦涌泄，专化风痰、顽痰，合郁金为白金丸，祛痰而开心窍，是治疗癔病之特效方。另以大剂量黄连（30g）、清半夏、瓜蒌仁清胸中痰热，消除痞满，尤其黄连苦寒入心，合郁金大剂量应用则清心经郁热之力倍增。诸药合用，重在化痰清热，专以针对胶结不解之痰与热。

10. 十枣汤治案

罗妇，原有胸痛宿疾，一年数发，发则呼号不绝，惨不忍闻。今秋发尤剧，几不欲生。医作胸痹治，投瓜蒌薤白枳实厚朴半夏汤及木防己汤多剂皆不效，因迎余治。

按脉弦滑，胸胃走痛，手不可近，吐后则稍减，已而复作，口不渴，小便少。但痛止则能食，肠胃殊无病。证似大陷胸而实非，乃系痰饮之属，前药不效或病重药轻之故欤？其脉弦滑，按与《金匮要略·痰饮》中偏弦及细滑之言合，明是水饮结胸作痛，十枣汤为其的对之方，不可畏而不用，因书：甘遂1.5g，大戟1.5g，芫花1.5g研末，用大枣十枚煎汤一次冲服。无何，肠鸣下迫，大泻数次，尽属痰水，痛遂止，续以六君子汤调理。（《治验回忆录》）

按：火神派擅治寒证、虚证，但对热证、实证同样能治，本案及书中其他热证、实证的案例，即是证明。本案前投瓜蒌薤白枳实厚朴半夏汤等不效，乃是据脉弦滑，胸胃走痛，手不可近等症，判为水饮结胸之证，非十枣汤峻攻难以奏效。

二、冠心病心衰

破格救心汤治案

（1）某海关关长，60岁，原发性高血压20年。2007年4月20日15时，突发冠心病，紧急入住某医院ICU抢救。3日未能控制病势，院方邀请会诊：面色乌暗如蒙尘，体胖唇紫，大汗淋漓，六脉浮大空迟，时一止。心动神摇，胸憋频发，发则四肢瘫软，口不能言，气短不足以息。CT、磁共振见冠状动脉左支梗阻70%，二尖瓣关闭不全。院方建议赴京做支架，病重尚未成行。

愚意患者素体阳虚湿盛，复加长期劳倦内伤，虚损非止一端，渐致元阳大伤，痰湿瘀浊盘踞胸中，势危欲脱。邪实正虚，固脱为急，并予荡涤瘀浊，助阳破阴，以冀阳光一照，阴霾尽消为幸。处方：炙甘草120 g，干姜90g，制附片100g，高丽参30g，五灵脂45g，生山茱萸90g，桂枝45g，桃仁泥30g，丹参120g，檀香10g，降香10g，沉香10g，砂仁10g，石菖蒲10g，生龙骨30g，生牡蛎30g，磁石30g，麝香（顿冲）0.3g，苏合香丸2丸。

上药日夜连服两大剂，次日诊之，诸症均退，面、唇、舌、甲转红，脉缓，脱险。嘱原方附子逐日叠加至250g，加干姜50g，余药不变，24小时内服完2剂。计前后三诊，8日内服药12剂。4月28日冠状动脉造影示：冠状动脉未见狭窄性改变。前见冠脉左回旋支梗死的70%已通，二尖瓣功能恢复。这样的病例，仅2007年就超过10例。（《霹雳大医——李可》）

（2）王某，45岁，1998年11月27日，急性休克收住汾局医院内科。诊为"冠心病心衰并发频发室性早搏及纤颤"，经抢救1小时，病情无改善，其婿电话向余征询治法。询知患者心跳248次/分，心区剧痛，大汗不止而喘，症情凶险。遂电告破格救心汤大剂急煎令服300mL而脱险，次日诊之，脉促134次/分，尿多不渴，舌红少苔，腰困如折。乃嘱原方加麦门冬15g，五味子15g以救阴，一日连进2剂，第3日下午，早搏消失，84次/分而出院，令改服本方平剂3剂。每日1剂，以资巩固。追访1年未复发。（《李可老中医急危重症疑难病经验专辑》）

三、心房颤动

1. 补坎益离丹治案

（1）李某，男，60岁。心慌不安，面容苍白无神，声音细小，两脚水肿。特别怕冷，虽暑热炎天，两足亦冰凉。口干口苦，咽喉干燥，口中无津液，但不思饮水，脉浮数，西医诊断为"心房颤动"。脉搏1分钟达120次，动则气喘，舌质淡红，苔白滑。乃师法郑氏补坎益离丹：附子24g，桂心24g，蛤粉15g，炙甘草12g，生姜5片治之，连服5剂，自觉咽喉干燥减轻，口中微有津液，无其他不良反应。其后附片用量逐渐增加至每剂200g，连续服20剂，自觉精神好转，两脚水肿消，不复畏寒，口中津液多，已不觉口干口苦，脉搏稳定在1分钟95～100次。继服用原方加补肾药物如蛤蚧、砂仁、益智仁、补骨脂、仙茅、黄芪、人参等，又服20剂，脉搏每分钟85～90次，其他症状消失而告愈。（《郑钦安医书阐释》：唐步祺医案）

按：补坎益离丹乃郑钦安所拟，药物组成：附子24g，桂心24g，蛤粉15g，炙甘草12g，生姜5片。功用：治心肾阳虚诸症，尤以心阳不足，心跳心慌为适应证。"补坎益离者，补先天之火，以壮君火也。真火与君火本同一气，真火旺则君火始能旺，真火衰则君火亦即衰。方用附、桂之大辛大热为君，以补坎中之真阳；复取蛤粉之咸以补肾，肾得补而阳有所依，自然合一矣；况又加姜、草调中，最能交通上下。"（《医法圆通》）

（2）王某，女，62岁，农民。心慌、气短，胸闷乏力3年余，曾诊为慢性心衰、心房纤颤，长期服用中西药物，情况时好时坏，未见明显改善。近时进行性加剧，心电图报告：心房纤颤、心肌缺血，心率165次/分。现症见：心慌，气短，胸闷，乏困无力，动则尤甚，面色暗黑，畏寒肢冷，双下肢水肿，舌淡苔白滑，脉沉细无力。证属心阳虚衰，虚阳上越，治宜温阳潜镇，方用郑氏补坎益离丹化裁，药用：肉桂10g，制附子30g（先煎2小时），炮姜30g，炙甘草30g，生龙骨30g，生牡蛎30g，红参10g。3剂，水煎服，每天1剂。

复诊：服药后，情况明显改善，体力明显恢复，畏寒肢冷减轻，心率65次/分，律整。原方再服3剂，病愈大半，后服附子理中丸巩固治疗。（《火神派学习与临证实践》：傅文录医案）

按：心房纤颤是比较顽固的心律失常，其特征表现在心房与心室的跳动不一致，即脉搏慢而心率快，脉沉迟无力，舌淡苔白滑，一派心肾阳虚之表现。治用补坎益离丹化裁，补坎者，补肾阳也；益离者，益心火也。同时佐以龙牡镇潜，红参益气，心病自然得愈。

2. 真武汤治案

（1）某女，50岁。患心跳，跳时长达10余分钟不止，稍陟梯级，气喘不已，并有头晕、失眠、便闭、鼻血等。诊脉微弱而带间歇。推其致病之源，悉其过去除相夫教子外，助理商务者甚久，是病之侵积劳而致也。

盖心主神，肾藏精，心以血养，精以气化，劳其神而损其精，至有心肾不交之象。神以气存，气以精宅。神常满方能分气于四藏；气常充然后引精于六腑。用神无方则伤其气，伤其气并伤其精，精气即伤，则火不能制水，阴不为阳宅，而水气遂至凌心，此心之所以跳也。至头晕、便闭、气喘，皆相互而。主治须壮心、扶气，益阳、逐水，故用真武汤加人参主之，并加天麻除晕，龙齿镇摄，酸枣仁、远志宁神，炮附子用至180g。4帖后心跳减，头晕止，大便畅。再4帖心跳除，睡已酣，先后共服17帖而愈。即多年来之鼻血，亦不再见，返美前告谓历级近百，亦不心跳气喘矣。（《名医心得丛集》）

按：本案虽无心房颤动诊断依据，但据其心跳，长达10余分钟不止，稍陟梯级，气喘不已，脉微弱而带间歇等症，与心房颤动相类似，故归入本节中，谭氏辨证选方均有借鉴意义。

（2）郑某，男，29岁，时面如土色，双目无神，声音低沉，语言不接，起则头晕目眩，卧则心房剧跳，常觉心惊肉瞤，肢酸体疲，气噎频仍，抽搐者屡。按脉间歇，两尺微不应指。究其病源，先天即已不足，复以事业所羁，以致心力交瘁。继而误听医者之言，注射兴奋针药所致。此症危状已现，即以参附汤加玉桂投之，继用四逆汤加参、桂、龙齿、天麻等，炮附子用至180g。

5帖后气噎抽搐已除，10帖后眩晕止，心跳微。再复大剂真武汤30余帖，诸病悉除。至真武之用，有如大战后战场之清理整补，为善后必经之阶段也。

盖面如土色，形脱之象；语言不接，元气大伤；心惊肉瞤，心血两亏；头晕目眩，肝风煽动；加以气噎抽搐，已临虚脱险境。故先用参附汤加玉桂，借人参之壮心扶气，附子之回阳，玉桂之引火归阴，使散失之真阳纳还于肾，防其虚脱。继用四逆汤加参附之意亦同。（《名医心得丛集》）

按：谭氏以擅用真武汤著称："以余临床经验所得，其范畴举凡现世之所谓神经衰弱，属虚证之高血压、心脏病、厥阴头痛病、风痹病、腹胀痛及足肿等病，（真武汤）变更加减或与他方合用，均收宏效。"（《名医心得丛集》）此案足以为证。

四、心动过缓

1.补坎益离丹治案

孔某，女，57岁，退休职工。患病窦综合征经治数年未能缓解，近几年随着更年期停经，病情加剧。心电图报告：心率45次/分。现症见：心悸胸闷，畏寒肢冷，时有烘热汗出，烦躁不安，失眠多梦，气短懒言，不耐劳作，舌胖大边有齿痕，脉沉迟无力。证属心肾阳亏，虚阳上越。治宜温肾助心，镇潜活血。方用郑钦安补坎益离丹加减：附子30g（先煎2小时），肉桂10g，炙甘草10g，红参10g，生龙骨30g，生牡蛎30g，三七10g，灵磁石30g，紫石英30g，干姜30g。6剂，水煎服，每天1剂。

复诊之时，病人称近10年未有之好转，心慌胸闷消失，体质增加，烘热汗出消失，失眠好转，睡眠质量仍较差，心电图报告：心率62次/分钟。原方有效，再服6剂，巩固治疗。（《火神派学习与临证实践》：傅文录医案）

按：本案补坎益离丹加用干姜增加温热之功，三七以活血化瘀，生龙骨、生牡蛎、磁石、紫石英镇潜虚阳上越，加人参益气助阴，方药对症，因有桴鼓之效。

2. 四逆汤合保元汤治案

赵某，男，45岁，农民。心悸胸闷数年，服用中西药物不效。心电图报告：心肌缺血，心率40次/分。现症见：有进行性加剧趋势，动则气短胸闷，畏寒肢冷，活动后汗出如雨，不耐劳作，舌淡苔薄水滑，脉沉迟无力。证属心肾阳虚。治宜补益心肾之阳。方用四逆汤合保元汤加味：炙甘草20g，制附片100g（先煎2小时），炮姜30g，炙麻黄10g，细辛10g，肉桂10g，红参10g，黄芪60g，丹参10g，三七粉10g。6剂，水煎服，每天1剂。

服药后，心率提高到59次/分，自感身体力增，汗出明显减少，仍畏寒肢冷，舌脉如前。原方再进6剂，制附片加至120g。

服药后，心率提高到66次/分，自我症状消失，纳增神振，精力充沛，用附子理中丸善后调理。（《火神派学习与临证实践》：傅文录医案）

原按：本案心动过缓，全身一派阴盛阳衰之象，当温补心肾之阳，方用四逆汤合保元汤加味，特别是重用附子一味，温补之力尤为上乘，同时辅以益气、开表、活血之品，加强治疗效果。本例"活动后汗出如雨"，犹加麻黄、细辛开表，虑其过汗之弊，因有附子、参芪温固之品，并未过汗，反而汗出明显减少，可资参考。

第五章 慢性阻塞性肺病

慢性阻塞性肺病主要指慢性支气管炎、肺气肿、肺心病等病症。

慢性支气管炎临床表现为经常咳嗽、痰多、喘促，每年至少发作3个月，连续超过2年。此病像肺气肿一样是一种严重的、长期的疾患，需要长期治疗，典型的患者也患有肺气肿，二者症状较相似。

肺气肿是一种潜在致命的肺部疾患，以肺泡弹性进行性丧失为特点。典型表现为咳嗽及气短。尽管很多因素，包括遗传、空气污染及慢性肺病如哮喘，在肺气肿的发展过程中起着一定的作用。但引起肺气肿的最常见的病因为长期大量吸烟，肺气肿患者容易合并有肺炎并最终发展至肺心病、心衰。这样，慢性支气管炎—肺气肿—肺心病，就成为十分常见的三部曲演变过程。

慢性阻塞性肺病的症状为气短，一年比一年加重。慢性轻咳，有时伴有大量黏痰，扩大的"桶状胸"。

急性支气管炎通常因为感受风寒，肺部破感染所制。人约90%的感染最初为病毒，10%为细菌。

反复发作的急性支气管炎，过度减弱和刺激支气管通道，导致慢性支气管炎。

肺气肿的最常见的病因为长期大量吸烟。吸烟变可使得本病易于合并肺部感染或其他严重疾患，任何引起呼吸道狭窄的肺部疾患，例如慢性支气管炎或哮喘，由于某种原因可以引起肺内压力升高而最终损害肺泡，形成肺气肿。

没有办法可以让肺气肿恢复到正常状态，但可防止肺气肿进一步恶化。吸烟者应立即停止吸烟，排除肺内过量的黏液，扩支气管药物可减轻呼吸困难。

（1）预防肺气肿的最好办法是立即停止吸烟。

（2）更轻松地呼吸，如瑜伽。

（3）深呼吸有助提高肺功能并加强呼吸肌。

（4）避免食用可引起过量痰液生成的食品，如奶制品、精致加工食品。

（5）经常锻炼，增强体质。

一、慢性支气管炎

1. 小半夏加茯苓汤治案

（1）李某，男，5岁。初生不久即患支气管炎。1～4岁时，曾先后在某中医院住院治疗。因缠绵不愈，身体益弱，经常感冒发烧，咳嗽反复加重。

1978年7月来诊：咳嗽已1年多，频频发作。痰清稀，睡时可闻痰鸣声。食纳不佳，面萎黄，体瘦。舌质偏淡，苔白滑腻。触双手、肌肤微冷，此为手足太阴两脏同病，水饮久留不去，上干于肺，致常年痰咳不止。法宜温化水饮，降逆止咳。以小半夏加茯苓汤加味主之：法半夏10g，生姜10g，茯苓12g，紫菀6g，款冬花3g，甘草3g，2剂。

二诊：咳嗽减，痰鸣消；但仍吐清稀痰，上方损益再服：法半夏10g，干姜6g，茯苓12g，甘草6g。

1979年5月追访，治愈，去冬今春再未复发。（《咳嗽之辨证论治》）

原按：经云："水在肺，吐涎沫""水在脾，少气身重"。此例病根责于手足太阴皆为水湿所困，并互相连累，致使痰饮咳嗽更加胶着难愈。投以小半夏加茯苓汤，原方用以主治痰饮咳嗽。加甘草者以助脾气，并配干姜以温中；加紫菀、款冬花者，更增消痰下气之效。

按：唐氏拟有新订小半夏加茯苓汤，治水湿为患，咳而兼呕吐者。组成：半夏20g，生姜20g，茯苓30g，旋覆花10g，紫菀30g。系在《金匮要略》小半夏加茯苓汤基础上加旋覆花、紫菀二味。据唐氏经验，此方之疗效，在一般湿咳名方二陈汤之上。

（2）陈女，1岁。每日咳嗽不止，一咳连续一二十声，有时涕泪俱出，咳痰不易吐出，经检查为百日咳，服中西药无效，半年来未有宁日。面色青黯唇白，舌质淡红，苔白腻。此乃初伤于水湿，继化痰涎，痰饮积聚而引起之百日咳。法当祛痰饮而降逆止咳，小半夏加茯苓汤加味治之：

半夏9g，生姜9g，茯苓9g，甘草6g，紫菀3g。连服2剂后，咳嗽有所减轻，因水湿化痰饮为患，以致阳虚，必须温阳逐水化痰，附子理中汤去参加茯苓治之：制附片18g，白术12g，干姜15g，炙甘草15g，茯苓15g。又尽2剂，咳嗽即告痊愈。但面色苍白，唇口及舌质淡红，苔白润，饮食不佳，用六君子汤加砂、蔻健脾胃而法痰，巩固疗效：党参15g，茯苓9g，白术12g，炙甘草15g，半夏9g，陈皮6g，砂仁6g，白豆蔻6g。服2剂，恢复健康。（《咳嗽之辨证论治》）

按：此案初诊以痰饮积聚，处以小半夏加茯苓汤，治痰为主体现治标；二诊着眼于阳虚湿盛，选附子理中汤去参加茯苓，温阳逐水则是治本；三诊为善后处理，用六君子汤加砂、蔻健脾胃，巩固疗效。思路清晰，法度井然。清代陆九芝说："书本不载接方，以接方之无定也，然医则全在接方上见本领。"此案在接方上可见唐氏功夫。

2. 姜茯附半汤加白芥子治案

张某，女，74岁。阵发性痉咳1个月，有黏痰，咳出黏痰则咳减，怕冷怕风，眠差易醒，胸部觉热，欲饮冷，饮入而又觉不适。舌淡红，白润苔，脉左略数，右弦。处方：生姜40g（去皮），生半夏20g，茯苓20g，附子30g（先煎），白芥子10g。3剂。

药后咳痰均减轻，继以上方3剂而愈。（《擅用乌附——曾辅民》）

按：此例阵发性痉咳，用郑钦安姜茯附半汤加白芥子取得良效，为此病治疗开一法门。

3. 四逆汤合六君子汤治案

孙某，男，41岁。1978年11月18日来诊。宿有慢性支气管炎病史，此次发热、咳嗽、喉疼已8天。某医院诊为化脓性扁桃腺炎，用庆大霉素、磺胺及清热解毒剂治疗，喉痛不减，体温不降，咳嗽不止。时值初冬，天未大寒，患者身穿皮袄，外披大衣，面色苍白，扁桃腺肿大、化脓，但扁桃体及其周围黏膜色淡，体温39℃。舌质淡，苔薄白而润，脉细数无力。

此素体阳虚，复感寒邪，寒在骨髓，故重衣而不知暖；虚阳上浮，热在皮肤，故体温升高，扁桃体化脓，病灶局部肿大色淡；咳嗽乃肺感寒邪，失于宣肃；面色苍白，舌脉则为真寒之象。治宜温阳健脾，化痰止嗽，引火归原，处方：附子15g，干姜10g，党参15g，白术15g，陈皮15g，半夏10g，杏仁12g，款冬花15g，紫菀12g，百部15g，肉桂2g（冲服），补骨脂15g，菟丝子15g，甘草3g。3剂。11月19日复诊。述服药1剂，咽痛止而热退，咳嗽减轻。上方去肉桂续服而安。（《中医火神派医案新选》：李统华医案）

按：此案咳嗽选用四逆汤合六君子汤温阳化痰，另取款冬花、紫菀、百部止咳，补骨脂、菟丝子补肾。难得的是，在扁桃腺肿大、化脓，体温39℃的情况下，未用一味清热之品，识得其"虚阳上浮"之假热之象也。

4. 金匮肾气丸治案

李氏早年至富民县访友，友人留宿，夜阑闻间壁咳声频频，达旦未止。询知夜咳者乃一年近七十之老妪，病已半载，屡治罔效。李即登门予以诊治，其症咳多甚于夜间，每卧即痰壅作咳，以致难以入寐。咳时气短难接，痰有咸味，屡服化痰止咳之药，总难奏效。脉两寸俱大，两尺则微细欲绝，参其脉症，知此病不单在肺，肾亦病矣，乃肾虚不纳之候。遂以金匮肾气丸方加味治之：附片30g（开水先煎透），上肉桂6g（研末调服），熟地15g，山茱萸6g，怀山药15g，茯苓

15g，粉丹皮9g，泽泻9g，炙麻黄根9g，五味子6g。

上方仅服1剂，当晚咳即减半，知药已对证，令其再服5剂，并购金匮肾气丸常服，未及半月而愈。（《李继昌医案》）

按：李氏云："治咳首当辨明新久虚实，大凡新病实证，病多在肺，应以祛邪为先，不可早投敛肺之药；久病虚证，病多在肾，当以摄纳为急，不宜过用宣散之剂。"确为经验之谈。

5. 破格救心汤治案

吴某，男，30岁，商人。咳嗽已有年余，就治于各级医院而无明显效果。现症见：先有喉痒，继之咳嗽，阵发性剧烈加重，伴气憋胸闷、眼泪出等，夜晚或遇寒冷时加重，吐出白色泡沫状痰液后，咳嗽停止，气短乏力，汗出，畏寒肢冷，不耐劳作，舌质淡，脉沉细。证属久病伤肾，肾不纳气，治宜温肾纳气，方用破格救心汤：附子30g（先煎2小时），干姜30g，炙甘草10g，红参10g，山茱萸30g，生龙骨30g，生牡蛎30g，紫石英30g，灵磁石30g，石菖蒲20g。2剂，水煎服，每天1剂。

药后咳嗽病减十去七八，甚为高兴，信心增加，再服原方3剂，后又服3剂，停药观察月余，无异常。

4个月后，在外地感冒又引发咳嗽，专程返我处治疗，服上方药6剂，病又治愈。（《火神派学习与临证实践》）

按：久病咳嗽，正气亏损，肾不纳气，加之一派虚寒表现，因此，治从温肾纳气着手，方用破格救心汤，重用附子温补阳气，生龙骨、生牡蛎、紫石英、灵磁石镇潜使元阳归下，恢复肾元纳气之功，看似不治咳而实治咳。主治者傅文录认为，该方经临床观察用治久病喉源性咳嗽疗效显著，是对付久治不愈的一张王牌。该案可与上篇"治之但扶其真元"之"顽固性咳嗽"案互相参阅。

6. 当归四逆汤治案

高士宗谓：连嗽不已，谓之顿呛。顿呛者，一气连呛二三十声，或十数声，呛则头倾胸曲，甚则手足痉挛。痰从口出，涕泪相随，皆由毛窍受寒，致胞血凝涩，其血不能淡渗于皮毛络脉之间，气不煦而血不濡则患顿呛。用药当以治血理肝为主，蓄之于心，未曾经验。

一日有傅姓小儿，患症与高氏所论适合，他医用疏散药不应，脉之细涩，乃以当归四逆汤与之，1剂知，3剂已。（《遯园医案》）

按：顿呛之症，似与百日咳相似，以当归四逆汤治之，其理论和经验别开生面。

二、肺气肿/咳喘

1. 小青龙汤加附子治案

（1）李某，男，年四旬。患痰饮咳喘病已八九年，中西医屡治未愈。脉左弦右滑，两尺弱，心脉细短，肺脉滑大，按之则空，舌苔白滑而腻，面色青黯，目下浮起如卧蚕。咳痰气喘而短，胸闷痰滞，头疼目眩。食少无神，畏食酸冷，渴喜热饮而不多，小便短赤，咳时则遗。入夜难眠，行卧唯艰，值阴雨天寒尤甚。此由脾肾阳虚，饮邪内泛，脾不运化，水饮上逆犯肺则作痰作咳；肾虚不纳，则短气喘息而遗溺；痰湿阻遏，清阳不升，浊阴不降，肺肾之气不相接，遂成痰饮咳喘之证。拟方小青龙汤加减主之：附片20g，北细辛4g，麻茸3g，干姜15g，法半夏15g，五味子1.5g，甘草3g。

次日复诊：头疼、咳痰稍减，痰较易咯，乃照原方分量加倍。服后痰多咳吐如涌，胸闷减，喘息较平。2剂后，头痛若失，喘息平其大半。3剂后，稍能食，行卧已较轻便，唯痰多，气仍短，小便转长而色仍赤。盖湿痰饮邪得阳药运行，在上由咽喉气道而出，在下则随小便而去，乃病退之兆，仍照前方加减治之：附片100g，北细辛10g，半夏10g，干姜40g，上肉桂10g（研末，泡水对入），茯苓30g，桂尖20g，五味子3g，甘草10g。

2剂后，喘咳平，痰已少。3剂后，胸闷气短均愈，饮食倍增，弦滑之脉已平，腻苔已退。唯精神未充，苓桂术甘汤加附子、黄芪，连进10剂，遂得痊愈。

附片150g，黄芪30g，茯苓20g，桂尖20g，白术20g，甘草10g。（《吴佩衡医案》）

按：老年慢性支气管炎、肺气肿，反复咳喘，久病及肾，元阳亏损，已入虚寒境地。本病发作，西医一般均予抗生素、激素反复应用，虽说可能缓解，然阳气日损，抗病能力日下。凡遇风吹草动应时即发，如此恶性循环，终成顽症痼疾。吴氏用小青龙汤加附子，减去白芍，意其碍阳。初诊方各药包括附子的剂量均系平剂小量，得效后，附子则一再加大剂量，不以病减而减量，与"大毒治病，十去其六"之旨相比，另备一格。

（2）杜某，男，53岁。素体丰盛，咳嗽痰喘甚剧。新近受冷，咳嗽痰喘频作，夜不安枕，饮食少进，头重且涨，舌苔白腻，脉象浮滑。辨为盛人多痰，嗜寒饮冷，中阳不足，寒痰恋肺，治以益阳培正，温肺化痰，处方：黄厚附片18g，姜半夏15g，陈皮9g，麻黄9g，桂枝9g，炒白芍15g，北细辛3g，五味子9g，淡干姜6g，莱菔子9g，白芥子9g，炙甘草9g。上方服3剂后，咳嗽痰喘得平，病愈过半。（《上海中医药杂志》1983年3期：祝味菊医案）

按：本方实是小青龙汤合三子养亲汤加附子，功在扶助中阳，化痰逐饮。祝氏遣药多半自行组方，治咳喘时则多用小青龙汤加味。

（3）黄某，男，70岁。病已月余，初起畏寒，身困，头眩，咳嗽，痰吐泡沫，继之咳嗽加重，痰凝气滞，动则胸满喘促，心悸气短，夜不能卧，面、足微浮。大便溏，小便清。曾服杏苏饮、二陈汤、麻辛附子汤，用过四环素、土霉素、氨茶碱等均无效。诊见舌苔白润，脉浮滑而弦。症属表寒外束，痰饮内滞。治宜温肺散寒，止咳定喘，小青龙汤加味：麻黄9g，桂枝9g，法半夏9g，细辛3g，炒杭白芍9g，五味子3g，杏仁9g，川厚朴6g，生甘草3g，生姜3片，大枣3枚。

服药2剂，咳嗽稍平，白痰仍多，自觉心悸，气短，胸闷，肢冷，恶寒。面足尚浮，夜难入睡，饮食少，二便如前。脉濡滑，苔薄白润。此表寒解后，阳虚脾弱，肺风痰饮未净，仿金匮治痰饮法，投苓桂术甘汤加味：白茯苓18g，桂枝9g，白术12g，生甘草3g，法半夏9g，广陈皮6g，生姜2片，大枣3枚。

服药2剂，咳已稀，痰涎减，思饮食。但神倦思睡，动则喘促，面足仍现轻度水肿。脉濡缓，两尺沉细，舌自淡。此属痰饮渐消，高年心肾阳虚作喘，用真武汤加味，服10余剂后，症遂平缓。处方：

川附片30g（开水先煨透），白术12g，白茯苓15g，广陈皮6g，炒杭白芍9g，生甘草3g，生姜3片，大枣5枚。（《姚贞白医案》）

按：此案咳喘，始以小青龙汤加厚朴、杏仁散寒开表为主；继以苓桂术甘汤合二陈汤温肺化痰，理脾为重；终以真武汤加味温阳固本，收功在肾，层次分明，思路清晰。

（4）民国年间，宁波郑松家有一男佣，患咳嗽之症久而不愈，声闷不畅，多医治之未效。邀请范文甫诊视，范诊后说：这病应该用小青龙汤。郑松说，"已经服过3剂了，无效。"范说："请以冰水煎之。"遵嘱如法煎之，果然收效。原来，范氏曾经见过患者在烈日下饮用冰水，询其咳起之日发自热天，故用冰水为引以治之。（《范文甫专辑》）

按：发病由食冰引起，还需以冰解之，此同气相求，反佐用药之意。用方还是原方，只因反佐以冰水竟获佳效，可谓出奇制胜。清代尤在泾曾谓："兵无向导则不达贼境，药无引使则不达病所。"名家治病，并未多用奇方，常能在众医不着眼处，以意用之，而获佳效。

2. 真武汤治案

（1）安某，女，54岁。1966年因受风寒，咳嗽迁延12年。每年入秋则发，冬季加剧，甚则不能平卧，某医院诊断为慢性支气管炎。1978年8月初诊：阵发性剧咳，痰清稀量多，头晕心累，气短，昼夜不能平卧。畏寒恶风，面足水肿，脸色萎黄。舌质淡暗有瘀斑，舌体胖嫩而边缘多齿痕，苔白滑，根部厚腻。辨为少阴阳虚水泛，寒痰阻肺咳嗽，法宜温阳化气行水，以真武汤加减：制附片60g（久煎），茯苓24g，生姜30g，白术20g，桂枝10g。

上方连服6剂，咳嗽明显好转，痰亦减少过半，呼吸较前通畅，渐能平卧。颜面已不觉肿，舌质稍转红润，厚腻苔减。多年之患已获初效，宜守原法，以干姜易生姜，加强温中补脾之效。

三诊：上方续服6剂，诸症显著减轻。尚有轻微咳嗽，清痰少许。舌质转为淡红，乌暗瘀斑与白腻苔渐退，舌边齿痕已不明显。有时尚觉气短，心累，病有从阴出阳之势，须适应转机，通阳和中，燥湿涤饮，以苓桂术甘汤加味缓缓服之：茯苓20g，桂枝10g，白术20g，法半夏15g，生姜20g，甘草3g。服12剂后，诸症基本痊愈。入冬以来再未重犯。（《范中林六经辨证医案选》）

原按：患者每年秋冬外感，咳必复发，神疲身倦，恶寒肢冷，气短倚息难卧，面色晦滞，舌质暗淡无华，皆肾阳衰微之明证。肾为水脏，肾中真阳衰微不能化气，则水饮内停；水寒之气上泛，则头眩、心累；水气停于胸肺，则咳嗽不已，痰涎清稀量多，气短难卧；水气溢于肌表，故面足水肿沉重。舌质胖嫩，兼有齿印与瘀斑，舌苔白而厚腻，皆为水泛寒凝之象。同时年逾半百，阳虚益甚。多年前，初感寒邪病咳，正气未衰，逐风寒之邪从外而解，或可速愈；今则迥然不同，断不可舍本求标。综上所述，此属少阴肾阳衰微，水寒射肺，故投以温阳散寒、化气行水之真武汤，以芍药易桂枝者，加速温经散寒，化气行水之功。不攻肺而肺之病自愈，不止咳而咳嗽自平。

按：此证用真武汤，并未按仲景成法加姜辛五味化痰，是因为阳虚水盛为本，痰湿为标，兼以年逾半百，阳虚益甚，故从扶阳着眼，"断不可舍本求标"，"不攻肺而肺之病自愈，不止咳而咳嗽自平"。确是扶阳高手。

（2）吴某，58岁。十数年前病寒，误用凉药，几至危殆，得团弘春医生温剂而愈。致遗中寒痰饮、咳喘胀满不能卧之证，数年一发，例用温肺汤加附子而平。己酉仲秋，不由外感而咳嗽，因素有痔血之病，乃追怨弘春之热药，恶姜、附如仇。延至初冬则虚寒毕露，右尺脉全无，反真阳外越，两足发热，夜置被外，面赤咳喘，右肋气冲，不能着枕而卧，乃寒水上逆，水蛊之机。暗加附子，以茯苓为君，附子、炮姜、半夏为臣，芍药为佐，用真武汤之意，每日投2剂。

将一月，咳止胀消，反恶寒足冷。彼方知本体虚寒，遂加人参、白术，冬至后阳回足温。药不易方，至立春尺脉略出半部，春分后始得满部，而痔血亦愈。

芍药加多，必致溏泻，病时谤议汹汹，唯患者不为所惑，必不易医。右尺半年无脉，姜、附药200余剂方起于床，可谓沉寒痼冷矣。（《素圃医案》）

点评：此案右尺脉全无，乃肾阳不足之辨证眼目。是知真阳外越，上浮则面赤，下泄则足热；右肋气冲，不能着枕而卧，乃寒水上逆之象，皆由阳虚衍生而发。

3. 四逆汤加味治案

高某，女，71岁。每年冬季都要发作咳喘，此次发病更重，咳嗽吐脓臭痰，日夜不能平卧，诊为慢性支气管炎，并发肺气肿。其脉沉迟而细，舌苔黄腻而厚，略带微白，不饮食已3日，腹痛身疼，四肢厥冷，神识已不清楚。此由阳虚不能卫外，寒中三阴，引动宿痰，并误服寒凉药味，注射青霉素，形成阳虚欲脱之症，必须大剂回阳，加散寒药味，主以新订四逆加麻黄汤：制附片62g，干姜31g，炙甘草31g，麻黄12g。尽剂后，神识渐清，咳喘略减，能吃粥一小碗，但四肢仍厥冷，上方加重分量治之：

制附片124g，干姜62g，炙甘草62g，麻黄18g。服1剂，咳喘大减，已能平睡，脓臭痰化为泡沫痰，四肢渐温和。舌苔黄腻减少，脉仍沉细。以新订麻黄附子细辛汤温经散寒，平咳定喘：麻黄9g，制附片62g，细辛3g，桂枝15g，生姜62g，甘草31g。连服2剂，诸症悉退。唯胃纳不佳，微咳，吐清稀水痰。法当温脾健胃，处以附子理中汤去参加砂、蔻：制附片62g，白术31g，干姜31g，炙甘草31g，砂仁15g，白豆蔻15g。又服2剂，咳喘痊愈，饮食渐增。

嘱以附片、生姜炖羊肉汤调理，以竟全功：制附片62g，生姜62g，羊肉500g。患者炖服羊肉汤两次，有如平人，不怕冷，能做些家务。第二年冬季，咳喘亦未复发。（《咳嗽之辨证论治》）

按：咳吐脓臭痰，兼之舌苔黄腻，一般易辨为肺热痰火。但脉沉迟而细，四肢厥冷，神识不清，不进饮食已3日，腹痛身疼，一派阴寒之象。脓臭痰系宿痰郁积而致，不可按痰火认证，舌苔黄腻也不单主热象，慢性咳喘久病常见此等症状，不可惑此而投寒凉之品。当从全身阴象阴色着眼，看出阳虚本质。

本案初诊得效后，附片、干姜、炙甘草三味均剂量加倍，是经典火神派风格。四逆加麻黄汤组成：制附片、干姜、炙甘草、麻黄，唐氏称之为新订四逆加麻黄汤。

4. 四逆汤合六君子汤治案

（1）吴某，男，54岁。1978年12月28日来诊。咳喘8年，西医诊断为慢性支气管炎合并肺气肿。此次发作月余，自觉口鼻冒火，口苦口干，渴喜冷饮，剧咳多痰，痰浊色黄，每日吐痰百口以上，稍动则张口抬肩，夜晚咳喘不得卧，肌肤发热，自汗淋漓，手足心烙，舌质淡，苔薄白而润，脉象细弱。

此证颇似肺肾阴虚，而舌脉均为阳虚之症。盖咳喘日久，肺病累肾，肾阳已衰，虚阳上浮，故自觉口鼻冒火，口苦咽干；虚火浮游于胃，故得冷饮则舒；阳虚水泛，上渍于肺，虚火灼津，故痰量多而色黄；痰阻气管，肺失宣肃，肾失摄纳，故咳喘气逆，阴盛阳浮，故肌肤发热，手足心烙；阳虚则卫气不固，故自汗淋漓。治宜健脾化痰，温肾纳气，处方：附子25g，干姜10g，党参15g，苍术15g，白术15g，云苓15g，陈皮10g，半夏10g，补骨脂15g，菟丝子15g，牙皂10g，椒目10g，白芥子10g，甘草3g。

服药3剂，喘咳吐痰基本消失，余症悉愈。按上方去牙皂、椒目、白芥子、苍术，加枸杞子12g，沙苑子12g，杏仁12g，款冬花15g，紫菀15g，调理而安。（《中医火神派医案新选》：李统华医案）

按：此案咳喘8年，由舌脉断为阳虚之证。其他热象"颇似肺肾阴虚"，实则皆由阴盛阳浮引起，李氏条分缕析，启发阴火之辨析："虚阳上浮，故自觉口鼻冒火，口苦咽干；虚火浮游于胃，故得冷饮则舒；阳虚水泛，上渍于肺，虚火灼津，故痰量多而色黄……阴盛阳浮，故肌肤发热，手足心烙。"

本案可与上节"慢性支气管炎"中四逆汤合六君子汤治孙某案互参。

（2）刘某，男，46岁。咳喘月余，昼轻夜重，气不得续，咳不能寐，口鼻干燥，面赤如妆，痰色微黄，尿清便溏，舌淡苔白，津多欲滴，脉沉细无力。分析其口鼻干燥，面赤如妆等热证为病之假象，尿清便溏，舌淡苔白，脉沉细无力等寒证为病之本质，辨为阴寒内盛，虚阳上浮之真假寒热之证，治以温肾纳气，健脾化痰，处方：制附子25g（先煎），干姜15g，党参15g，茯苓12g，白术15g，半夏10g，陈皮10g，紫菀12g，款冬花15g，百部15g，补骨脂15g，菟丝子15g，锁阳15g，杏仁12g，甘草3g。

3剂后，咳喘明显减轻，夜寐已安，续进3剂后，咳喘俱平，口鼻干燥，面赤如妆等症亦失。（《中医火神派医案新选》：李统华医案）

按：本案亦可与上案互参。

5. 厚朴麻黄汤治案

朱某，病患咳嗽，恶寒头疼，胸满气急，口燥烦渴，尿短色黄，脉浮而小弱。据证分析，其由邪侵肌表，寒袭肺经。肺与皮毛相表里，故恶寒而咳；浊痰上泛，冲激于肺，故胸满气促；燥渴者，则为内有郁热，津液不布，因之饮水自救；又痰积中焦，水不运化，三焦决渎无权，故小便黄短；脉浮则属外邪未解，小弱则因营血亏损，显示脏气之不足，如此寒热错杂、内外合邪之候，宜合治不宜分治，要不出疏表利肺、降浊升清之大法，因处以金匮厚朴麻黄汤。

其方麻、石合用，不唯功擅辛凉解表，而且祛痰力巨；朴、杏宽中定喘，辅麻、石以成功；姜、辛、味温肺救气，功具开阖；半夏降逆散气，调理中焦之湿痰；尤妙在小麦一味补正，斡旋其间，相辅相需，以促成健运升降诸作用。但不可因麻黄之辛，石膏之凉，干姜之温，小麦之补而混淆杂乱目之。药服3剂，喘满得平，外邪解，烦渴止。再2剂，诸恙如失。（《治验回忆录》）

按：《金匮要略》："咳而脉浮者，厚朴麻黄汤主之。"其方：厚朴五两　麻黄四两　石膏如鸡子大　杏仁半升　半夏半升　干姜二两　细辛二两　小麦一升　五味子半升。上九味，以水一斗二升，先煮小麦熟，去滓，内诸药，煮取三升，温服一升，日三服。

本案咳喘恶寒头疼显系表寒，兼见口燥烦渴，尿短色黄则为内热之症，"如此寒热错杂、内外合邪之候，宜合治不宜分治，要不出疏表利肺、降浊升清之大法，因处以金匮厚朴麻黄汤"。

6. 麻黄附子细辛汤加味治案

（1）李某，男，3岁。患咳嗽已经月余，经医院检查诊断为百日咳，服药无效。一咳就连续一二十声，头倾胸曲，有时涕泪俱出，吐泡沫涎痰。出冷汗，喘促气紧，晚上尤甚。面色青白，唇乌黯。舌质淡红，苔白带微黄。此乃阳虚而寒重，以新订麻黄附子细辛汤治之：麻黄3g，制附片18g，细辛2g，桂枝3g，干姜15g，甘草15g。

服药后，喘咳有所减轻，但里寒重，必须扶阳以散寒止咳，四逆加麻黄汤治之：制附片24g，干姜18g，炙甘草18g，麻黄6g。尽剂后咳喘更减，冷汗已敛。舌苔微黄去，略现红润，涕泪俱无，四逆汤加味治之：制附片24g，干姜18g，炙甘草18g，茯苓15g，白术15g。

连服2剂，喘平咳止。嘱禁食生冷瓜果，巩固疗效。（《咳嗽之辨证论治》）

按：3岁小儿咳喘，前后所用三方，俱未离四逆汤，体现扶阳大法。新订麻黄附子细辛汤为唐氏所拟，组成：麻黄，制附片，细辛，桂枝，干姜，甘草。作者称之为麻桂辛四逆汤，为麻黄细辛附子汤之放大剂。麻黄、桂枝、细辛解表祛邪且俱有治咳之功，四逆汤温扶阳气，合而成解表温经，太少两解之剂。唐氏认为凡一切阳虚感寒之咳嗽、哮喘，皆能治之，并为治伤寒而引起之寒痛要方，值得借鉴。

（2）刘某，女，58岁，农民。素有咳喘病，每次发病严重，晚上不能平卧。此次发病，饮食减少，心累心跳，咳嗽气紧，吐白泡沫清痰，整夜不能安眠，全身强痛，背上及两脚冰冷，面容微红而现水肿，嘴唇乌白。舌苔黄腻，脉浮紧而细。此乃肺阳虚弱，复受寒邪侵袭。宜表里兼顾，温肺散寒以利咳喘，新订麻黄附子细辛汤加味治之，重用姜、桂温补肺气：麻黄9g，制附片31g，细辛3g，桂枝31g，干姜31g，生姜62g，甘草31g。

服药1剂后，痛证悉除，咳喘减轻，已能平卧，继续用附子理中汤去人参加茯苓治之：制附片31g，白术31g，干姜31g，茯苓24g，炙甘草31g。

连尽2剂，不复怕冷，咳喘大减。咳时右胁微胀痛，面容苍白无神，此肺阳偏虚。姜桂汤加味扶肺阳，肺阳旺而咳自愈：生姜62g，桂枝31g，茯苓24g，半夏18g。尽剂后而咳嗽愈。（《咳嗽之辨证论治》）

按：如此重症咳喘，换方3次，用药4剂，即能治愈，颇显功力。先予新订麻黄附子细辛汤加生姜温肺散寒，解除表痛，继以附子理中汤去人参加茯苓温中扶正，终以姜桂汤加苓夏扶肺阳，移步换法，层次分明。

7. 温肺汤治案

（1）癸亥年九月，汪石老一仆妇，年二十余，极瘦弱。咳嗽，气喘促，不能卧，并一步不能移动，已经7日。所服之药，皆系防风、杏仁、麦门冬、贝母、桑皮之类，愈服愈剧。石老邀为视之。脉极数乱，却极绵软无力。其数乱者，乃气喘促之故；其软而无力，则脉之真象也。余断为肺气虚寒，宜用温肺汤：炮姜、肉桂、白术、半夏、黄芪、人参、茯苓、甘草、橘红、桔梗。服1剂，是夜遂不喘，可以安卧。次日即能行走，再剂痊愈。

前此里中有一仆人，时发哮喘。发时一连二十余夜不能卧，遇寒更甚。余以此汤投之，彼下人无参，重用黄芪10g，1剂立愈。嗣后将方时刻佩带身边，间一发时，照方市药1剂即愈。

又梅村叶兰友兄，亦有此症。壬戌冬月正发，余投以前药，当夜即安卧。连服八剂，半年不发。后一发时，照方服药即愈。后兰老以余方夸示医者，医者茫然不解。未几往雄村治病，病正相合。见前诸医所用之药，悉是黄芩、麦门冬之类，喘嗽月余，终不能卧。因以余方试之，一剂取效，始自叹服云："吾行医一世，从不知有此治法。"

不知何故，近来医家凡遇此证，必用麦门冬、贝母以重寒其肺，否则桑皮、白前、苏子以重泻其气，甚至黄芩、天花粉使雪上加霜，而病无瘳时矣。若告以当用参芪，则笑为妄诞，告以当用姜、桂、白术，则畏若砒霜。致使昔贤垂示后

人之正法不能复明于世，无怪乎夭枉者多也。（《吴天士医话医案集》）

按：吴天士谓："喘嗽之有温肺汤，乃气虚肺寒的对之药，投之得安，无不立效。"

温肺汤组成：炮姜、肉桂、白术、半夏、黄芪、人参、茯苓、甘草、橘红、桔梗。

（2）陈某，女，31岁。2012年4月12日初诊：气喘反复发作3年，今自觉欲发作已3天，似有哮鸣音。气短，痰多白稀，咽似有痰阻，手足心热，便似干，形胖。舌淡胖润，脉沉滑寸弱。判为阳气虚弱，痰湿偏重，处方温肺汤加附子、麻黄：生半夏30g，陈皮10g，茯苓30g，红参10g，白术30g，炙甘草15g，附子30g，麻黄10g，黄芪30g，桔梗15g，防风10g，肉桂10g，炮姜20g，生姜10片，大枣10枚。7剂。

服药即愈。（《关东火神张存悌医案医话选》）

按：寒痰咳嗽有小青龙汤加附子和吴氏四逆二陈麻辛汤应对，对虚证痰喘咳嗽，清初名医吴天士赏用温肺汤，屡用此方取效，"乃知此汤之治肺气虚寒，诚屡试屡验，百发百中者也"。"喘嗽之有温肺汤，乃气虚肺寒的对之药，投之得安，无不立效。"

咳喘之证，可分虚实，实则小青龙汤，虚则温肺汤，无论虚实，均加附子。此乃作者心得也。

8. 破格救心汤加味治案

（1）张某，男，70岁，退休工人。2007年1月10日就诊。患慢性支气管炎、肺气肿病20余年，2个月前不慎感冒，咳喘加重，中西药物治疗2月余未见改善。现症见：咳、痰、喘，气短，胸闷，吐白色泡沫状痰，夜晚不能平卧休息，或平卧一会儿便憋醒，行走则气喘加剧，上气不接下气，舌淡苔白腻水滑，舌体胖大边有齿痕，脉浮重按无力，尺部大甚。证属久病咳喘，肾不纳气，肾阳亏损，治宜温阳补肾，固摄纳气，方用破格救心汤化裁：附子60g（先煎2小时），干姜60g，炙甘草10g，红参10g，山茱萸30g，生龙骨30g，生牡蛎30g，紫石英30g，灵磁石30g，石菖蒲20g，生姜30g，大枣10枚。3剂，水煎服，每天1剂。

服药后症状大减，已能平卧休息，不再憋醒，白天活动后也不再气喘胸闷，原方有效，再进3剂。恢复原来状况。再服3剂以巩固。1个月后随访，未再反复。（《火神派学习与临证实践》）

按：本案久病咳喘，肾阳亏损，从扶阳着眼，补肾纳气，方用大剂四逆汤温肾助阳，加重镇摄纳之品，以助肾阳归潜，全方未用止咳平喘套药而疗效颇显，确显扶阳效力。

（2）代某，女，78岁。患慢性气管炎肺气肿10年余，每次劳累或外感之后加剧，经常打吊针，吃激素及平喘药等。开始尚可缓解，后来效果越来越差，发作越来越频繁。现症见：气喘，胸闷，咳嗽吐痰，不能平卧，气短懒言，畏寒肢冷，双下肢水肿，夜晚平卧易憋闷醒，大便10天未排，小便短少，纳差腹胀，面部轻度水肿，胃脘胀闷，行动困难，需人搀扶，口唇青紫，舌淡胖大，边有齿痕，苔略黄腻，脉沉细无力而数。证属心肾阳衰，肾不纳气，治宜温肾纳气，回阳收纳，方用破格救心汤化裁：附子60g（先煎），炮姜30g，炙甘草10g，党参30g，红参10g，山茱萸60g，生龙骨30g，生牡蛎30g，紫石英30g，灵磁石30g，三七10g，石菖蒲20g，甘松10g，桔梗10g，火麻仁60g。3剂。

二诊：家属来告，服药1剂，病即见轻，3剂服完，已能平卧，咳喘消失大半，水肿已消，要求继续服药。原方再进3剂。（《火神派学习与临证实践》）

原按：肺气肿心衰病人，长期服用激素、抗生素及平喘药物等，形成一派虚实夹杂证情。过去遇到这种患者，几乎束手无策。学习扶阳理念之后，应用破格救心汤化裁，治疗此类患者可以说如桴鼓之应，附子只要用到60g以上，即可见效。一种正确的思路与方法，对于解决疑难杂病是非常重要的。

（3）余某，男，60岁，农民。患有慢性支气管炎肺气肿20余年，因天气突然变化，咳，痰，喘再次发作。下肢股癣瘙痒，治疗皮肤病而导致胃中难受。现症见：气喘乏力，动则尤甚，畏寒肢冷，纳呆腹胀，胸闷气短，左下肢皮癣痒甚，夜晚加剧，舌淡胖边有齿痕，质紫暗，脉沉细无力。证属肾不纳气，治宜回阳救逆，纳气归肾，佐以祛风，方用破格救心汤化裁：附子30g（先煎），炮姜30g，炙甘草10g，党参30g，山茱萸30g，红参10g，灵磁石30g，生龙骨30g，生牡蛎30g，紫石英30g，砂仁10g，三七10g，甘松10g，石菖蒲20g，白鲜皮30g。3剂。

二诊：服药后，咳痰喘顿减，已好九成之多，纳增神振，意外发现腿部皮癣也消失大半，瘙痒消减甚多，实在出乎意料，再服5剂。（《火神派学习与临证实践》）

原按：郑钦安曾说："以三阳之方，治三阳病，虽失不远。"笔者悟出：以三阴之方，治三阴病，虽失不远。大道至简，执简驭繁，看似治上不治下，由于全身情况的好转，局部股癣也迅速好转，证明"治病必求于本"之旨。

9. 延年半夏汤治案

萧某，女，42岁，唐山市人。夙有支气管喘息宿疾，诊视时复发甚剧，持续20余日，昼夜迭进内服药及注射剂无效。已濒于危，其夫仓皇准备后事。其症见突发性阵咳，咳则喘，咳喘须10余分钟，咯黏液样的白沫痰，至痰咯出而气道无阻始见平息。但隔半小时或一小时而咳喘又作，昼夜20余次，不能平卧，只以两手抵额，伏于枕上，其面目因头久垂而现水肿象。诊其脉虚弱无力，唯左关浮细而弦，舌苔白腻，精神困惫，不欲睁眼，见医生至稍抬头即伏枕上，作喘息声，自云痛苦万状，不欲求生。根据其脉象及现症，姑投以延年半夏汤，不意服药后夜间即能平卧，续进1剂，竟霍然而愈。

以此方治疗支气管喘息，数年间已治愈五六例。其适应证，为突发性阵咳作喘，咯黏液样白沫痰，舌苔白腻，面目稍水肿（此证不必悉具），其脉左关部浮细而弦者，投之辄效。（《岳美中医案集》）

原按：延年半夏汤，系唐以前古方，日本野津猛男于此方以柴胡易前胡，治胃痉挛，有效。主要以神经痉挛为主，包括支气管痉挛。因肝脉浮细而弦，用人参鳖甲槟榔；咯黏液性白沫痰，用半夏桔梗吴茱萸，且吴茱萸一味，在临床上经验，其治咽头至胃部之黏液样白沫壅盛，有殊效；桔梗与枳实相配伍，具升降肺气之力，兼之柴胡能除胸胁苦满；生姜主治水毒，合力共济，故能用以治支气管喘息。

延年半夏汤方：清半夏9g，炙鳖甲12g，前胡6g，苦桔梗4.5g，东人参6g，炒枳实3g，吴茱萸9g，槟榔片4.5g，生姜片9g，水煎温服。

10. 阳和汤治案

患者，男，56岁，咳喘10余年，遇寒则发，以冬为甚，原为一年一发，愈发愈频，甚至1个月数发。此次发作已逾月余，经多种抗生素与止咳平喘药物治疗，效果不明显，症见咳痰稀白，量多。动辄喘咳不止，不能平卧，畏寒怕冷，眼睑水肿，小便频清，舌淡边暗，脉迟弱，素有慢性支气管炎、肺气肿病史。治宜温阳补肾，化痰平喘，阳和汤加味：炙麻黄5g，大熟地30g，鹿角胶10g，干姜5g，紫油桂1.5g，炙甘草6g，白芥子10g，杏仁10g，紫苏子10g，3剂。药后咳嗽均减，夜能平卧，胃纳不馨，合四君子加味，继服5剂而愈。（《重剂起沉疴》：潘德孚医案）

按：阳和汤治疗"老慢支"，近代中医泰斗秦伯未谓："我常用外科的阳和汤治疗顽固的痰饮咳嗽，效果胜于小青龙汤。理由很简单，小青龙汤是治疗风寒引起的痰饮咳喘，阳和汤却与痰饮的发病原因和病理相吻合，且能结合到痰多的症状。"（《谦斋医学讲稿》）这里所指的痰饮咳喘证，实则包括了大部分肾阳虚的"老慢支"患者。

11. 控涎丹治案

有黄松涛者，其母年七旬许，素有痰饮宿疾，数年未发，体甚健。某秋，忽咳嗽大作，浊痰稠黏，痛牵胸胁，夜不能卧，卧则咳吐，胀痛更甚，前所未见。病发三日，乃延余诊，其脉弦数，气急促，大便三日未行，力惫声嘶，喘不能续，证已危险。

余乃告曰："此属痰饮重证，势将脱，君不急救，再延片刻无能为矣。"于是急取控涎丹4.5g，以开水冲元明粉9g吞送。不久，咳减，气急稍定。至晚，大便下，作黑色，能安眠达旦，诸恙尽失。于是始知控涎丹系十枣汤变其体制，用以备急者也。（《经方实验录》）

按：久病咳喘，多见于虚证。然实证也有，此案据其咳喘，痛牵胸胁，脉弦数，大便三日未行，断为结胸证，投以控涎丹，竟收捷效，乃有胆识者也。

12. 礞石滚痰丸治案

刑部主政杨星臣，与余为前后同年，喘咳廿余年。每咳甚或至晕绝不醒，医药不啻百数而终罔获效。谈及其病，喟然长叹，忧形于色。余问："君服何药？"星翁云："医家皆谓余好内阴亏，所服药皆滋补剂。年近五旬，不敢强辩，然心窃非之。"余问："君发嗽时，面赤气急否？"曰："实有之，不自知也。"因诊其右寸关脉坚凝而滑，几乎搏指，余则平平。乃曰："滑者痰象也，坚凝者，痰结也，见于右部寸关之间，盖顽痰结于肺胃之管。肺为清道，胃为浊道，两道为痰所壅，故甚则晕绝也。此病非汤剂可疗，非礞石滚痰丸下之不可。"星翁曰："岐黄家畏礞石如砒毒，何可入口？"余曰："然则先贤留此方，为毒人耶？君试服之，如误当甘庸医杀人之罪。"星翁见余言确有定见，乃用9g服之，卧后觉胸膈烦扰，欲吐不吐，不移时，中脘辘辘，解下黑秽数碗，倦而归寝，爽适异常，至晓而若失矣。谢曰："奇哉！奇哉！君有胆有识，9g药去数十年之病，孙思邈之神奇，不是过也。诸医谓余阴亏，抱此不白之冤久矣，得君并雪是耻，感铭何既？"（《醉花窗医案》）

按：此亦久病咳喘，屡服滋补罔效。王堉据其发时面赤气急，或至晕厥，右寸关脉坚凝而滑，判为"顽痰结于肺胃之管"，认为"非礞石滚痰丸下之不可"，服之果收良效，亦有胆识者也。

13. 单味大黄治案

沪上名医徐小圃曾为一位富翁治胸闷痰喘之症，处方为大黄250g，数次分服，患者且疑且惧，但服后爽然而愈，遂请教于徐小圃："众医屡用不效，先生一味奇功，何秘也？"徐答曰："君素食膏粱厚味，热痰壅塞，大黄性清下，味香辛，独行则力猛功专，疏塞清秽，何秘之有？"

按：痰喘之症，单用一味大黄，确实独特。徐小圃为扶阳名家，能以单味大黄起此沉疴，确显功力。其师祝味菊所言"能用热者，必能任寒"，信然。

14. 升陷汤治案

（1）一人，年四十八。素有喘病，薄受外感即发，每岁反复两三次，医者投以小青龙加石膏汤辄效。一日反复甚剧，大喘昼夜不止。再投从前之方分毫无效。延愚诊视，其脉数至六至，兼有沉濡之象。疑其阴虚不能纳气，故气上逆而作喘也。因其脉兼沉濡，不敢用降气之品。遂用熟地黄、生山药、枸杞子、玄参大滋真阴之品，大剂煎汤，送服人参小块6g。连服3剂，喘虽见轻，仍不能止。

复诊视时，见令人为其捶背，言背常发紧，捶之则稍轻，呼吸亦稍舒畅。此时，其脉已不数，仍然沉濡。因细询此次反复之由，言曾努力搬运重物，当时即觉气分不舒，迟两三日遂发喘。乃恍悟，此证因阴虚不能纳气，故难于吸。因用力太过，大气下陷，故难于呼。其呼吸皆须努力，故呼吸倍形迫促。但用纳气法治之，止治其病因之半，是以其喘亦止愈其半也。遂改用升陷汤，方中升麻、柴胡、桔梗，皆不敢用，以桂枝尖9g代之。又将知母加倍，再加玄参12g，连服数剂痊愈。（《医学衷中参西录》）

按：大气下陷即心肺之气虚下陷，与痰气壅肺之喘有虚实之分，不可不辨。前者虽呼吸困难，并无张口抬肩之象，此因正虚呼气难使然；痰气壅肺之喘必见张口抬肩之象，因其邪气实而吸气难使然。二者脉象在寸部亦有沉浮之别，大气下陷其脉沉迟微弱，关前尤甚，剧者或六脉不全，或参伍不调；痰气壅肺之喘其脉多浮弦或滑而有力。大气下陷之喘临床常见，与实喘务必分清，此证作者称之为"假喘"，张锡纯曾呼吁："愚愿业医者，凡遇气分不舒之证，宜先存一大气下陷理想，以细心体察，倘遇此等证，庶可挽回人命于顷刻也。"

升陷汤是张锡纯治大气下陷名方，组成：生黄芪18g，知母9g，柴胡4.5g，桔梗4.5g，升麻3g。气分虚极下陷者，酌加人参数钱，或再加山茱萸（去净核）数钱，以收敛气分之耗散，使升者不至复陷更佳。

（2）有兄弟二人，其兄年近六旬，弟五十余。冬日畏寒，共处一小室中，炽其煤火，复严其户牖。至春初，二人皆觉胸中满闷，呼吸短气。盖因户牖不通外气，屋中氧气全被煤火着尽，胸中大气既乏氧气之助，又兼受炭气之伤，日久必然虚陷，所以呼吸短气也。因自觉满闷，医者不知病因，竟投以开破之药。迨开破益觉满闷，转以为药力未到而益开破之。数剂之后，其兄因误治竟至不起。其弟服药亦增剧，而犹可支持，遂延愚诊视。

其脉微弱而迟，右部尤甚，自言心中发凉，少腹下坠作疼，呼吸甚觉努力。

知其胸中大气下陷已剧，遂投以升陷汤，升麻改用6g，去知母，加干姜9g。两剂，少腹即不下坠，呼吸亦顺。将方中升麻、柴胡、桔梗皆改用3g，连服数剂而愈。（《医学衷中参西录》）

（3）丁某，男，55岁。胸闷气短、反复咳嗽3年。刻诊：胸中满闷，有如桶箍，气短不足以息，动则似喘，时有咳嗽，白痰不多，乏力。舌淡苔薄润，脉弦，双寸沉弱。患者从事人力车劳务多年，现因体力不支而停业。查其先前处方，多系宣肺止咳类方药。此症明系伤于劳累，致肺气受损下陷而成，予升陷汤。药用：黄芪30g，知母10g，升麻10g，柴胡10g，桔梗10g，瓜蒌15g。5剂。

复诊称多年来胸中未曾这样舒顺，咳嗽已止，嘱再服5剂巩固，诸症悉安，随访多年，偶有复发，原方仍效。（《关东火神张存悌医案医话选》）

按：此案胸中满闷、气短，并非肺气胀满引起，果如此其寸脉当见浮象，服宣肺药应当取效。此系过劳伤肺，肺气下陷，宣降失职引致，其寸脉沉弱可为辨证眼目。

三、哮喘

1. 小青龙汤加附子治案

（1）郑某，25岁。慢性哮喘已14年，现身孕4月余。症见咳嗽短气而喘，痰多色白，咽喉不利，时发喘息哮鸣。面色淡而少华，目眶、口唇含青乌色。胸中闷胀，少气懒言，咳声低弱，咳时则由胸部牵引小腹作痛。舌苔白滑厚腻，舌质含青色，脉现弦滑，沉取则弱而无力，判为风寒伏于肺胃，久咳肺肾气虚，阳不足以运行，寒湿痰饮阻遏而成是证。法当开提表寒，补肾纳气，温化痰湿，方用小青龙汤加附子，附子开手即用100g。2剂后，咳喘各症均减。继用四逆、二陈合方加麻黄、细辛、肉桂。附子加至200g，服后喘咳皆减轻。共服30余剂，哮喘咳嗽日渐平息痊愈。身孕无恙，至足月顺产一子。（《吴佩衡医案》）

原按："昔有谓妇人身孕，乌头、附子、半夏皆所禁用，其实不然。盖乌头、附子、半夏，生者俱有毒性，固不能服，只要炮制煎煮得法，去除毒性，因病施用，孕妇服之亦无妨碍。妇人怀孕，身为疾病所缠……务使邪去而正安，此实为安胎、固胎之要义。《内经》云：'妇人重身，毒之何如……有故无殒，亦无殒也。'此乃有病而用是药，所谓有病则病当之，故孕妇无殒，胎亦无殒也。"

（2）曹某，女，40岁。10余岁开始患支气管哮喘，每年冬季发作。病情日趋严重，发作频繁。屡至医院急诊，输氧抢救。刻诊：咳嗽，气紧，心累，痰多不易咳出，呈泡沫状。喘则张口抬肩，哮鸣不已，出多入少，动则尤甚。恶寒，经常头晕，曾诊断为梅尼埃综合征。食欲不振，形体消瘦。月经量多，色乌暗，夹紫黑色瘀血，某院妇科诊为功能性子宫出血，血色素仅有5g。面色萎白无华，眼胞及双颧水肿，唇乌，舌质淡而紫暗，苔灰白黄、浊腻、根部厚。

辨为少阴寒化证，兼太阳表证未解。须表里同治，散外寒，涤内饮，以小青龙汤加减主之：麻黄10g，干姜15g，甘草15g，桂枝10g，法半夏18g，辽细辛5g，炮姜20g，生姜20g，4剂。

二诊：咳嗽减轻，气喘稍减，痰易咳出。此病积之已久，脾肾阳气日衰，喘时呼多吸少，肾不纳气之虚象甚显，故不宜过表，须峻补脾肾之阳，固肺气之根，扶正以涤饮驱邪。以四逆加味主之：制附片120g（久煎），干姜60g，炙甘草45g，茯苓20g，上肉桂10g（冲服）。

上方加减服十余剂，咳喘、畏寒、眩晕等证皆显著好转。宜扶阳益气，培补先后二天：制附片60g（久煎），炮干姜30g，炙甘草25g，炒白术30g，茯苓20g，菟丝子20g，枸杞子20g，北沙参20g，砂仁10g。

上方出入增减，服2月余。咳喘皆平，月事正常，体质逐渐恢复。（《范中林六经辨证医案选》）

按：初诊所用小青龙汤减去白芍、五味子，应是嫌其恋阴。

（3）范某，男，69岁。因患急性咳嗽，在附属医院住院治疗1月余。现仍夜间咳嗽，平时痰阻不易咳出，胸闷，背冷，有痰鸣音，动则气喘，夜间平卧腰痛，烦躁，舌淡青边有齿痕，水润白苔，脉沉滑。师曰：此肾虚寒饮，动则气喘乃肾虚表现，处以小青龙加附子汤：麻黄15g，桂枝25g，白芍15g，生姜20g（去皮），干姜15g，五味子15g，细辛15g，法半夏20g，射干8g，附子60g（先煎），款冬花15g。4剂。

药后病愈。（《擅用乌附——曾辅民》）

2. 四逆汤加味治案

（1）罗某，男，26岁。1962年4月，因风寒咳嗽，痰多，气紧，不能平卧，某医院诊断为支气管哮喘，经治疗好转。1963年冬季，咳嗽加剧，心累气紧，动则尤甚，致卧床不起，经治疗基本缓解。1964年春复发，遂来求诊：喉间痰声辘辘，张口抬肩，气不接续，喘时汗出，痰多清稀，精神萎靡，恶寒肢冷，面肿。舌质淡暗，苔白滑腻。辨为少阴阳衰阴盛，气不归原，寒饮上逆而致。法宜壮阳驱阴，纳气归肾，以四逆汤加味主之：制附子30g（久煎），生姜30g，炙甘草15g，肉桂10g（研末，冲服），砂仁12g，白术12g。

二诊：服上方4剂后哮喘减轻。原方加茯苓续服5剂。哮喘明显减轻，继服上方月余以巩固疗效。1979年6月追访，14年未见复发。（《范中林六经辨证医案选》）

按：本例气急喘促，不能续接，张口抬肩，得长引一息为快，应属元气不足之虚证。这与气促壅塞，不能布息，得呼出余气为快之实证不同。气藏于肺而根于肾，此证虚喘汗出，动则尤甚，恶寒肢冷，面浮神疲，痰涎稀薄，舌淡苔白，一派少阴虚喘之象。范氏"功夫全在阴阳上打算"，自始至终未用平喘套方套药，坚持扶阳驱阴、补肾纳气之法，阳旺阴消，哮喘自平。

（2）刘某，男，49岁。10余年前患慢性支气管炎后发展为哮喘，经常发作，每冬必重。医院确诊为支气管哮喘、肺气肿，久治未愈。刻诊：气紧，心累，乏力，偶有咳嗽，痰少，清稀色白。体稍胖，两颧赤暗，唇乌，舌淡白，苔灰白厚腻。时值伏天，哮喘虽未大作，病根犹存。证属少阴，法宜扶先天之元阳，镇纳浊阴之气，以四逆汤加味主之：制附片60g（久煎），干姜片60g，炙甘草18g，上肉桂15g，生白术30g。

二诊：上方加减服20余剂，诸症皆减。活动后仍觉气紧、心累。舌质仍淡，苔腻稍退，守原法再进。又服20余剂，气紧、心累明显减轻。双颧暗赤色稍退，舌质微现淡红，苔厚腻减。为巩固疗效，拟四逆、理中合方加味，配成丸药，坚持服用两月，处方：制附片150g，干姜片150g，炙甘草60g，红参30g，炒白术120g，上肉桂60g，宁枸杞子120g，菟丝子120g，紫河车120g。共研细末，加红糖为丸，如枣大，每日2次，每次2丸。经服药后，该年冬季与往年截然不同，在严寒之晨，可在室外打太极拳和跑步约1小时，坚持工作已1年多，咳喘未再发作。（《范中林六经辨证医案选》）

按：多年哮喘，宿根缠绵，逢寒则重，难以根治，既治亦无非降气平喘类套方套药，反复发作，已是该病通例。范氏着眼于少阴肾阳亏损，从"扶先天之元阳"入手，又是大剂姜、附，未用降气平喘化痰之类方药，愈此顽症，再次显示了扶阳理论的价值。

此老善后调理时常用四逆、理中合方，其中枸杞子、紫河车两味阴药值得玩味。

3. 真武汤治案

刘某，年过六旬。病已月余，咳嗽哮喘而多痰。腹胀且痛，不思食，大便秘结20日不更衣，小便赤而长，喜热饮，夜难入寐，精神极弱。六脉沉迟无力，舌苔白腻。查前所服方药，均以清热消食降气为主，且以硝、黄峻剂通下，仍不能便，其势较危。此系脾肾阳虚，中土失运，痰湿水饮阻逆于肺，清肃不降，致痰喘咳嗽，传导失司，无力输送。加之阳虚则气不化津，无以滋润肠道，致成气虚寒凝之便秘不通。宜扶阳温化主之，拟真武汤加味：附片100g，茯苓30g，白术20g，杭白芍10g，干姜30g，北细辛6g，五味子5g。

1剂见效，2剂后喘、咳去十之六七，3剂照原方去杭白芍，服后痰喘咳嗽若失，略进饮食。第三日：附片100g，干姜50g，茯苓50g，砂仁10g，上肉桂10g（研末，泡水对入），黄芪60g。

上方服1剂后，当晚便意迫肛，解出干结黑色粪便半痰盂许，腹中顿觉舒缓。然因年老气虚，解便时用力过盛，旋即昏晕不省人事。急诊之，气短欲绝，脉沉迟无力，但见白苔已退，唇舌已转红润，此乃气虚下陷之故。当即以煎好之汤药喂服，顷刻人事已省，脉转有神。原方连服3剂，食增神健，咳喘不作，二便通达。（《吴佩衡医案》）

按：此证咳喘而兼便秘，用武汤加姜辛五味，自是仲景成法。唯虽见便秘"20日不更衣"，仍未予硝黄攻下，是因其属寒凝便结，故予大剂姜附温通化结，治病求本，一剂而"解出干结黑色粪便半痰盂许，腹中顿觉舒缓"。确显火神心法。

4. 姜附茯半汤合射干麻黄汤治案

梁某，女，30岁。哮喘3年。西医诊为过敏性哮喘，每夜发作，以喷雾激素控制，否则不能平卧入眠。胸闷痰多，发则喉间痰鸣，恶寒甚，胸骨及喉间有阻塞感。食可，神可，易倦腰酸，舌略淡，脉沉细，尺不显。

处方：生姜50g（去皮），茯苓20g，法半夏20g，附子40g（先煎），干姜12g，五味子12g，射干8g，麻黄8g，大枣8g。4剂。

药后好转，夜喷激素由2次减为1次，剂量亦减半。现便秘，胃区冷。

处方：生姜50g（去皮），附子50g（先煎），茯苓20g，生半夏20g（开水冲洗4次），干姜15g，五味子15g，麻黄8g，大枣10g，射干8g，沉香4g（冲服），杭巴戟天20g，制硫黄20g。5剂。

药后哮喘明显好转，现已隔日用1次激素，量亦减，痰鸣哮喘时已基本不发作。唯阻塞感未减，夜间平卧则阻塞感明显，午间平卧虽阻不甚，亦当从阳虚阴盛考虑。

处方：附子60g（先煎），桂枝30g，生姜60g（去皮），炮姜20g，白芷20g，茯苓30g，法半夏30g，陈皮10g，枳实5g，干姜30g，炙甘草30g。6剂。

后访，病愈。（《擅用乌附——曾辅民》）

按：本例哮喘似乎以姜附茯半汤合射干麻黄汤化裁成方。

5. 破格救心汤治案

（1）张某，男，59岁，农民。患者曾按哮喘待查而住院，经系统检查，除血压160~150/100~90mmHg，时高时低，彩超发现左心功能低下外，未发现异常。患者长期自觉气喘胸闷，气短懒言，过度活动后加剧，自感上气不接下气，活动受限。现症见：气短懒言，畏寒肢冷，平卧时有时在梦中憋醒，动则气喘加剧，感觉气不够用，舌淡胖大边有齿痕，脉沉细无力。证属虚阳上扰，肾不纳气，治宜温肾纳气，方用破格救心汤化裁：附子30g（先煎），炮姜30g，炙甘草10g，红参10g，山茱萸30g，生龙骨30g，生牡蛎30g，紫石英30g，灵磁石30g，三七10g，丹参10g，砂仁10g。7剂。

二诊：服药后喘息消失，活动后也不感觉上气不接下气，睡眠良好，血压130/90mmHg，自感病减九成之多。按上方再进10剂。

三诊：病已近愈，巩固治疗。上方5剂，共为细末，每次10g，每天1次，水煮沸后服用。（《火神派学习与临证实践》）

原按：西医将哮喘分为心源性与肺源性两类。此例患者长期按心脏病治而无效，自感气喘上气不接下气，夜间有时可以憋闷醒，并没有哮喘的其他症状，考虑为虚喘，中医认为多由肾不纳气所致。因此，采用李可老中医的破格救心汤化裁，回阳纳气，使归肾元，临床疗效显著。表明久病及肾，对于各种急危重症，具有重要的辨证价值。李可老中医所说："危急之中救阳为先。"确含至理。

（2）刘某，女，38岁。患支气管哮喘10年余，每年5月发作，夏秋之后缓解。服用中西药物效果不佳，后来发作均用激素舒喘气雾剂吸入，控制发作。但发作次数越来越频繁，持续时间越来越长。现症见：动则气喘，夜晚12点前后气喘胸闷，憋气，梦中憋醒，吸入激素后才能缓解入睡，平素畏寒肢冷，双下肢尤甚，夜晚被子暖不热，自汗，面色苍白虚浮，舌淡胖大边有齿痕，脉沉细无力。证属肾阳虚损，肾不纳气，治宜温肾纳气，方用破格救心汤化裁：附子60g（先煎），炮姜60g，炙甘草20g，红参10g，山茱萸60g，生龙骨30g，生牡蛎30g，紫石英30g，灵磁石30g，三七10g，砂仁10g。3剂。

二诊：服药之后，夜晚发作消失，自感精神倍增，要求再服6剂，上方加肾四味（淫羊藿、菟丝子、补骨脂、枸杞子）各10g，以强化疗效。病情逐渐缓解，但未能坚持服药，中断治疗。

至2009年4月初，老病又犯，又开上方，服用18剂，病情又缓解。（《火神派学习与临证实践》）

按：此例哮喘发作有两个明显时间特征：一是每年春天五一前后；二是夜间12点前后发作，中医视为交节病作。原因在于春季阳气升发，由于阳虚升发不能，故而发作；夜间12点前后正是子时，子时一阳升，阳虚不得升发，阴盛阳衰，故而发作。特别是长年治疗不愈，久病及肾，肾阳亏损，阴邪上干阳道，导致哮喘发作。治用破格救心汤化裁，回阳救逆，温肾纳气，同时佐以活血化瘀，临床疗效显著。但久病治疗并非一日之功，需长期巩固治疗，彻底改变虚寒性体质，方有治本意义。

6. 当归生姜羊肉汤治案

应某，50余岁。哮喘10余年之久，据其病史，断为阳气不足，痰浊内阻，用温化之法病渐缓和，遇天寒又发，如此发作不息。祝氏认为阴阳俱虚，痰浊为祟，肺分泌痰涎愈盛，则阴愈虚。阳虚用温，阴虚不能用，甘寒始克有济。即效张仲景当归生姜羊肉汤之法，补阴用血肉有情之品，处方如下：生姜30g，绵羊肉1具，洗净在水中浸2小时，再加附子30g，生麻黄15g，鹅管石30g。共同煎煮，俟肉烂后去滓，分3天食完，间歇3天，再服如上法，病人觉胸腹有热感，痰易出，哮喘大为轻减，精神得振，发后再服，逐渐向愈。（《辽宁中医杂志》1991年4期：祝味菊医案）

按：祝氏通过食疗体现温补作用，是其擅用附子又一特色。用当归生姜羊肉汤化裁，去当归以其阴药恋邪之故，加麻黄以其功擅平喘，鹅管石则温肺助阳，化痰平喘，最要者是加附子壮元阳，为久病扶阳开一法门。

7. 六君子药枣方治案

清代名医王旭高曾治一幼龄病孩，形瘦面黄，痰多食少，昼日咳嗽，夜卧则喉中喘吼有声，病已半年，而性畏服药。诊为脾虚而湿热痰蒸，阻之于肺。因病儿不肯服药，遂用药枣法：取人参、茯苓、白术、甘草、二陈、苍术、川厚朴、川贝、榧子，共研细末。另取大枣100枚，去核，将上药末纳入枣中，用线扎好，每枚大枣约入药末2分为准。再用葶苈子30g，煎汤煮枣，待枣软熟，不可大烂，取出晒干，患儿饥时将枣细嚼咽下1枚，每日可用五六枚，竟收佳效。

按：小孩畏药，当属常情。王旭高巧用药枣，变药治为食治，实为变通之法，颇具匠心，至今犹可效法。此法首见于元代名医葛可久，其擅治虚劳，所创"白凤膏"，即以大枣去核，纳入参苓白术散，置于黑嘴白鸭肚中，加酒用火煨烤，吃枣食鸭，药食同用，而无苦药之累，实为巧法，即在今日，犹有参考价值。

8. 逍遥散治案

某患者，中年男性，有支气管哮喘史多年，每次发作时，用西药氨茶碱、麻黄素之类或宣肺平喘中药即能控制。此次哮喘复发，虽住院治疗数日，仍然张口抬肩，不能平卧，故请会诊。

方药中教授诊其脉弦滑有力，询知心烦易怒，胸胁刺痛，进一步了解患者此次发作，在生活起居、精神情绪等方面，与过去发病有什么不同？患者说："过去往往因受凉或气候突然变化而发，这一次发作前，曾与家人争吵，当时仅觉憋气不舒服，晚上即发哮喘。"根据哮喘并见脉弦、胁痛、易怒的症状和体征，结合发病前精神刺激的诱因，认为此次发病原发在肝，由于肝气郁滞，影响到肺的呼吸功能，原发为本，续发为标，法当治本，方用逍遥散：当归、白芍、柴胡、茯苓、白术、甘草、薄荷、生姜，1日1剂，3剂，水煎服，药后其喘即平。（《医学承启集》）

按：逍遥散本非为平喘而设，本例之喘用平喘之剂无效，用此方却收到满意效果，道理就在于抓住原发病这个"本"。据病史，发作前曾与家人争吵，并见脉弦、胁痛、易怒等症脉，应属肝气郁滞，是为原发；续后气喘，是肝有病波及影响到肺，是为继发。从"治病必求于本"的精神，重点治原发病，方用逍遥散原方，结果1剂得效，3剂喘平，正是辨证论治精神的体现。

四、肺心病

1. 茯苓四逆汤治案

宁某，女，60岁。患有哮喘、咳嗽病已20余年，冬重夏轻，遇寒即发，诊断为支气管扩张、肺气肿、肺结核，曾用抗结核、抗感染药物治疗，时轻时重，缠绵不愈。近2年并发心悸、气喘、水肿等症，严重时四肢厥冷，伴发绀，小便不利，脉搏120次/分。诊为肺源性心脏病，经用强心利尿和抗感染药物治疗无效，反致病情加重。

现症见：咳喘又作，胸闷气急，喘促加剧，面色苍白，全身水肿，喘咳倚息，胸闷心悸，四肢厥冷，冷汗出，烦躁不安，小便清长，大便溏薄，伴发绀，咳吐血痰，舌淡苔白，脉沉细数，心率124次/分。证属真阳不足，治宜回阳救逆，方用茯苓四逆汤加味：茯苓30g，炮附子30g，干姜30g，炙甘草15g，桂枝15g，高丽参12g。浓煎，少量频服。

复诊：服药1剂，汗止阳回，四肢转温，咳喘减轻，烦躁止，脉搏96次/分。继服上方15剂，诸症减轻，调治而愈，能参加轻微活动。（《中医火神派医案新选》：周连三医案）

按：关于冠心病、风心病、肺心病等心脏三病的论治，周氏认为该三病均具有"实不受攻，虚不受补"之共同点，强调"有阳则生，无阳则死"。尝谓："心脏三病到后期的共同病机以心、肺、脾、肾阳气不足、命门火衰为本，邪气有余为标，形成本虚标实之疾。温阳祛邪，方可收功。"

如出现四肢厥冷，大汗淋漓，面白唇淡，呼吸微弱，声音低微，舌淡苔白，脉微欲绝之危证，必回阳救逆，以挽命于顷刻。常用茯苓30g，附片15g，干姜12g，党参15g，炙甘草12g，桂枝30g处治，已成套路。桂枝为通心阳之佳品，附子为温肾阳之主药，两药合用，一温一通，每能收效。心悸者重用桂枝、茯苓、炙甘草；脉迟酌加麻黄、细辛；脉细数者重用参、附，酌加五味子、麦门冬；脉结或代重用炙甘草。

2. 小青龙汤加附子治案

某女，62岁。1979年2月4日初诊：县医院诊为肺心病心衰并发脑危象，急性肾功衰竭，病危出院准备后事。诊见患者深昏迷，痰声拽锯，颈脉动甚，腹肿如鼓，脐凸胸平，下肢烂肿如泥。唇、舌、指甲青紫，苔白厚腻，六脉散乱，摸其下三部则沉实有力。询知患痰喘31年，此次因外感风寒，引发暴喘。住院7日，始终无汗，已2日无尿。视其唇指青紫，心衰之端倪已露。寒饮久伏于中，复感外寒，阴寒充斥内外，蔽阻神明。拟破格救心汤平剂与小青龙汤合方化裁，温里寒，开表闭，涤痰醒神为治：附子30g，麻黄10g，桂枝10g，赤芍10g，干姜10g，细辛10g，五味子10g，石菖蒲10g，郁金10g，葶苈子（包）10g，炙甘草10g，生半夏30g，茯苓30g，麝香0.3g（冲），竹沥60g（对入），姜汁1小盅（对入），鲜生姜10大片，大枣10枚，1剂。

2月5日二诊：服后得汗，大便1次，随即苏醒。小便甚多，一昼夜3000 mL以上。腹部及下肢肿胀已消七八，足背出现皱纹，脐凸亦消。原方再进1剂。后数日遇于街头，已全好。（《李可老中医急危重症疑难病经验专辑》）

原按：本方（破格救心汤）治疗重度心衰水肿及肾衰无尿，能于一日之间，十去其八，出乎意料。事后揣摩，除本方温阳消阴，蒸动气化，茯苓利水之外，得力于麻黄一味。肺为水之上源，主通调水道，下输膀胱。今寒邪闭肺，水道不通，故聚水成肿。用麻黄发汗解表，开提肺气，肺气开则水道通，水肿迅速消退。此后曾遇多例慢性肾炎水肿及顽固性心衰水肿病例，追根寻源，均有外感寒邪久伏病史，于对症方内加麻黄一味，提壶揭盖，开宣肺闭，尿量迅速增多而愈。

按：考李氏本案用药虽称"拟破格救心汤平剂与小青龙汤合方化裁"，仔细揣摩，究以小青龙汤为主，包括了本方全部药品。若论破格救心汤则已缺少人参、山茱萸、磁石、龙牡之属，似已不构成破格救心汤方意。毋宁说，本方乃为小青龙汤加附子等更确切。

3. 破格救心汤治案

闫某，男，60岁。1995年3月24日凌晨4时病危邀诊：昏迷不醒，吸氧。面如死灰，唇、指、舌青紫，头汗如油，痰声辘辘，口鼻气冷，手冷过肘，足冷过膝，双下肢烂肿如泥，二便失禁，测不到血压，气息奄奄。

询知患阻塞性肺气肿、肺心病代偿期达10年。本次发病1周，县医院抢救6日，病危出院，准备后事。昨夜子时，突然暴喘痰壅，昏迷不醒。县医院内科诊为肺心病心衰，呼吸衰竭合并脑危象，已属弥留之际。切脉散乱如雀啄屋漏，移时一动。前人谓，凡病情危重，寸口脉难凭，乃按其下三部趺阳、太溪、太冲三脉，尚属细弱可辨。此症子时濒危未死，子时后阴极阳生，已有一线生机。至凌晨4时，十二经营卫运行肺经当令，本经自旺。病情既未恶化，便是生机未绝。遂投破格救心汤大剂，以挽垂绝之阳而固脱，加三生饮豁痰，麝香辟秽开窍醒脑而救呼吸衰竭：附子150g，干姜60g，炙甘草60g，高丽参30g（另炖浓汁对服），生半夏30g，生南星10g，石菖蒲10g，净山萸肉120g，生龙骨30g，生牡蛎粉30g，活磁石粉30g，麝香0.5g（分冲），鲜生姜30g，大枣10枚，姜汁1小盅（对入）。病情危急，上药加开水1.5kg，武火急煎，随煎随灌，不分昼夜，频频喂服。

3月25日6时二诊：半日一夜内服完上方1剂。子时过后汗敛喘定，厥冷退至肘膝以下，手足仍冰冷。面色由灰败转为萎黄，发绀少退，痰鸣大减。呼之可睁眼，神识仍未清。六脉迟细弱代，48次/分，已无雀啄、屋漏之象，回生有望。原方附子加足200g，余药不变，日夜连服3剂。

3月26日三诊：患者已醒，唯气息微弱，声如蚊蚋，四肢回温，可以平卧，知饥索食。脉沉迟细，58次/分，已无代象。喉间痰鸣消失。其妻告知，昨夜尿湿大半张床褥，腿已不肿，正是大剂量附子破阴回阳之效。真阳一旺，阴霾自消。病已脱险，元气未复。续给原方3剂，去生半夏、生南星、石菖蒲、麝香。附子减为150g，加肾四味各30g及核桃肉30g，温养肝肾精气以固脱。每日1剂，煎分3次服。

3月30日四诊：诸症均退，食纳渐佳，已能拄杖散步。计前后四诊，历时5天，共用附子1.1kg，山萸肉0.75kg，九死一生垂危大症终于得救。方中生半夏为降逆化痰要药，用时以温水淘洗3次，加等量鲜生姜佐之，既解其毒，又加强疗效，颇有妙用。（《李可老中医急危重症疑难病经验专辑》）

按：破格救心汤为李可所创，凡亡阳竭阴之端倪初露，心衰的典型症状出现（如动则喘急、胸闷，常于睡中憋醒，畏寒肢冷，时时思睡，夜尿多以及无痛性心肌梗死之倦怠乏力，胸憋自汗等）急投本方平剂；亡阳竭阴之格局已成，急投本方中剂；垂死状态，急投本方大剂。服药方法，急症急治，不分昼夜，按时连服，极重症24小时连服3剂。据李氏讲，本方"曾成功地救治了千余例心衰重症，并使百余例已发病危通知的垂死病人起死回生"。本案即为典型例证。

4. 温氏奔豚汤治案

赵某，男，64岁。1972年患慢性支气管炎，1977年发展为阻塞性肺气肿，1982年冬进一步恶化，内科诊为肺心病代偿期，已达3年。刻诊：冬至当日因感冒突然发病，其症每日寅时先觉脐下筑筑跃动，随即有冷气频频从关元穴处上攻至剑突部，即全身抖动，心悸，恐惧，自汗，暴喘。1小时许渐止。每日如此，反复发作已20多天。患者面色灰暗，如有薄薄一层雾气笼罩，殊为罕见，恐非吉兆。唇指青紫，颈脉动甚，咳喘频频，痰如拽锯，痰稀而味咸。腰困如折，畏寒，入冬以来足不出户。食纳尚可，便干结，三五日一行，小便余沥不尽。四末冷，双膝尤甚。舌胖润紫暗，脉弦迟，60次/分，腹诊，脐下跃动逼指，其势直达下脘。

内科诊为肺心病急性感染，血象：白细胞19.5×10^9/L，中性粒细胞90%，似属外感无疑。然细揣证情，绝非外感小恙可比。考咳喘一症，初病在肺，久必及肾。患者年高肾气本衰，加之久病耗伤，重伤肾气。肾在变动为"栗"，今病而颤抖，正是"栗"义。肾为先天之本，诸气之根，元阴元阳之所居，又为封藏之本。今肾之阴阳两虚，其封藏、纳气、固守之能大衰。又适逢冬至一阳来复，扰动肾宫，致元气不能下守，时时上奔欲脱。自汗者，非卫气之虚，乃肾不主闭藏也；暴喘者，非痰实气壅，乃肾不纳气也；寅时发病者，寅时属肺，乃十二经循行之始，经气之行，全赖肾气之充，今肾气衰，经气起步难。待卯时日出，阳气旺而病暂止，亦阴阳盛衰之变；心中恐惧者，肾在志为恐也；脐筑、厥气上攻者，肾元失固，且夹冲脉之上奔也；稀痰上涌而味咸者，肾液上乘也；腰困如折者，肾将惫也；且肾主二阴，阴亏失濡则大便难，阳衰失统则小便多；至若四末冷，亦火之衰，阳气难达四末也。种种见证，无一不属于肾虚欲脱。若误用清肺、宣肺，必有暴脱之变。救治之法，全在一个"固"字。拟温氏奔豚汤小剂再加：熟地90g，肾四味、山茱萸、煅紫石英、生龙骨、生牡蛎、活磁石，阴阳并补，引火归原，纳气归肾，于发作前1小时服。

服药3剂，诸症悉除，脉沉弦72次/分，危象已退，熟地减至30g，续服3剂。再诊时患者喜不自胜，云3年来唯今冬幸未住院。予培元固本散（人参、冬虫夏草、胎盘、蛤蚧、茸片、三七、琥珀）治本。（《李可老中医急危重症疑难病经验专辑》）

按：此案初看"似属外感无疑"，然而李氏据症条分缕析，层层剥茧，认定"种种见证，无一不属于肾虚欲脱"，再加上脐下筑动，有冷气从关元穴处上攻，乃奔豚之主症，故用温氏奔豚汤取效。但本方为纯阳益火之剂，何以再加大剂熟地、山茱萸等滋阴之品？除了便干结一症，属于"阴亏失濡则大便难"之外，还有一点应该指出，即患者系冬至当日发病，这有辨证意义。按照阴阳盛衰节律，冬至一阳生，阳气开始上升。此际发病，提示患者有阴虚之象，逢阳生之时则两热相并而发病，亦为阴虚认证依据。温氏奔豚汤见前"扶阳法常用方剂"。

5. 四逆二陈麻辛汤治案

杨某，女，82岁。患肺心病多年，近几月症情加重，卧床不起。刻诊：喘咳不能平卧，咳嗽不畅，痰白泡沫不易咯出，动则喘甚，每日吸氧16小时以上，面晦暗稍肿，心悸失眠，食少腹胀，下肢水肿，小便不利，舌淡晦苔白腻，脉沉细无力，口干不欲饮。诊为肺肾阳虚，寒饮伏肺，治以温肺化饮，补肾纳气。方用四逆二陈麻辛汤加味治之：附片60g，生姜3片，姜半夏15g，陈皮10g，茯苓20g，桂枝15g，北细辛6g，麻黄7g，砂仁10g，炒厚朴10g，炙远志12g，甘草6g，2剂。

复诊：咳喘渐减，吸氧只需6小时，稍能安睡，饮食渐增，原方去生姜加干姜，去麻黄易炙麻绒，2剂。

三诊，咳喘渐愈，停止吸氧，眠食正常，面浮及下肢肿已渐消，已能下床活动。时汗多，便秘，仍感乏力。更方真武汤合桂枝汤加味，强心固肾，调营和卫：附片60g，生姜3片，白术15g，茯苓15g，杭白芍10g，桂枝15g，姜半夏15g，北五味子6g，大枣12g，甘草6g，3剂。

药尽则咳喘已止，已能到户外活动，生活自理。（《中医火神派医案全解》：顾树祥医案）

原按：老年肺心病，阳虚不足以运行，痰饮阻遏而喘咳，运用吴佩衡所创四逆二陈麻辛汤温阳化痰，寒饮湿浊得以祛除，确是效方。

第六章　慢性肾炎

肾脏是人体的排泄系统，当它出了毛病时，人体内多余的水分和废物排泄不出去，瘀积在体内，就是水肿。废物过多，严重者则发展为尿毒症。

水肿一般而言是由肾脏疾病引起，包括急性肾炎、慢性肾炎、隐匿性肾炎和肾病综合征等原发性肾小球疾病，其中较为多见的是慢性肾炎。

慢性肾炎病程时间长，主要症状为蛋白尿、血尿、水肿、高血压等，最终可导致慢性肾功能衰竭，即尿毒症。本病还常并发贫血、心力衰竭、免疫功能低下、感染及代谢紊乱等。在临床上可分为4型：

（1）普通型：中等程度蛋白尿（＋～＋＋），轻度镜下血尿，轻度水肿，中等血压升高，一定程度的肾功能损害。

（2）肾病型：即原发性肾病综合征，以大量蛋白尿、高度水肿为特征。

（3）高血压型：具有普通型的一般表现，但以血压，尤其是舒张压持续中等度以上升高为特点。

（4）急性发作型：由于劳累或感染后出现类似急性肾炎的症状（如血尿，呈棕褐色酱油样；少尿，每天尿量少于500mL；晨起眼睑水肿，甚至波及全身，血压升高，伴有疲乏、厌食、恶心、呕吐、腰痛及头痛等），常有肾功能急剧恶化。

上述4型可相互转化，时轻时重。可做血尿化验、B超、同位素肾图等检查。还可通过肾穿刺活检以助确诊和鉴别病理分型。

对于慢性肾炎，应进行以下辅助治疗：

（1）多喝水，多排尿：有助于排出废物，促进水液代谢。

（2）忌烟戒酒：烟、酒都会加重肾脏的损害。

（3）注意药物毒性：某些具有肾毒性的药物导致病情加重，吃药一定要慎重。

（4）注意保暖，避免感冒：受凉或者感冒是引发和加重肾脏疾病的最常见诱因。

（5）节制性生活：性生活过频会导致肾功能下降，加重病情。

一、慢性肾炎

1.真武汤治案

（1）杨某，男，28岁。2007年1月20日初诊：一年半前出现浮肿，尿蛋白

（+++～++++），经北京某医院穿刺诊为膜性肾炎，中西药治疗水肿消失，但尿蛋白一直不降。目前尿蛋白（+++），腰困畏冷，手脚不温，精神欠佳，疲乏倦怠，舌淡红苔白稍厚，脉沉细缓。显属阳虚，真武汤为主治之：附子75g，白术15g，生姜50g，茯苓15g，巴戟天20g，黄芪50g，砂仁15g，甘草5g，威灵仙20g。30剂。

二诊，尿蛋白仍（+++），但症状减轻。附子加至120g，服至150剂，尿蛋白始由（+++）降至（+），腰困畏冷手脚凉等症状全部消失，精神转佳，舌尖稍红，苔白不厚，脉转缓不沉细。180剂后尿蛋白转阴，此后一直未反弹。2008年五一节结婚。（《著名中医学家吴佩衡学术思想研讨暨诞辰120周年论文集》：郭文荣医案）

原按：此例是尿蛋白下降较慢的一案，多数在一两个月后开始下降。初诊时告知6个月一疗程，患者信心坚定，服药180剂方收全功。

按：此案看点有三：其一，加入大剂黄芪补气；其二，附子逐渐加量至120g，方收显效，此是关键；其三，守方服药180剂，方使尿蛋白转阴，一直未反弹，疗效巩固。

（2）李某，男，59岁。下肢浮肿年余，尿蛋白（+++），尿清，大便偏干，纳少，口和，手足不温，嗜困，无汗，尚无乏力感。糖尿病已17年，用胰岛素控制。舌淡紫稍胖润，脉左弦右滑。此阳虚湿盛，治以温阳利水，拟真武汤加味：附子25g，苍术20g，白术20g，茯苓30 g，麻黄10g，砂仁10g，肉苁蓉20g，炙甘草10g，生姜20片。

5剂后，汗出，下肢水肿消除，余症亦好转，尿蛋白（++），唯仍便干，前方去麻黄，加大黄10g续服。服后便通，尿蛋白（+），水肿未复发。（《关东火神张存悌医案医话选》）

按：本案显属阳虚湿盛之候，治以温阳利水之真武汤当无疑义。唯水肿之候当防其表气郁闭，本例无汗，故初诊方中加用麻黄宣肺开表，得汗后去之。

（3）左某，男，36岁。2012年3月8日初诊：肾病型肾炎6天，下肢水肿，晨起颜面亦肿。尿少色黄，便、纳、眠尚可，口和，手足不温，无汗，乏力。舌略赤胖润，脉左沉滑，右弦浮寸弱。尿蛋白（++++），潜血（++），某医院开西药4种，中成药4种，没有取而来诊。判以阳虚湿盛，治以温阳利水，拟真武汤加味：附子30g，苍术30g，白术30g，茯苓30g，麻黄10g，淫羊藿30g，炮姜30g，川牛膝30g，乳香5g，蝉蜕5g，泽泻25g，生姜10片。服药7剂后，汗出，下肢肿消，感觉很好，尿蛋白（+++），潜血（-○-）。但尿量仍少，色黄。前方去麻黄，附子增加15g续服。尿量增加。

此后每周调方1次，附子每次加15g，出入药物还有：补肾如补骨脂、菟丝子、益智仁；补气如党参、黄芪、炙甘草；利水如茵陈、猪苓、防己；理气如丁香、郁金、木香、厚朴等，相机出入。嘱其戒欲，忌食生冷，患者信守不移，坚定服药，尿量维持在每天1500mL以上。

服至8月9日，附子用到120g时，水肿消尽，尿蛋白虽能转阴，但时有反复，在（++）~（+++）之间。

服至10月18日，附子用到150g，尿蛋白转阴，症状平稳。此后又服药3个月，附子用到180g，尿蛋白一直阴性，停药，以金匮肾气丸长服善后。2014年4月带他人来看病，询之病情无反复，做销售业务，频繁出差而无碍。（《关东火神张存悌医案医话选》）

按：本案水肿伴有腹水、胸水，尿检有蛋白、潜血，是所治肾病中症情最严重的一例。"大病必须大药"，此案也是附子用量最大，总量最多（约20kg）的一案。总结本案，大剂附子的应用，当为取效关键。当然，患者信守不移，坚定服药，也是重要原因。

善于重用附子是火神派的突出特色，任应秋先生就赞赏："郑氏治疗三阴证，确是颇有盛誉，运用附子量重而准。"吴佩衡认为："病至危笃之时，处方用药非大剂不能奏效。若病重药轻，犹兵不胜敌，不能克服……古有'病大药大，病毒药毒'之说，故面临危重症候无需畏惧药毒而改投以轻剂。否则，杯水车薪，敷衍塞责，贻误病机，则危殆难挽矣。"

能否熟练应用大剂量附子，是衡量火神派医家成熟与否的一个标志。擅用重剂（不限于附子一药），其实是经方用药峻重风格的体现，由此练就过人的胆识，能起急危重症，正是其"压倒当世诸家"之处。

2. 茯苓四逆汤治案

孙某，男，8岁。全身水肿3月余，以面目及四肢为甚，求医殆遍，多以五苓散、五皮饮一类施治，又兼西药利尿剂屡用无效，反而病势日增。某医院诊断为慢性肾炎。现症见：面青暗滞，精神委顿，四肢不温，口不渴，水肿按之凹陷久而不起，舌白滑，脉沉细。证属元阳衰惫，治宜急扶阳抑阴，方用茯苓四逆汤去人参：附片60g，茯苓15g，干姜15g，炙甘草6g。附片先煎煨透无麻味后，再下余药，3剂。

服上方后，小便通畅，肿势减轻。继用理中汤加附子：附片60g，党参15g，白术9g，干姜9g，炙甘草6g。3剂。

服药后肿胀继续减轻。唯小便量尚少，显系温阳之力犹嫌不足。予以白通汤，重用姜、附，交通肾阳，宣达气机。药用：附片90g，干姜24g，葱白3茎。2剂。

服药后，小便通畅，肿势大减。原方再服5剂，症状消失。（《戴丽三医疗经验选》）

按：慢性肾炎水肿，以五苓散、五皮饮一类套方治之，也算对路。然元阳衰惫，徒事利尿，舍本逐末，故而乏效。水为阴邪，水湿积聚之处，便是阳气不到之所。患儿全身水肿，面青暗滞，精神委顿，四肢不温，一派元阳不振、气化衰惫之态。戴氏认为本病属阳虚，治应直接温补阳气，宣通气化，虽不利尿而尿自通，不消肿而肿自退，即使用茯苓四逆汤亦去掉人参，免其恋阴，讲究单刀直入，颇见功力。本例水肿初用茯苓四逆汤，继而改用白通汤取效，体现了这一观点。

3. 四逆五苓散治案

沈某，男，30岁。患慢性肾炎一年余，后因发生腹水肿胀，体虚弱极而送昆明某医院治疗，其效不显，邀吴氏会诊：面部水肿，目下浮起如卧蚕，面色苍白晦滞，口唇青乌，欲寐无神，神情倦怠已极，腹内水鼓作胀，其状如匏，下肢水肿，胫跗以下按之凹陷而不易复起，身重卧床，难于转侧。语声低弱，腹中撑胀，腰背酸胀痛楚不止，小腹亦坠胀作痛，口淡不思食，不渴饮，小便短少。舌润而色淡夹青，苔滑而灰黑，脉沉迟无力。此系脾肾阳虚，水寒土湿，寒水泛滥所致，法当扶阳温寒，化气利水主之，方用四逆五苓散加减：附片100g，干姜40g，花椒7g（炒去汗），猪苓15g，茯苓30g，条桂15g。

服4剂，小便遽转清长畅利，面足水肿消退，腹水消去十之六七，体重减轻10.5kg，腰背痛已大为减轻，仍有酸胀。稍能食，精神较增。舌苔灰黑已退，呈现白滑苔，脉转和缓。仍以扶阳温化主之：

附片100g，干姜50g，吴茱萸10g，桂枝30g，薏苡仁10g，猪苓10g，茯苓30g。

连服4剂，腹水消去十之七八，面色转好，精神、饮食较增，舌质青色已退，淡红而润，苔薄白滑，脉和缓有神根。大病悉退，阳神尚虚，余邪未净，唯有增强心肾之阳，始能效奏全功，上方加减治之：附片150g，干姜50g，上肉桂10g（研末，泡水对入），砂仁10g，黑丑20g，茯苓50g，公丁香10g。服4剂后，寒水邪阴消除殆尽，善后调理1周，病愈出院。（《吴佩衡医案》）

按：此案腹水且周身水肿，用药不过六七味，方简量重，不愧为经典火神派风格。三诊时，"腹水消去十之七八""大病悉退"，而附片由100g增加到150g；因余邪未净，加用黑丑峻药以攻之，俱显胆识。

4. 附子理中汤治案

（1）刘某，男，29岁。患IgA型肾病5年，近半月尿黄，镜检尿潜血（+++），畏冷，足凉，夜间头汗多，余尚正常。舌淡胖润有齿痕，脉左滑寸尺沉，右沉弦寸弱。此脾肾阳虚，失于固摄而致血尿，治宜温补脾肾，固摄止血，方选附子理中汤加味：附子30g（先煎半小时），干姜20g，炮姜30g，血余炭30g，肉桂10g，沉香10g，炙甘草10g。7剂，水煎服。

复诊：尿色转清，镜检尿潜血阴性。足凉、夜汗均减，守方加茜草20g、茯神30g，7剂后疗效巩固。（《关东火神张存悌医案医话选》）

（2）李某妻，患小便不利，每小便后如有物阻塞，刺痛异常，腰痛，目眩。同村老医主用猪苓、木通、滑石等利水之药，痛愈甚，且增小便出血一症。又变利水为凉血，如生地、桃仁、红花、牛膝等，出入加减，连服数日。向之目眩者，转而为昏不知人，便血者转而吐血矣。来省延予往诊。

予曰："膀胱为水腑，肾为水脏，均主小便。但腰属肾部，腰痛小便不利宜责之肾，不宜责之膀胱。前医用利水药过多，伤其肾气，故增出诸种险症。"以大剂附子理中汤加蕲艾、炮姜、赤石脂、五味子，每日3服，吐血便血皆止。再以真武汤加龙骨、牡蛎，小便如常，不复痛楚，眩晕亦止。计附子已一斤（500g）余矣。（《集思医案》）

按：此案扶阳治本用附子理中汤，止血治标用蕲艾、炮姜、赤石脂、五味子，选药精当。

5. 防己黄芪汤治案

傅某，男性，40岁。患风水证，久而不愈，于1973年6月25日来就诊：下肢沉重，胫部水肿，累则足跟痛，汗出恶风。切其脉浮虚而数，视其舌质淡白，有齿痕，认为是风水。尿蛋白（++++），红、白细胞（+），诊断：慢性肾炎。

下肢沉重，是寒湿下注；水肿，为水湿停滞；汗出恶风，是卫气虚风伤肌腠；脉浮虚数，是患病日久，体虚表虚脉亦虚的现象。选用防己黄芪汤：汉防己18g，生黄芪24g，生白术9g，炙甘草9g，生姜9g，大枣4枚（擘）水煎服。嘱长期坚持服用之。

7月3日复诊：坚持服前方10个月，检查尿蛋白（+）。又持续服两个月，蛋白尿基本消失，一切症状痊愈。现唯体力未复，为疏补卫阳，兼利水湿，用黄芪30g，白芍12g，桂枝9g，茯苓24g，以巩固疗效，并恢复健康。

回忆从前曾接治东北一患者，有3年慢性肾炎史的某患者。患者周身轻度水肿，微汗出恶风，检查尿蛋白（++）、红白细胞少许，3年不愈，后投以防己黄芪汤，嘱其常服，坚持月余，汗出恶风基本消失，化验检查，尿蛋白（+），红白细胞少许，管型近日未出现。又续服原方两月，检查尿蛋白（−），红白细胞只偶见，症状基本消失，水肿退净，仅精神稍疲惫。（《岳美中医案集》）

6. 实脾散治案

（1）陶某，女，66岁，农民。有数十年慢性肾炎病史，经治而愈。近阶段操劳过度，双下肢水肿，进行性加剧，化验尿蛋白（+++）。现症见双下肢水肿，已过双膝，畏寒肢冷，纳呆腹胀，小便短少，大便秘结，气短懒言，舌淡胖齿痕，脉沉细无力。证属脾肾阳虚，阴水旺盛，治宜温补脾肾，行气消肿，方用实脾散加味：茯苓60g，木瓜20g，苍术30g，白术30g，炙甘草10g，木香10g，大腹皮30g，草果仁10g，干姜30g，炮姜30g，高良姜30g，附子30g（先煎），厚朴20g，党参30g，泽兰30g，泽泻30g，芡实30g。6剂。

复诊：尿蛋白（++），水肿消减大半，食欲增加，大便每天1次，小便量增多，畏寒肢冷改善。原方再进6剂。

三诊：尿蛋白转阴，水肿尽消，畏寒肢冷显著好转，仍不耐劳作，腰背痛，小腿夜间偶有抽筋，上方加木瓜为30g，加仙茅30g，淫羊藿30g。再进6剂，隔天服药1剂，巩固治疗。（《火神派示范案例点评》：傅文录医案）

按：老年肾炎水肿，肾元已衰，阴盛阳衰，形成阴水。"水湿积聚之所，便是阳气不到之处。"其治在脾肾脾两脏，选用实脾散加味，重用附子与三姜，以振脾肾之阳，佐以行气利湿之品，以助气化之机。方药对症，服之即效，尿蛋白也随水肿消退而消失。

（2）董某，女，60岁。患慢性肾炎20年余，长期服用中西药物而病情不稳定，近阶段有加重趋势。尿化验：尿蛋白（+++），红细胞（++）；血常规、肾功能化验正常。现症见：气短懒言，胸闷纳呆，双下肢水肿，活动后加重，畏寒肢冷，舌淡苔白，脉沉细无力。证属脾肾阳虚，水湿不化，清浊不分，治宜温补脾肾，化湿利浊，方用实脾散加味：茯苓30g，苍术20g，白术20g，木瓜20g，炙甘草10g，木香10g，大腹皮20g，炮姜30g，附子30g（先煎2小时），厚朴20g，泽兰20g，泽泻20g，党参30g，三七10g。10剂，水煎服，每天1剂。

服药之后，精神大振，水肿消失，清晨仍有眼睑轻度水肿，上方加淫羊藿30g，仙茅30g，补骨脂30g，芡实30g，再进10剂。

三诊：服上方自感良好，计服药40余剂。化验小便阴性，巩固治疗，上方隔日服1剂，再服1个月。（《火神派示范案例点评》：傅文录医案）

7.潜阳封髓丹治案

伊某，女，61岁。9年前患隐匿型肾炎经治已愈。4个月前开始尿血，迭治乏效。刻诊：肉眼血尿，腰膂酸胀发木，低烧37℃，时有烘热，头涨，汗出，口苦不渴，舌淡稍胖润，脉滑无力。既往甲亢20年，用西药控制。查以往用药，无非清热凉血止血之品，致患者便溏。

观其舌淡稍胖润，脉滑无力，兼以口不渴，已属阴象。阴气上僭，真气上浮而现烘热、头涨、口苦等症，俱属头面阴火；其低烧、汗出，乃属虚阳外越；血尿则属阳虚不能统摄所致。综合分析，此证总属阳虚阴盛引起，不可被头面阴火所惑。治以温阳固摄，方用潜阳封髓丹加味：附子15g，砂仁10g，龟板15g，黄柏10g，炙甘草10g，炮姜25g，肉桂10g，薏苡仁30g，白术15g，川续断30g，云苓25g。3剂后，血尿消失，镜检尿中RBC（4～5）个，体温正常，口苦消失，烘热减少。继续加减调理月余，镜检尿中RBC（1～3）个，余症若失。（《关东火神张存悌医案医话选》）

按：作者以前治血尿多从阴虚火热着眼，何况本例还有口苦、低烧等似热之象，但是回顾疗效并不理想，不巩固。本例前曾服药4个月，皆凉血止血之品，越治越差。自从学习火神派理论，自知前非，遂改弦易辙，从阳虚入手，收效之速实出意料。郑氏在论小便下血时说："予曾经验多人，皆是重在回阳，其妙莫测。"洵非虚语。

二、水肿

1.济生肾气丸治案

周某，约30岁。患水肿半年，医药遍试而日剧。延诊时，头面、四肢、腰腹、胸背皆肿如瓜形，僵卧床席，不能转侧，皮肤胀痛异常，即被褥亦不能胜受，气喘，小便不利，脉沉而微。

诊毕，告主人曰："古人言水肿死证，见一即危，如缺盆平、掌无纹、脐突、足底平皆是，今皆兼之，况皮肤痛不可支，有立刻破裂之势，须防外溃，喘满又恐内脱，虽有妙方必无幸矣。"辞不举方。主人曰："疾不可疗，命也，但愿得尊方入口，死亦甘休。"余闻而怜之，即疏济生肾气丸而去。越数日，来告曰："药完2剂，小溲如泉，肿消大半矣。可否再服？"嘱其更进2剂，其病如失。嗣以六君、八味丸汤并进而痊。（《邂园医案》）

按：八味地黄丸即金匮肾气丸，此方再加牛膝、车前子为济生肾气丸。

2.四逆五苓散治案

木某，女，30岁。腰以下水肿已近8年，经中西医治疗未效，经某医院检查血、尿、肝功、肾功皆正常，查无病因，未以治疗，特来求治。刻诊：双下肢肿胀，按之没指，腹痛，不思饮食，面晦无华，舌淡晦苔白腻，脉沉迟无力。证为脾肾阳虚，水湿泛溢所致，法当扶阳温寒，利水消肿，方用四逆五苓散加减：附片100g，干姜18g，桂枝24g，茯苓30g，猪苓15g，车前子15g，公丁香6g，吴茱萸6g，砂仁10g，北细辛7g，甘草6g，3剂。

复诊：水肿已消大半，腹已不痛，能思饮食，面转红润，精神稍增。效不更方，上方3剂。

药尽来告，水肿全消，已无不适，为巩固疗效，上方5剂先服，另处大回阳饮加味后服：附片100g，干姜18g，上肉桂10g（研末对服），砂仁10g，吴茱萸6g，5剂。（《中医火神派医案全解》：顾树祥医案）

原按：另有患者孙某，68岁，患此症4年，多次住院未效，用上方法治疗，4剂痊愈。处方之要温阳为本，标本兼治，五苓散去泽泻之寒，白术之补滞，改加车前子利水，加砂仁纳气归肾，健脾化浊，北细辛配姜、附以固肾阳，合桂枝能调水道，寒湿得化而水湿得泄。

3. 越婢加术汤治案

陈某，男，25岁。上月至邻村探亲，归至中途，猝然大雨如注，衣履尽湿，归即浴身换衣，未介意也。3日后，发热，恶寒，头疼，身痛，行动沉重。医与发散药，得微汗，表未尽解即停药。未数日竟全身水肿，按处凹陷，久而始复，恶风身疼无汗。前医又与苏杏五皮饮，肿未轻减。改服五苓散，病如故。

医邀吾会诊，认为风水停留肌腠所构成。虽前方有苏、桂之升发，但不敌渗利药之量大，一张一弛，效故不显。然则古人对风水之治法，有开鬼门及腰以上肿者宜发汗之阐说，《金匮要略》："风水恶风，一身悉肿……续自汗出，无大热，越婢汤主之。"

按陈证先由寒湿而起，皮肤之表未解，郁发水肿。诊脉浮紧，恶风无汗，身沉重，口舌干燥，有湿郁化热现象。既非防己黄芪汤之虚证，亦非麻黄加术汤之表实证，乃一外寒湿而内郁热之越婢加术汤证，宜解表与清里同治，使寒湿与热均从汗解，其肿自消。方中重用麻黄45g，直解表邪；苍术12g燥湿，姜皮9g走表行气，资助麻黄发散之力而大其用；石膏30g清理内热，并制抑麻黄之辛而合力疏表；大枣9g，甘草9g和中扶正，调停其间。温服1剂卧厚复，汗出如洗，易衣数次，肿消大半。再剂汗仍大，身肿全消，竟此霍然。

风水为寒湿郁热肤表之证，非大量麻黄不能发大汗，开闭结，肿之速消以此，经验屡效。若仅寻常外邪，则又以小量微汗为宜，否则漏汗虚阳，是又不可

不知者。（《治验回忆录》）

原注：本案麻黄重用至45g，有其独到之处。但因此量与寻常用量相差甚大，所以应用时必须慎重。诚如作者所言，若仅寻常外邪，以小量微汗为宜。

三、尿路感染

1. 济生肾气丸治案

彭某，女性，干部，43岁。久患慢性肾盂肾炎，经常发作，中西医久治迄无显效。半个月或1个月即发作1次，腰腿酸软，小便频数，有窘迫感。劳累后发作更频。1969年7月26日就诊：尿检，红细胞满视野，脉象虚弱，舌质淡，为"劳淋"。投予《金匮要略》当归芍药散合桂枝茯苓丸作汤用：当归9g，白芍18g，川芎6g，泽泻18g，茯苓9g，白术9g，牡丹皮9g，桂枝9g，桃仁6g，水煎服，3剂。

7月30日复诊：尿中红细胞稍减，易以猪苓汤方，疏导瘀滞，清利膀胱，先此本欲用济生肾气丸，继思下焦湿热未净，用补剂过早会导致病邪留恋不去，反使病程延长，故投以此方，为用肾气丸提供条件。但此症已积年累月不愈，肌体日趋衰弱，亦不宜常事清利，耗伤津液，终应长服滋养强壮之剂如肾气丸者。

8月8日三诊：尿液渐清，红细胞少见，即采取济生肾气丸作汤用：熟地黄24g，茯苓12g，牡丹皮9g，泽泻12g，怀山药12g，肉桂6g，山茱萸9g，川牛膝9g，车前子12g（布包煎），炮附子9g，嘱服2周。

8月28日四诊：服前方14剂，腰膝已觉有力，检查基本痊愈。嘱服济生肾气丸较长时期，以巩固疗效。追踪观察2年，未再复发。（《岳美中医案集》）

按：此案慢性肾盂肾炎，经常发作，诊为"劳淋"。因见腰腿酸软，小便频数，劳累后发作更频，乃属阳虚之象，本欲用济生肾气丸，又思下焦湿热未净，用补剂过早会导致病邪留恋不去，反使病程延长，故先投以当归芍药散合桂枝茯苓丸及猪苓汤，疏导瘀滞，清利膀胱。但此症积年累月不愈，肌体日趋衰弱，亦不宜常事清利，终应长服强壮之剂如肾气丸者，最后确以济生肾气丸收效。这种先祛邪后扶正的思路值得借鉴。

2. 附子理中汤治案

游某，男，70岁。20天前出现尿痛，无尿频、尿急，牵及右侧腹股沟部疼痛，呈针刺样和阵发性，夜间发作较频。现症见：尿痛，形体消瘦，脸色黄暗，纳呆，大便不规律，1天2~3次或2~3天1次，质稀溏，咯痰量多色白质稠，不易入睡，睡后易醒，舌质淡胖苔薄白，脉浮取弦紧，重按则空。尿化验无异常。证属虚阳外越，治宜温中回阳，方用附子理中汤加味：炮附子15g，党参30g，肉桂10g，白术60g，炙甘草30g，干姜30g。水煎服，每天1剂，2剂。嘱其尿痛加剧或是排脓，属排病反应，不必惊慌。

服药1剂，从尿道排出黄色质稠味臭的脓性分泌物，立即复诊，尿检：潜血（+），白细胞（++）。告以排病反应，继续用药。尿痛和尿道排脓症状缓解，痰明显减少，腹中觉饥，矢气频频。继以上方2剂。

药后小便恢复正常，纳旺，痰已少。腹中知饥，大便每天1～2次，成形，夜寐易入睡。前方去肉桂，3剂。一切正常，食眠二便俱佳。（《姜附剂临证经验谈》）

按：此病高年肾阳亏虚，一派阴象，虚阳下泄而致尿痛，亦为虚阳外越之一种表现。方用附子理中汤补先后天阳气，未用一味通淋之药而收效，确显火神心法。服药后从小便中排出脓液乃是邪从外出之表现，因预先告知，医患合作，故以成功。

3. 四逆散加味治案

（1）肖某，女，36岁。小便不畅已10余年，重则尿黄窘迫，欲解不出。尿道灼痛，淋漓不尽。经多方检查治疗，疗效不显。现每昼夜小便数十次，量极少，有时仅数滴，涩痛，腰及小腹亦觉疼痛；下阴糜烂，白带多；四肢不温；舌尖边红，苔白滑。此为少阴阳郁，气机不利。法宜宣通气机，化阴通腑。以四逆散加味主之：柴胡24g，白芍24g，枳实24g，甘草9g，桔梗30g，茯苓30g，4剂。另以自制九成丹涂下阴患部。

服后，小便通利，诸症悉解。下阴糜烂已好转。再以少量丹药涂于患处，半月后获愈。（《范中林六经辨证医案选》）

原按：《伤寒论》云："少阴病，四逆，其人或咳，或悸，或小便不利，或腹中痛……四逆散主之。"本例之小便不利，四肢不温，并腹中痛，为邪入少阴，阳为阴郁。患者久病不愈，郁积而气机阻滞日甚。投四逆散举下陷之阳邪，疏不宣之气机。以柴胡启达阳气，兼解郁滞；芍药养真阴，调解肝脾，俾土木和而气机流畅；柴枳同用，一升一降，清浊分行。仲景原方注：小便不利加茯苓。恐其力缓，仅渗湿不足以畅气机。外邪固束，水道难于通调，故重用桔梗辛开苦降；茯苓利水，与桔梗之开提相合，亦为一升一降。水邪消，诸症自平矣。

范氏认为，凡尿频、尿急，欲出不尽；或闭塞不通，排尿涩痛；小腹、两胁、腰部或胀或痛或酸。上述诸症，不必悉具，皆可以四逆散论治。

（2）王某，女，67岁。10多年来，经常小便频急，重则淋漓涩痛，点滴不尽。多次验小便均属正常。先后服大量抗生素和利尿药，并以补肾气、除湿热等法论治，时好时坏。近来病情加重，转来求诊。近1个月来，约隔半小时解小便一次，量极少，一昼夜排尿总量仅300多毫升，色黄如浓茶。小便灼热，欲解不尽；四肢不温，少腹胀满疼痛，日夜不宁。舌质淡红稍暗，苔白滑。此为邪入少阴，阳郁不伸，水气不化。法宜宣通气机，化阴通腑，以四逆散加味主之：柴胡10g，白芍10g，枳实10g，甘草3g，桔梗15g，茯苓20g，4剂。

服后小便通利，病遂获愈。（《范中林六经辨证医案选》）

原按：肖、王二例少阴证淋病，病因、病情和病程大体相似。仅因王例年逾花甲，症状较轻，故药量稍减。均投四逆散加茯苓、桔梗为治，皆一诊而愈。

（3）潘某，女，91岁，2008年7月3日初诊：反复尿路感染1个月，尿频，尿急，尿痛，尿色尚清，以前曾予消炎治疗即好，但这次无效。余无异常。舌淡胖润，脉缓尺沉。四逆散治之：柴胡15g，枳实10g，白芍15g，甘草10g，茯苓30g，桔梗15g，黄芪30g。5剂。

服药后即愈。（《关东火神张存悌医案医话选》）

按：选用四逆散治疗本病，乃受范中林先生启发而得。

4. 四逆汤合升陷汤治案

白某，女，63岁。反复尿路感染5个月，尿频，色清，尿后小腹胀坠不适，气短，说话稍多则累，舌淡赤胖润，脉弦稍数，寸弱。此证小腹胀坠不适，气短，说话稍多则累，显见大气下陷之象。拟升陷汤合四逆散试之：黄芪30g，知母10g，升麻10g，柴胡15g，桔梗10g，桂枝10g，枳实10g，白芍10g，茯苓30g，丁香10g，郁金20g，炙甘草10g。

5剂后症情无改进，且夜尿频数五六次，色清，手足不温，查舌淡胖润，脉弦稍数。阳虚有据，升陷汤合四逆汤再投：黄芪45g，知母10g，黄柏15g，升麻10g，柴胡15g，桔梗15g，肉桂10g，枳实10g，白芍10g，茯苓30g，砂仁15g，附子25g，淫羊藿25g，菟丝子25g，炙甘草10g。7剂后，尿频、小腹胀坠等症均有减轻，守方续进7剂，排尿正常。（《关东火神张存悌医案医话选》）

按：本案初诊，囿于四逆散治"小便不利"经验，投之未效。仔细斟酌，找出症结还是由阳虚引发，改升陷汤合四逆汤而收效。检讨起来，还是阴阳辨诀概念不牢固的问题。对中医而言，经验有时是一把双刃剑，用得对固然管用，用不好，思路僵化就不管用，为医当谨慎。

另外，本案患者脉弦稍数，脉也不乏力，似为阳脉，主热，与其舌象、症状俱为阴象不符，这种脉证不合的现象并非偶见。一般情况下，都舍脉从病，认证为要。这是郑钦安很重要的一个观点，与古今诸多唯脉认证者不同。在临床中遇到"病现阴色"，而脉见"浮、洪、长、大、实、数、紧之类"阳脉，作者通常均"舍脉从病"，判为阴证，用附子类热药，未见失误。

5. 四逆汤合少腹逐瘀汤治案

张某，女，44岁。患顽固性尿路感染1年余，服用中西药物病情时好时坏，不能治愈。近2个月症状加剧，症见少腹酸楚，隐痛绵绵，喜温喜按，时轻时重，尿道有灼热感，小便频数，量少，大便偏干，腰酸下坠，舌淡红苔白润，脉沉弦。证属下元虚寒，迫阳外越，治宜温肾助阳，潜阳活血，方用四逆汤合少腹逐瘀汤加减：附子30g（先煎），干姜30g，炙甘草30g，小茴香12g，延胡索24g，五灵脂15g，川芎15g，肉桂10g，蒲黄15g，赤芍15g，白芍24g，白术24g，黄柏15g。5剂。

二诊：服药后尿道灼热感减轻，小便次数减少，感觉病情减轻。上方加龟甲15g，砂仁12g，仿潜阳封髓丹之意，10剂。

三诊：服药后少腹已不痛，无下坠感，小便已无灼热症状，舌质淡苔薄白，脉已缓和。原方有效，上方10剂，隔天服用1剂。

2个月后与他人来看病，告知病愈。（《火神派示范案例点评》：陈守义治案）

按：顽固性尿路感染，病程漫长，病情复杂。陈氏认为，此类病人多以正虚为主，夹有邪实，往往虚多而邪少，以郑钦安阴阳两纲辨证，认定病情乃为三阴证，应用四逆汤扶阳补肾以养正气，同时依久病多瘀之旨，合用少腹逐瘀汤，另加黄柏、砂仁、龟甲三味，乃"仿潜阳封髓丹之意"。

6. 四逆汤合封髓丹治案

某小伙，25岁。因为支原体、衣原体感染，静脉滴药2周，现阴茎灼热，龟头发红，撒尿刺痛，目赤干涩，右小腹抽痛时作，舌略紫胖润，脉沉滑无力。当时觉得阴茎灼热，龟头发红，目赤干涩是个阳证，用四逆散加味：柴胡20g，枳实10g，赤芍20g，桔梗15g，土茯苓30g，桂枝20g，川牛膝30g，乳香10g，炮姜25g，车前子25g，甘草15g，服用7剂。复诊小腹抽痛好转，其他症状也有减轻，加枸杞子35g再服。

三诊时，阴茎灼热反复，且增加了口鼻灼热，尿黄，舌略紫胖润，脉沉滑。反复琢磨，病人舌略紫胖润，脉沉滑无力，提示阴证，改用四逆汤合封髓丹：附子25g，炮姜30g，黄柏15g，砂仁15g，肉桂10g，知母10g，土茯苓30g，川牛膝

25g，炙甘草30g，7剂。这次诸症均减轻。所以阴证的诊断是对的，附子加量至30g，再加党参、白术，再服7剂，痊愈。（《关东火神张存悌医案医话选》）

按：本来作者觉得阴阳辨诀拿捏得不错了，但是对于这个病仍有反复，把阴证看成阳证，用了四逆散，虽然稍见小效，但这只是一个表象，最终还是判断为阴证收效。

7. 补中益气汤治案

王某，女，38岁，工人。2007年10月1日就诊。

患有慢性肾盂肾炎数年，经中西药物治疗病愈，遗留尿频及小腹下坠感不消失，多次尿化验及尿细菌培养均无异常。现症见：尿频，每天10～20次，尿量甚少，小腹下坠，上午重，下午略轻，活动、劳累后加剧，下坠同时伴小胀满不适，畏寒肢冷，口干而不欲饮，舌淡苔薄白，脉沉细无力。证属中气下陷，治宜升阳举陷，方用补中益气汤加味：党参30g，炙甘草10g，黄芪30g，苍术30g，白术30g，陈皮10g，升麻6g，柴胡6g，当归10g，枳壳30g，附子30g（先煎），淫羊藿30g，仙茅30g，补骨脂30g。水煎服，每天1剂。3剂。

二诊：服上药后，感觉良好，症状略有减轻，原方有效，再进6剂。

三诊：上方药连续服20余剂，自感症状消失，要求巩固治疗，再进3剂，隔天服药1剂。（《火神派学习与临证实践》）

按：慢性肾盂肾炎后遗症，病虽愈但症状难以完全消失，反增尿频及下坠感，显然是中气下陷、清阳不升所致。治用补中益气汤加附子等温阳补肾之品，以助肾气蒸腾津液，加之升阳举气，故而收效。

8. 猪苓汤治案

高某，女性，干部。患慢性肾盂肾炎，因体质较弱，抗病能力减退，久治不愈。发作时有高热、头痛、腰酸腰痛，食欲不振，尿意窘迫，排尿少，有不快与疼痛感。尿检查：混有脓球、上皮细胞、红细胞、白细胞等；尿培养：大肠埃希菌。

中医诊断属淋病范畴。此为湿热侵及下焦，法宜清利下焦湿热。选《伤寒论》猪苓汤。因本方为治下焦蓄热之专剂。淡能渗湿，寒能胜热，即书原方予服：猪苓12g，茯苓12g，滑石12g，泽泻18g，阿胶9g（烊化对服）。

水煎服6剂后，诸症消失。（《岳美中医案集》）

原按：猪苓汤能疏泄湿浊之气而不留其瘀滞，亦能滋润其真阴而不虑其枯燥，虽与五苓散同为利水之剂，一则用术、桂暖肾以行水，一则用滑石、阿胶以滋阴利水。日本医生更具体指出治"淋病脓血"，加车前子、大黄，更治尿血之重症。从脏器分之，五苓散证病在肾脏，虽小便不利，而小腹不满，决不见脓血；猪苓汤证，病在膀胱尿道，其小腹必满，又多带脓血。

9. 薏苡附子败酱散治案

国医大师张琪治一女性，患慢性尿路感染，尿中大量脓细胞，各类抗生素及消炎药用之无效。经年累月尿路刺激症状不除，痛苦异常。症见腰痛畏寒，舌润口和，脉沉缓。辨为阳虚夹有膀胱热毒，单纯清热解毒，不扶阳气，正不胜邪，所以迁延不愈。予以薏苡附子败酱散化裁：薏苡仁30g，附子15g，败酱30g，白花蛇舌草30g，甘草10g。连服6剂，尿路刺激症状大减，连服10剂，尿检正常，腰痛畏寒亦消除。

按：此后张琪以此方治愈类似病人甚多，并进一步扩展到治疗慢性前列腺炎，认为凡下元虚冷，腰酸痛，畏寒，全身倦怠，尿检见大量脓细胞，舌润，脉沉，辨证属阳虚兼热邪者，用附子配清热解毒药皆效。确为经验有得之谈。

四、尿毒症

1. 大黄附子汤加味治案

杨某，61岁，1995年去大同看望儿子，旅途感寒。次晨突然水肿尿少，寒热如疟而入某医院，诊为慢性肾炎急性感染，住院50日，病情恶化，由儿子送回家乡，准备后事，其女邀余诊视。

9月17日初诊：某医院出院诊断：慢性肾炎尿毒症。建议去做透析疗法。诊见患者葫芦脸形，头痛呕吐厌食，大便色黑，小便如浓茶，量少。全身肿胀，腰痛如折，口臭，有烂苹果味。舌苔黑腻，脉沉细涩。证属肾炎久延，邪实正虚。水湿浊秽入血化毒，三焦逆乱，胃气败坏，肾阳衰微。拟温阳益肾，荡涤温浊为治：附子30g，大黄15g，细辛10g，红参15g（另炖），五灵脂15g，生半夏30g，茯苓30g，猪苓15g，泽泻15g，焦三仙15g，炙甘草10g，肾四味60g，芒硝15g，（分冲），鲜生姜30g，姜汁10mL（对入），大枣10枚，3剂。

9月21日二诊：上方服后呕止，食纳增，小便渐多，色转淡。原方去生半夏，鲜生姜减为10片，加生黄芪45g，续服3剂。

9月25日三诊：其女来告，黑便变为黄软便，尿多色清，下肢肿胀已退其半，食纳大增。农村条件无法化验，药既中病，邪去正安有望。原方大黄、芒硝减为10g，生黄芪加至60g，10剂。

10月7日四诊：患者坐车进城，肿全消，食纳逾常。到城关院化验血、尿均无异常发现。邪退正虚，气短懒言，腰仍微困。予培元固本散一料善后：紫河车1具，黄毛茸50g，三七100g，高丽参50g，琥珀50g，制粉，每次3g，2次/日，热黄酒送下，追访5年一切如常。（《李可老中医急危重症疑难病经验专辑》）

2. 济生肾气汤治案

（1）王某，女，41岁，1989年3月23日入院。主诉：患者颜面水肿、腰痛3年，疲乏、恶心1年4个月。现病史：1985年4月患者出现颜面、下肢重度水肿、腰痛。蛋白（++）。诊断慢性肾炎，经治疗有好转。1986年11月出现疲乏无力、食欲不振、恶心。检查SCr 318μmol/L，BUN 13mmol/L，诊断慢性肾功能不全。经治疗未见明显效果，于1988年3月23日入院治疗。

患者疲乏无力，腰痛，明显畏寒，眼睑、下肢水肿，腹胀纳呆，大便干结，四五日一行，耳鸣如蝉，尿少，皮肤明显瘙痒。面暗黄，舌质淡嫩苔薄白，脉沉细滑。SCr 707μmol/L，BUN 24mmol/L。诊断：慢性肾炎；慢性肾功能衰竭。定位：原发在肾，波及脾、肝；定性：阴阳两虚邪实（夹风、夹湿、腑实）。

治法：脾肾阴阳两补，佐以利湿解表通腑，济生肾气汤加麻黄、大黄：桂枝12g，制附片20g（先煎），生地30g，苍术10g，白术10g，山茱萸10g，丹皮10g，茯苓30g，泽泻10g，怀牛膝15g，车前子30g（包煎），竹茹10g，黄连3g，制麻黄6g，生大黄10g（后下）。

上方服5剂后，大便通畅，日一行，腹胀消失，下肢水肿基本消失，畏寒、尿少、恶心、皮肤瘙痒明显减轻，纳食增加，睡眠转安。继服上方月余，各症基本消失，后改服参芪麦味地黄汤，气阴两补。6月份，大便又干，加生首乌、火麻仁滋阴润便，大便转调，后无明显症状。检查：SCr 382μmol/L，BUN 18mmol/L，慢性肾功能衰竭明显好转出院，存活至今。（《医学承启集》）

（2）安某，男，50岁，工人。既往慢性肾衰病史一年，因头晕、乏力、恶心、呕吐1个月，检见SCr 1219μmol/L、BUN 38mmol/L、尿蛋白（++），以慢性肾小球肾炎（普通型）、慢性肾功能衰竭、尿毒症期于1989年3月22日收住院。

入院时神疲乏力，畏寒，全身重度水肿，恶心、呕吐，皮肤瘙痒，腹胀、纳差，腰酸痛，大便干，需卧床，生活不能自理。查见面色萎黄，舌淡胖大有齿痕，苔白厚腻，脉沉，腹部膨隆，腹水征（++），颜面及四肢水肿。

据证属脾肾气虚夹湿，予补肾健脾利水渗湿法，处方以桂附参芪地黄汤加减。服药4剂后，恶心、呕吐消失，尿量增多，水肿减轻，食欲增进。续以此方进退调理，住院3个月余，水肿、腹水消退，精神转佳，体力增进，腰酸痛及皮肤瘙痒明显减轻，生活能够自理，舌淡苔薄白，脉沉细。于1989年7月3日好转出院。

（《医学承启集》）

按：桂附参芪地黄汤即金匮肾气丸加人参、黄芪。

3. 香砂六君子汤治案

（1）邱某，男，49岁，1989年5月3日入院。主诉：疲乏无力，恶心呕吐5个月。现病史：患者于1988年12月在劳累后出现疲乏无力、头晕、恶心、呕吐，在延边医院查BP：190/140mmHg，SCr 462μmol/L，BUN 12mmol/L。尿常规：蛋白（++）。肾图示：双肾功能重度受损，诊断为慢性肾炎——高血压型；慢性肾功能衰竭。经中西药物治疗后无效，于1989年5月3日收入医院治疗。

入院时情况：极度乏力，纳呆，恶心、呕吐，烦热，口干欲饮，大便偏稀，夜尿多。神疲，面萎黄，舌稍暗苔稍黄腻，脉沉弦中取大于沉取。SCr 265μmol/L，BUN 25mmol/L，BP 220/118mmHg。诊断：慢性肾炎——高血压型；慢性肾功能衰竭。定位：原方在脾，由脾及肾。定性：气虚夹湿热。治法：健脾益气，清化湿热，香砂六君子汤加竹茹、黄连、黄芩：党参15g，苍术10g，白术10g，茯苓30g，甘草6g，法半夏12g，青皮10g，陈皮10g，广木香10g，砂仁6g，竹茹10g，黄连3g，黄芩10g。

上方4剂后，恶心呕吐消失，纳渐转佳。12剂后，日食量增至180g。但仍感疲乏、头晕，BP 160/110mmHg，脉中沉取弦滑稍数。考虑患者脾胃气虚、阴虚俱在，脾虚则肝乘，故改予平补脾胃气阴佐以平肝为法，参苓白术散合平肝饮：西洋参10g（另煎对入），白术10g，茯苓30g，甘草6g，莲子肉15g，山药15g，白扁豆15g，薏苡仁30g，砂仁6g，青皮10g，陈皮10g，桔梗10g，大枣10g，汉防己15g，草决明15g，青木香15g。

服7剂后，头晕、乏力续有减轻，血压逐渐下降。继以上方治疗，患者除夜尿稍多外，疲乏、纳差、恶心、呕吐、烦热、口干欲饮、便稀等诸症状消失，SCr 53μmol/L，BUN 8mmol/L，BP 150/100mmHg，慢性肾衰近期缓解，于1989年7月28日出院。（《医学承启集》）

本例定位在脾，证属气阴两虚，由于脾虚肝乘，补脾同时佐以平肝为法取效。

（2）黄某，男性，21岁，未婚。因全身水肿，尿少6个月，于1955年12月6日，住入北京某医院。

病史：患者于1955年4月底，感冒之后出现眼睑颜面水肿，检查尿中有蛋白，数天之后水肿消退。同年6月初，面部及下肢水肿复起，尿量减少，院外治疗无效，乃入院治疗。既往史：12岁时曾有肾炎史。

检查：慢性病容，皮肤苍白，颜面水肿，扁桃腺中度肿大，颈软，心尖区有收缩期吹风样杂音，右胸中下部叩浊音，呼吸音低，右肺基底部有湿性啰音，腹软，阴囊及下肢均呈凹陷性水肿，膝反射存在，血压122/90mmHg，尿蛋白（+++），有颗粒及透明管型，血沉70mm/小时，酚红试验15%，胸部X线片：右肺上野有结核病变，右胸腔少量积液，入院诊断为慢性肾炎，肺结核，胸腔积液。

入院后中西医合作治疗，至1956年1月底，水肿消退，但肾功不见好转。至4月中旬，血压升至190/140mmHg，病人头晕，恶心，呕吐，粒米不下，渐至神志昏迷。病情日渐加重，濒于危笃。乃于4月16日邀请中医会诊。

患者昏迷较深，不能进食，呼吸微弱，脉细微。乃与老人参24g煎汤，频频饲入，药后神志渐轻，目能视人，脉亦略起，但仍嗜睡。改用六君子汤救治，药用移山参、白术、茯苓、炙甘草、陈皮、法半夏。二诊之后神志全清，胃能纳谷，血压降至150/110mmHg。至1957年5月出院时，一般情况良好。（《岳美中医案集》）

原按：初诊时患者汤饮不下，胃气已败，正气不支。此时之处理，挽回胃气，抢救生命是第一要着。一俟胃气来复，药饵可下时，方可进行其他治疗。因而初用独参汤频频饲入，果能药后神志渐轻，但仍嗜睡，属正气衰微，故专用六君子汤扶正和胃，正气既复，胃能纳食，症情得以缓解。此时若舍正气不顾，而从其他方面治疗，恐生命难以挽回，所谓："体实气壮，要治病留人；体衰气虚，须留人治病。"本例遵循着这个原则，先挽回了正气，间接治愈了尿毒症，收到满意的疗效。

4. 真武汤治案

李某，女性，50岁。因上腹部疼痛4天，于1958年6月21日，急诊入北京某医院。

病史：患者10余年来，常有上腹疼痛，泛酸，服苏打后缓解，疼痛多与饮食有关，近4日上腹部疼痛复作，以两肋缘为甚。入院前1日，疼痛加重，持续不解，大便2日未行，小便如常。

检查：急病容，痛苦表情，皮肤无黄疸，腹壁普遍板硬，并有压痛，肝脾不易触及。血压100/20mmHg，血象正常。临床诊断为胃穿孔，合并腹膜炎。

入院后，先由外科做穿孔修补及胃空肠吻合术。手术进行良好，但术后血压一直很低，尿量极少，甚至无尿，持续数日，渐呈半昏迷状态，肌肉抽动。西医治疗无效，乃要求中医会诊。

见患者神志欠清，时而躁动，手抽肉瞤，尿闭，脉细肢凉，乃用真武汤加减，回阳利尿：西洋参、杭菊、白术、云苓、炮附片、生薏苡仁，1剂之后，能自排小便，四肢渐温，肉瞤筋惕亦止，但仍神疲不愿讲话。

二诊改用红人参、白术、茯苓、车前子、牛膝、泽泻、生苡米，2剂后神志全清，排尿自如，精神略振，但感口干，改用党参、沙参、麦门冬、天花粉、薏苡仁、玉竹，经过三诊之后，诸症好转，血压恢复正常，最后痊愈出院。(《岳美中医案集》)

原按：本例由于手术后尿闭，产生尿中毒现象，这种肾外性尿毒症，预后虽然较好，但对本例来说，西医治疗无效，服中药后病情显著改善，可见中药是起到作用的。

5. 苍牛防己汤治案

宋某，女，60岁。1985年6月15日入院。慢性肾炎反复发作已七八年，2个月前病情加重，全身水肿。在某军区总院诊为尿毒症，住院治疗2个月，静滴大剂量速尿无效。患者系一朋友之母，总院医生告诉他，西医已没有什么好办法，找个中医看看或许有救，否则恐怕只有等死。因而找到我，其时我在某区中医院当住院医师，随即收入院治疗。

刻诊：身面、四肢高度水肿，眼睑因水肿需用手拨开方能看人，腹胀如鼓，叩实，腹围102cm，呕恶纳呆，口苦口干不欲饮，尿少，日不足100mL，伴乏力气短，畏寒，精神萎靡，面色萎黄，舌淡胖、苔黄润，脉沉弦。尿检：蛋白(++++)，红、白细胞(+～+++)。入院当天，邻床患者即要求出院，其本该继续治疗。问之，说："这个新来的病人太重了，从她肚子上扎个眼，水都能喷我床上来。"说到底是被吓走的。

分析证属脾肾衰微，水湿潴留，兼有气滞。治拟行气利水，参以扶正活血泄浊。处方苍牛防己汤加味：苍术30g，白术30g，川牛膝30g，怀牛膝30g，丹参30g，益母草30g，白毛根30g，防己50g，大腹皮25g，川大黄10g，4剂。

药后尿量渐增，大便轻泻，腹胀已减。药似中的，原方出入续投，服药20剂后，水肿尽消，腹水已无，腹围76cm，尿量正常，余症亦渐次消失，继用香砂六君子汤善后。一个半月后，尿检已正常，观察半月出院。10年后死于心脏病。(《关东火神张存悌医案医话选》)

按：此病肾功能衰竭(尿毒症)而致全身水肿合并胸水腹水，症情堪称严重，西医已经束手无策。

本案所用苍牛防己汤(苍术、白术、川牛膝、怀牛膝、防己、大腹皮)系已故名医方药中教授自制方，治疗各种腹水多有佳效(详见"肝硬化腹水"一节中"苍牛防己汤治案")。此案加益母草既活血又利水，一药二用。本证虽无便秘之症，但不避大黄，以求通腑泄浊，对取效起到一定作用。

五、慢性前列腺炎

1. 附子理中汤治案

于某，男，41岁。全身水肿10年，近1年加重。1969年到西南山区，在潮润闷热之坑道内工作1年多。逐渐感到全身乏力，肢体沉重，食欲减退，面与下肢开始水肿。1978年初，病情发展，上肢麻木不能写字，下肢关节冷痛，全身水肿明显加重。口干，欲大量热饮。小便短少，时而点滴难下，体重由70kg增至87kg。北京某医院诊为前列腺炎，但水肿原因始终未明。

初诊：1周前参加夏收后，水肿加剧，面部与四肢尤甚，按之凹陷。神疲，纳呆，腹满，喜热饮，腰痛，阳痿，小便短少。面暗黑无华，舌淡，苔白滑腻。此为太阴脾虚湿郁所致，初因湿热内困，后伤及脾阳，故水液内停；太阴之伤，又累及少阴肾阴，法宜温肾健脾，燥湿利水，以附子理中汤加减主之：制附片30g（久煎），白术15g，干姜15g，炙甘草12g，茯苓12g，上肉桂6g（冲服）。上方服10剂，水肿减轻，头昏、乏力好转。原方再服20剂。

三诊：全身水肿消退大半，纳增，小便较前通畅。上方加桂枝10g，生姜皮60g，以增化气行水之力，续服15剂。

四诊：水肿基本消退，诸症均明显好转。为巩固疗效，以理中丸加味缓缓服之：党参30g，炒白术60g，干姜60g，炙甘草30g，制附片120g，茯苓60g，上肉桂10g。10剂，共为细末，水打为丸，日服2次，每次10g。

1979年5月追访，病已痊愈，体重由85kg降至70kg。（《范中林六经辨证医案选》）

原按："诸湿肿满，皆属于脾。"脾乃至阴之脏，少阴又为太阴之母。故肾不主五液，脾不行水，则肿满生焉。本例先后以理中汤加附子等，温补太、少二阴，阳气升，阴霾散，气化行，水湿消，故病获愈。

按：细阅本案用方，既云理中汤，显然去掉了方中的人参。再加揣摩，方中所增附片、茯苓，明显寓有真武汤含义，但又去掉了白芍。显然，去掉人参、白芍两味，是为了防其恋阴。查范氏医案中初诊选用理中汤、桂枝汤、真武汤、小青龙汤等方时，一般均去掉方中的人参、白芍、五味子等阴药，少有例外。郑钦安明确表示："凡阳虚之人，多属气衰血盛，无论发何疾病，多缘阴邪为殃，切不可再滋其阴。若更滋其阴，则阴愈盛而阳愈消，每每酿出真阳外越之候，不可不知。"范氏忠实地继承了这一观点，在投用姜附热药之际，讲究单刀直入，不夹阴药，显示了经典火神派风格。

2. 真武汤治案

郑某，男，40岁。2009年5月25日初诊：自幼虚弱，患前列腺炎10年，尿频，屡服凉药未效，畏冷，自称"用热药则肝难受"，抽搐欲吐。性功能下降，足凉，虚汗，眠差，乏力，舌淡胖润，脉右滑寸弱，左滑尺寸弱。此属阳虚，水湿偏盛，处方真武汤出入：附子25g，干姜20g，炙甘草15g，砂仁10g，肉桂10g，沉香10g，淫羊藿30g，吴茱萸15g，茯神30g，白术20g，红参10g，阳起石30g，泽泻20g，丹参30g。10剂。

复诊：感觉挺好，尿频、畏冷显减，性功能提高，余症亦改善。原方出入再予10剂。（《关东火神张存悌医案医话选》）

按：慢性前列腺炎在中西医学都被视为疑难病症，通常按湿热为主，兼夹血瘀、正虚认识其病因病机，用些套方套药，效果并不可靠。京城著名男科专家某教授也是这样归纳的，我以前也这样认识。接受火神派以后，以阴阳辨诀重新审视该病，发现前列腺炎还是阴证为多，像本案尿频、畏冷、足凉、舌脉等皆为阴象阴色。只是湿热者认同多，阳虚者辨识少，乃至误认误治，越旋越远尚不察觉，皆不识阴阳之过也。

六、前列腺增生

1. 真武汤治案

（1）江藤，58岁，日本人。患前列腺增生，小便频急、排泄困难已有6年，近两三年来加重。尤其下午憋不住，频繁如厕，夜间十五六次，尿线细小无力，尿等待，每次小便起码三五分钟，小腹膨胀。卢氏接诊，从舌、苔、脉三点上看，舌质淡，舌胖，舌边有明显齿痕，舌苔白滑腻。脉沉缓，重取无力。认为肾阳虚衰，水湿留滞。治疗方法，温阳利水，选用真武汤：制附片75g（先煎2小时），生白术15g，茯苓25g，淫羊藿20g，生姜60g。1剂后，尿量增加，次数减少，排尿通畅一些。3剂后，排尿很通利，夜尿已2次，仍然感到排尿力度欠佳。

二诊：在原方基础上加用桂枝25g，排尿力度增加。

三诊：加砂仁15g，纳五脏之气归肾，一共30剂，病情完全改善，排尿正常，夜尿1次，精力旺盛。（《扶阳讲记》）

按：前列腺增生多出现在中老年，阳气衰减，气化不及，导致水湿停滞，下注前阴而潴留，最终导致前列腺增生、肿大，造成小便困难，严重者闭塞不通，导致癃闭。肾阳虚衰，气化不足是本；尿路受压，阻塞不通为标。所以抓住"本"应温阳化气，利水泄浊。真武汤用治前列腺增生，效果理想。卢氏改白芍而用淫羊藿，以引阳入阴，通利血脉，从而达到畅通水道的目的。

（2）范某，男，82岁。患前列腺增生2年，排尿慢，尿等待，夜尿三四次，晨起口黏、口苦、口干，腰酸痛，形胖。舌淡胖润，脉左弦浮寸弱，右弦数。此肾虚阳用衰减，气化不力所致，当予温肾以助气化，少佐疏肝，真武汤合四逆散加味：附子25g，茯苓30g，白术15g，白芍30g，淫羊藿25g，牛膝30g，乳香5g，炮姜30g，柴胡15g，枳实10g，炙甘草10g，桔梗10g，生姜10片。7剂。

药后鼻流清涕较多，此为阳药运行，寒湿从上窍化去之象，乃祛病吉兆。果见尿已大为顺畅，腰酸痛已止，口黏、口苦、口干消失。上方附子加至30g，另加桂枝20g，再服7剂，基本告愈。（《关东火神张存悌医案医话选》）

按：患者高龄，排尿慢，尿等待，脉证俱属阳衰，用真武汤扶阳以利气化，当为正选。之所以合用四逆散方，乃受范中林先生启发，竟收佳效。

2. 补中益气汤治案

某患者，年近70岁，平时体极壮健，身体丰满。戊子年冬天患小便不利，半年有余，点滴难出，气常下注，小腹胀急欲死。

急请名医许珊林诊治：两寸关脉虚大，两尺细涩不调。许说：此证是中虚清阳下陷，开始时如癃闭，前医以熟地、肉桂、附子等温补，这时清阳越陷，下窍梗塞，小便更加难出，此病所谓"转胞"也。认为治之极易，为什么半年之久，却无人识此病呢？于是，给予补中益气汤，黄芪重用30g，加木通9g，肉桂1g，服2剂，小便稍通，服4剂，其病即愈。

后以补中益气全方，不加利尿之药，并嘱其每日服猪脬数枚，寓"以胞补胞"之意。半月之后，胃强体健。（《岐黄用意——巧治疑难杂症》）

按：高年癃闭之症，通常由前列腺增生引发，以温补之法治之亦算正治。许氏以"寸关脉虚大，两尺细涩"为据，判为中虚清阳下陷，给予补中益气汤，4剂其病即愈，认证准确，为此症辨治增加新的门径。

3. 四逆散加味治案

公某，男，76岁。2008年3月7日初诊：前列腺增生5年，加重2个月。尿频尿急，甚至憋不住，色清。足凉发沉，头晕不清，乏力，易汗，大便偏干。舌淡赤胖润，脉沉滑尺弱。此属阳虚气化不利，膀胱失约所致，拟温阳固摄，温氏奔豚汤加味治之：附子15g，肉桂10g，砂仁10g，沉香10g，山药30g，茯苓20g，泽泻15g，怀牛膝10g，炮姜15g，党参30g，白术30g，淫羊藿25g，补骨脂25g，菟丝子25g，金樱子20g，炙甘草15g。

上方出入服药1个月，尿频尿急改善，已可憋住，余症亦轻。但尿不畅快，

"憋得慌"，尿后余沥，大便仍干，舌脉无大变化。改弦易辙，以四逆散加味：柴胡20g，枳壳10g，白芍15g，桔梗10g，茯苓30g，川牛膝30g，乳香10g，附子25g，肉桂10g，白术60g，炙甘草10g。5剂。

复诊：感觉良好，尿已畅快，并无憋不住感觉。继以本方调整7剂，效果巩固，嘱以金匮肾气丸常服。（《关东火神张存悌医案医话选》）

按：此案尿频尿急，憋不住，初诊方温阳固摄，症状改善，反又尿不畅快，"憋得慌"，可能固摄过头了。清代喻嘉言说："凡用药太过不及，皆非适中。"实际上，如何拿捏得适中，并非易事，一旦出现用药太过，则应及时调整，所谓见风使舵，方随证变，因改用四逆散加味应之。

第七章　慢性胃炎、胃溃疡

急性胃肠炎常被称为胃流感或肠流感，它的症状一般不超过48小时。因此更多见的胃痛通常是由慢性胃炎、消化性溃疡两种疾病所引发。

其中慢性胃炎是最常见的胃部疾病。它是因为急性胃炎失治、幽门螺杆菌感染以及长期服用对胃有刺激的药物，或饮食不节等原因所致的胃黏膜非特异性炎症，本病年龄越大，发病率越高，这一点不同于消化性溃疡，后者多发生于青壮年。

一般将慢性胃炎分为浅表性胃炎、萎缩性胃炎和肥厚性胃炎3种。其中，萎缩性胃炎若不积极治疗，有少数病例可能演变为胃癌。故应定期做胃镜追踪观察，若出现严重的不典型增生，应及早做手术治疗。

消化性溃疡简称溃疡病，由于溃疡的形成与胃酸和胃蛋白酶的消化作用有关，故称为消化性溃疡。又因溃疡部位95%以上位于胃和十二指肠，所以，又称为胃及十二指肠溃疡。它是一种常见的慢性胃肠道疾病，多发生于青壮年，男性较女性为多，O型血的人发病率比其他血型的人高30%。

慢性胃炎病程迁延，反复发作，中年以上多见。症状常不典型，常见症状为上腹部饱胀、不适，无规律的疼痛、嗳气、恶心、反酸，食欲不振，疲倦乏力面色黄白，精神不振等。萎缩性胃炎还有贫血、消瘦、腹泻、舌炎、舌乳头萎缩等。

胃溃疡的临床表现主要是有节律性的上腹疼痛，如钝痛、灼痛、胀痛或剧痛。但胃及十二指肠溃疡的疼痛特点很不相同，简单说，胃溃疡的疼痛多发生于餐后，这是由进餐后食物刺激溃疡病灶引起；而十二指肠溃疡疼痛多发生在空腹时，这是二者在症状方面最大的区别。胃溃疡的节律性疼痛，于餐后0.5~1小时出现，至下一餐前已消失，午夜痛少见。发作期在剑突下有稳定而局限的压痛点，压痛一般较轻；十二指肠溃疡疼痛节律是：晨起空腹时不痛，早餐后2~3小时开始出现疼痛，至午餐后缓解，下午3—4时又疼痛，至晚饭后又缓解；疼痛也可于睡前或午夜发生，称夜间痛，若午夜痛醒常提示患有十二指肠溃疡。此外，消化性溃疡还多伴有嗳气、泛酸和消化不良等症状。

无论慢性胃炎还是消化性溃疡，都是消化系统出了毛病，对消化系统影响最大的因素有三点，即饮食不节、情绪刺激和劳倦过度。

饮食不节是导致慢性胃病的一个主要原因，因此，饮食疗法就成为治疗慢性胃病的重要方法。若能长期坚持饮食治疗，不仅大部分的慢性浅表性胃炎、溃疡病可以好转或治愈，而且对慢性萎缩性胃炎，也能保持长时间的稳定和好转。

应多吃清淡、易咀嚼消化、营养丰富的食物，少吃或不吃酸性食物和辛辣有刺激性的食物。吃饭速度要慢，细嚼慢咽，不要过饱，切忌暴饮暴食。如果疾病在活动期，或胃有少量出血时，以吃流食为宜。忌食肉汤、鸡汤和甜羹等。所吃食物必须切碎煮烂，可选用蒸、煮、氽、软烧、烩、焖等烹调方法，不用油炸、油煎、爆炒、醋熘、凉拌等方法加工食物。不喝浓茶、咖啡，它们都会对溃疡病患者造成更深的伤害。

一、胃痛

1. 四逆汤治案

（1）李某，男，34岁。因胃脘疼痛反复发作，大便色黑而住某医院，诊断为胃溃疡。经治疗2个月余，输血2000mL病情未见好转。症见胃痛腹胀，嗳气、反酸，畏寒肢冷，声低息短，少气懒言，面色青黯，舌质青滑，脉沉。证属肾阳大虚，阴寒凝滞，气机不畅。治宜扶阳抑阴，回阳祛寒，方用四逆汤：附片60g，干姜15g，甘草6g。此方专以驱散阴邪，峻扶元阳。故余临证以来，每遇阴寒重证，均以此方投之，往往应手取效。

服2剂，胃痛大减，精神好转，大便黑色转淡，微觉腹胀。再就原方加肉桂9g，砂仁6g。桂、砂两味，是阴证开窍药，温胃散寒，并具升降气机之力。服2剂，各症续减。改用潜阳丹加肉桂：附片60g，砂仁6g，龟板15g，甘草6g，肉桂9g。

服2剂，大便颜色转黄，唯稍觉腹痛，前方加炒吴茱萸6g，温中止痛。嘱服2剂，诸症消失。（《戴丽三医疗经验选》）

按：本例病变虽在胃脘，但见全身虚寒，辨为肾阳亏虚为主，以四逆汤回阳祛寒而愈。临证需细审病机，切忌见痛止痛。此老先用四逆汤，后用郑氏潜阳丹，用药精纯不杂，经典火神派风格也。

（2）洪宅令眷，正月上旬胃中大痛，前医用苍朴炮姜香附不效，至夜痛厥。次日迎诊，六脉沉紧而滑，昏卧于床，不知人事，手足微温，身体软重。告曰：寒痰满中，非辛热不醒。时孙医先用附子，不敢服，余用附子、干姜、半夏、茯苓、白豆蔻、陈皮一剂，服后半夜方醒，自言为人释放回也。

次日再诊，谆言人虽醒而脉未回，寒邪犹在，仍须前药，勿功亏一篑也。而洪宅素畏热药，弃置不用，以他医参、术、炮姜、半夏平和之药为稳妥。殊不知邪未退而温补，反致助邪。医将一月，终日呕哕不息，饮食不餐。至二月初三，哕变为呃，其音似吠，越邻出户，连声不息，口张不能合，四肢厥冷，扬手掷足，欲裂衣袂，目珠上视，其势危笃，从未经见者也。

京口名家见病愈重而药愈平，但用丁、沉、柿蒂、乌药、橘红、半夏应世之药而已。急复求治，余曰："脉细疾无伦，几于不见，若不以大温之药疾祛其寒，亥子之交，必致阳脱。"遂用生附子、生干姜、半夏各9g，吴茱萸3g，1剂气平，2剂手足回温，其夜计服4剂，吠声方止，仍如前呃。次日仍用前方，但换熟附子，加茯苓、橘红，每日仍服半硫丸30颗。1个月后加白术合理中、六君，共计服药百剂，方能食饭不呃，经水始通，渐次调治而愈。此证可为病家医家唯求平妥、酿病不医之鉴。（《素圃医案》）

按：此案胃中大痛，甚至不知人事，认为"寒痰满中，非辛热不醒"，素圃用四逆汤合二陈汤加白豆蔻，服后而醒。但"人虽醒而脉未回，寒邪犹在"，力主继续温化。怎奈"洪宅素畏热药，弃置不用，以他医参、术、炮姜、半夏平和之药为稳妥"。"不知邪未退而温补，反致助邪"之理，导致阳虚欲脱，其势危笃。而"京口名家见病愈重而药愈平，但用丁、沉、柿蒂、乌药、橘红、半夏应世之药而已"。幸素圃"用生附子、生干姜、半夏各9g，吴茱萸3g，1剂气平，2剂手足回温，其夜计服4剂"，如此峻药重剂方挽救危局。确如此老所言，"此证可为病家医家唯求平妥、酿病不医之鉴"。

2. 桂附理中汤治案

（1）刘某，男，57岁。胃脘反复疼痛6年，胃镜检查诊为慢性萎缩性胃炎，服过多种中西药均无效。近半个月来，胃脘疼痛较剧，遇寒尤甚，口淡乏味，泛恶纳呆，神疲乏力，大便溏薄，畏寒肢冷，腰膝酸软，苔白滑而厚，舌体胖大，边有齿痕，脉沉细无力，两尺不足。证系脾肾阳虚，中焦失和，升降反常。治当温补脾肾，和中健胃，桂附理中汤加味：肉桂粉10g（另包冲），制附子30g（先煎），炮姜20g，炒白术15g，苍术15g，高良姜15g，砂仁15g，姜半夏20g，吴茱萸10g，茯苓15g，炙甘草10g。7剂，水煎服。

二诊：胃脘疼痛显著缓解，泛恶已瘥，食欲改善，大便转实，仍神疲乏力，畏寒，舌苔已退，无滑象，舌尚胖大而边有齿痕，脉息如前。原方肉桂粉改15g，制附子改100g（先煎），炮姜改30g，吴茱萸改15g。7剂。

三诊：脘痛等症消失，食欲复原，大便正常。因余氏出差，患者持处方到药店购药，药店以附子等剂量过大不敢售给，后在患者一再要求下，将附子、肉桂等按一般用量配了3剂，但服之无效。近日又感胃脘部闷闷疼痛，口淡纳少，伴神疲乏力，形体畏寒，腰酸肢冷。苔薄白舌淡红，边有齿痕，脉细，两尺不足。上方制附子改120g，炮姜改30g，加杜仲20g，淫羊藿30g，炙黄芪30g，7剂。

四诊：脘痛已止，食欲正常，畏寒及神疲乏力明显改善，手足温暖，舌淡红苔薄白，脉细但有力。上方制附子改140g，再进7剂，诸症完全消失。间断服用此方月余，3个多月后复查胃镜，已恢复正常。（《火神派示范案例点评》：余天泰医案）

原按：考慢性萎缩性胃炎的中医辨证，大多从脾胃虚弱、肝胃阴虚、肝胃不和、肝脾湿热、痰浊中阻、瘀血阻滞或胃阴不足等分型论治。然郑钦安指出："病有万端，亦非数十条可尽，学者即在这点元气上探求盈虚出入消息，虽千万病情，亦不能出其范围。"笔者崇尚此语，故临证突出阴阳辨证，广用扶阳大法，常收到前所未有的效果。本例在治疗过程中，附子曾因故减量而病情反复，足见中药用量与疗效之间有着十分密切的关系。

（2）周某，女，44岁，新疆某机关干部。胃痛多年，时发时止，发则吞酸呕吐，饮食不下，胸膈胀闷，腹中雷鸣，大便稀溏，日数行。日渐消瘦，气短自汗，胃部自觉下坠作痛。稍事劳动则身倦乏力，西医确诊：胃下垂。远道来昆求治：时值盛夏，手足厥冷，面色苍白，形体消瘦。六脉沉细，濡弱无力，舌淡白。此系病久阳虚里寒，中气不足引起。治当以温中回阳，健脾益气，和胃止痛，拟方如下：川干姜9g，红参9g（另煨对服），白术12g，茯苓12g，川附片30g（开水先煨透），上肉桂6g（开水对服），黄芪24g，西砂仁9g，炒补骨脂9g，甘草3g，大枣5枚，炒玉米15g，老米15g。

服5剂后，便溏、腹痛轻减，手足厥冷渐回，可进少量饮食。腹部仍下坠，有时作痛。脾胃渐调，中阳尚弱，气虚下坠。守原意加重剂量以治：红参12g，黄芪30g，土炒白术12g，茯神15g，川附片30g（开水先煨透），上肉桂6g，炙升麻4.5g，炒柴胡6g，补骨脂9g，甘草3g，川干姜9g，大枣5枚。

连服10剂后，食欲增加，精神好转，脸色转红，腹痛便溏日渐减轻，身冷肢厥渐回暖，腹中偶然不适，微感下坠。经复查，胃下垂显著改善。脉转调和有力，舌苔红润。阳虚及中气下陷之象已渐好转，气血不足，冲任两虚，改用温补之剂：黄芪24g，当归12g，炒杭白芍9g，茯苓15g，菟丝子15g，炒补骨脂9g，白术12g，炙升麻3g，鹿胶15g（烊化对服），西砂仁6g，炙甘草6g，川附片30g（开水先煨透），干姜9g，大枣5枚。

上方服10余剂后，身体好转，已能步行数里。腹中亦无下坠感觉，精力充沛，食眠均佳，胃下垂症基本痊愈，常服补中益气丸以资巩固。（《姚贞白医案》）

原按：此例根据李东垣"脾胃论"升阳益胃、补中益气之理，并重温中回阳和补血调肝之法，结合患者体质，灵活用药。先以参、术、芪、附治其虚寒，姜、桂、砂、苓，止痛止泻，补骨脂涩其滑脱，升麻、柴胡升提下陷之气，菟丝子、炒玉、老米温肾益胃，甘草、大枣健脾调中。以后配入鹿胶、归、芍、熟地、川芎补血调肝。似此重视全面，综合论治，易收良效。

3. 小建中汤治案

田某，女，37岁。胃痛半年，晨起饮白开水则胃中隐痛，他时不痛。但心烦，手足心热，小腹胀痛，咽干口燥，四肢酸软，舌淡有痕，此中阳不足，肝木升降不及所致，用建中汤加味观察：附片80g（先煎），黄芪30g，桂枝30g，白芍30g，生姜30g，大枣15枚，菌灵芝20g，炙甘草20g，饴糖40g（对入）。3剂，3小时服1次。

药后心烦、手足心热、腹胀等症明显好转，守方调理，继续好转。（《擅用乌附——曾辅民》）

按：此案所用药物乃小建中汤加附子、黄芪、灵芝。

4. 四逆苓桂丁椒汤治案

（1）徐某，男，年四旬余。患心胃痛症已20余年，病情日见增剧，形体消瘦，胸膈痞胀作痛，两胁满闷不舒，脘腹灼痛，痛极则彻于胸背，固定不移，从心下至脐腹隆起板硬如石，按之亦痛，腰背如负薄冰，懔懔而寒。时而泛酸上冲咽喉，呕吐黄绿酸苦涎水，心中嘈杂，知饥而不能食，唯喜烫饮，饮而不多。大便干结难解，小便短涩，手足不温，少气无力，入夜难寐。舌淡苔白滑腻，脉来沉迟。

判为病久阳虚，真火内衰，阴寒内结；脾阳不运，无力以制水邪；肝郁不舒，夹寒水上逆犯胃凌心。阳虚为病之本，寒水泛溢为病之标，法当扶阳温散寒水之邪治之，先拟乌梅丸方1剂，疼痛稍减，呕吐酸苦水已少。认为病根深固，非大剂辛温不可。但多年临床体验，此证每于服药之后，或见脘腹增痛，或吐酸、便泻、小便色赤而浊等征象，可一时有所表露，此乃药与病相攻，驱邪之兆，若药能胜病，犹兵能胜敌；倘畏惧不专，虽欲善其事，而器不利也，何以克服！古云：若药不瞑眩，厥疾弗瘳。吴氏将此理告于病者，令其有思想准备。遂以大剂吴茱萸四逆汤加味治之：附子150g，吴茱萸18g，干姜60g，肉桂18g（研末，泡水对入），丁香5g，茯苓30g，白胡椒3g（研末，对服），甘草15g。

服药后果然1剂则痛反较增，2剂则腹中气动雷鸣，3剂则涌吐大作，吐出黄绿苦水盈盂。原方附子增至200g，连进10剂，"愈服越见吐，痛不减反有所增之势"，但脉转缓和稍有神，仍喜滚饮而畏寒。仍照前法，再进不怠，附子用至300g，连服2剂，脘腹疼痛及痞硬顿失其半，胃逆作酸已减少。继续调理十数余剂而愈，体健如常。（《吴佩衡医案》）

按：四逆苓桂丁椒汤为吴氏所拟效方，即四逆汤加茯苓、肉桂、丁香、白胡椒，用治脘腹阴寒疼痛，呕恶明显者再加半夏、砂仁等。

郑钦安对服用热药之反应积累了丰富经验，这是其擅用姜附的重要体现。吴氏对此也有深刻体会，有些且为郑氏所未言及。此例进以大剂姜附，预先告以可能有所反应，令患者有心理准备。及至服药后果然"1剂则痛反较增，2剂则腹中气动雷鸣，3剂则涌吐大作"，进而"愈服越见吐，痛不减反有所增之势"，当此之际，一般医家恐难守持。吴氏胆识兼备，"仍照前法，再进不怠"，而且附子加量，让人领略火神派风格。

归纳吴氏对姜、附等热药反应的认识，最常见的就是呕吐痰涎、大便泄泻，其次是周身水肿，以及原有症状如疼痛加重以及出血等，本案即是突出例证。

（2）顾某，男，年四旬。肾气虚，脾湿素重，时值酷暑炎热季节，常食西瓜凉饮，夜卧贪凉，复受冷风所袭，遂致脘腹疼痛不止，痛极则彻及心胸腰背，水米不下，汗出淋漓，辗转反侧睡卧不安，时时呻吟。

吴氏诊之：颜面青黯，舌苔白滑质含青色，脉来一息两至半，沉迟无力，手足厥冷。此乃肝肾之阴夹寒水脾湿凝聚三焦，凌心犯胃，阳不足以运行而成是状。先以上肉桂10g研末泡水与服之。服后旋即呕吐涎沫碗许，此为寒湿外除佳兆，继以吴茱萸四逆汤加味治之：附片100g，干姜30g，上肉桂10g（研末，泡水对入），公丁香6g，白胡椒6g（捣末，分次吞服），吴茱萸10g，甘草10g。

服1剂，涌吐酸苦涎水两大碗，痛减其半。再服1剂，又吐涎水两大碗，其痛大减，遂得安卧。次晚续诊，脉已一息四至，汗止厥回，诸痛俱瘥，继以桂附理中汤2剂调理而愈。（《吴佩衡医案》）

按：此例选方与用药，均与上案相似，唯上案病情较重而用药剂量较大。姜、附偏于峻热，当医者、病家对投用姜、附犹疑不决时，吴氏有试服一招，即先让患者服用肉桂（研末泡水）试之，果系阴证，患者必能耐受；反之，可知辨证之误，但亦不致酿成恶果，显出圆机活法之妙，此乃吴氏独到经验。

5. 大黄附子汤治案

钟某，腹痛有年，理中、四逆辈皆已服之，间或可止。但痛发不常，或一月数发，或两月一发，每痛多为饮食寒冷所诱致。常以胡椒末用姜汤冲服，痛得暂解。

诊脉沉而弦紧，舌白润无苔，按其腹有微痛，痛时牵及腰胁，大便间日一次，少而不畅，小便如常。吾曰："君病属阴寒积聚，非温不能已其寒，非下不能荡其积，是宜温下并行，而前服理中辈无功者，仅祛寒而不逐积耳，依吾法两剂可愈。"彼曰："吾固知先生善治异疾，倘得愈感且不忘。"即书大黄附子汤：大黄12g，附子9g，细辛4.5g。并曰："此为金匮成方，屡用有效，不可为外言所惑也。"后半年相晤，据云果2剂而瘥。（《治验回忆录》）

按：此证一派阴象阴色，但"理中、四逆辈皆已服之，间或可止"，终归复发不能根治，是因夹有积聚，根据为腹有压痛，大便少而不畅。赵氏慧眼识得真机，"非温不能已其寒，非下不能荡其积，是宜温下并行"，予大黄附子汤2剂而瘥，真上工也。

火神派辨认阴阳两纲时要注意两点：

（1）除外表证。有表证时当先顾表，郑氏反复强调"审无表证"，方可再辨阴阳，所谓"内外两法，切勿混淆"。（《医法圆通·卷一》）

（2）除外实证。即所谓"有余之候"，如饮食、气滞、血瘀、痰湿等，当按实证处理，不可一例扶阳或单纯扶阳。在论治胃病不食等多种杂病时，郑钦安反复强调，所谓"饮食积滞，仍当推荡"。（《医法圆通·卷四》）当然，逢到阴结时，可结合温阳推荡，亦即温下合用，此为本案施用章本。

二、胃胀

四逆汤治案

（1）霍某，女，60岁，农民。长期胃胀，经胃镜、B超等检查，除发现有慢性胃炎外，未确诊有他病。长期胃胀、胃满，服用中西药物数年，未见明显改善。现症见：胃脘胀满，纳呆厌食，气短懒言，神疲乏力，畏寒肢冷，小便清长，大便秘结，舌淡胖，边有齿痕，脉沉细无力。证属脾胃阳虚，升降失调，治宜温脾益胃，方用四逆汤加味：附子30g（先煎2小时），炮姜30g，炙甘草10g，红参10g，砂仁30g。3剂，水煎服，每天1剂。

病人到家后，看到只有这么几样药，嘀咕能有效吗？因为她长期服药，都是中西药物一大包。服药之后，胃口大开，脘腹胀满消失大半，气力大增，精神转佳，数十年来未有的好转，大喜过望，要求再服10剂，以求彻底改善，巩固治疗。（《火神派学习与临证实践》）

按：胃脘胀满临床上十分常见，一般多从气滞着眼，施以行气、破气之法，然有效有不效者，即如本例"服用中西药物数年，未见明显改善"。主要原因在于胀有虚实之分，实胀自有实证可辨，可予行气、破气之法；虚胀自有虚象，即如本例脉证一派虚寒表现。虚则补之，若予行气、破气套方套药，则犯了"虚者虚之"之戒，是为医家大忌。临床上虚胀并不少见，尤其屡治不效、病史已久者，以实胀而误辨误治者多矣，岂可不慎。经云"脏寒生满病"，虚胀之症，多由脾胃虚寒引起，由于误治伤正，久病及肾，最终导致肾元亏损，所以治从扶阳补肾下手，所谓"塞因塞用"，方选四逆汤加味，初服即见显效，脘腹胀满消失大半，数十年来未有的好转，显示了"病有万端，治之但扶其真元"理念的效力。

（2）袁某，男，30岁，农民。患有慢性胃炎数年，服用中西药物，情况时好时坏。现症见：胃胀，进食之后尤甚，喜温喜按，气短懒言，神疲乏力，畏寒肢冷，每遇天冷或冬季就加重，舌淡，脉沉细无力。证属中焦阳虚，治宜温中行气，方用四逆汤加味：附子30g（先煎2小时），炮姜30g，炙甘草10g，红参10g，白豆蔻30g，石菖蒲20g，甘松10g，肉桂10g。3剂，水煎服，每天1剂。

服药后，症状消减大半，自述几年也未见过这样好，胃胀不甚，纳食增进，体力也感到明显增加。原方有效，再进6剂。胃胀消失，畏寒肢冷有明显改善，精神较佳，为巩固疗效，再进6剂。（《火神派学习与临证实践》）

按：此案与上案类似，郑钦安论治胀满，颇显火神心法："更以阴阳凝聚而观之，一团元气而已……余意此病治法，宜扶一元之真火，敛已散之阳光，俾一元气复，运化不乖"。（《医法圆通·胀满》）在此思路启发下，傅氏抓住一元真火，扶阳助脾，阳旺而中运，胀满自除。

（3）胡某，女，66岁。胃胀，反复40年，自觉胃冷，时食少或不思食。经常便秘，医家常用味苦之药治之，药后则泻下，近年吃苦药也已不效。脉沉细微，舌淡透白，此陈寒痼疾，阳虚极甚，方药：附子150g，干姜100g，炙甘草60g，肉桂20g，生黄芪40g，西砂仁20g。3剂。

二诊：药后胃胀消失，稍感微胀，生冷、清热食物全忌。确实，胃病应"节其饮食，适其寒温"。因便秘，此方加半硫丸。（《擅用乌附——曾辅民》）

按：脏寒生满病，正此症也。曾氏认定脾肾阳虚病机，以大剂四逆汤加肉桂、生黄芪为治，3剂即获显效，除砂仁外未用一味理气之品，信是高手。

（4）胡某，女，33岁。素体脾肾阳虚，现胃胀难忍，不思食，畏寒。面时烘热，发红。舌淡，脉沉细弱。此阴盛格阳之证，由胃寒太盛致使肾阳亏虚而格阳于外。此种病例时常可见，予通脉四逆汤治之，辅以橘枳姜汤利咽：附片70g（先煎），吴茱萸20g，干姜100g，炮姜20g，炙甘草20g，陈皮30g，枳实5g，生姜30g，葱头5个，白芷20g。2剂。药后胃胀消失，戴阳证明显好转，继续调之。（《擅用乌附——曾辅民》）

按：此案在阳虚同时，兼见气逆而呃之症，故在四逆汤温阳基础上，再加理气降逆之品如砂仁、半夏、沉香、橘枳姜汤，兼证不同，佐药有别。

（5）赵某，女，55岁。腹胀、矢气约2年。胃胀，胃痛，泛酸，气短，乏力，畏冷，背痛，眠差，夜里汗出，尿黄，口和，舌淡胖润有痕，脉沉滑寸弱。胃镜查示：浅表性胃炎。证属脾胃虚寒，大气下陷，治宜温肾补脾，升阳举陷，方选四逆汤合升陷汤加味：附子15g，干姜15g，黄芪40g，升麻10g，柴胡10g，桔梗10g，桂枝15g，乌贼骨25g，羌活10g，茯苓30g，酸枣仁30g，砂仁10g，炙甘草10g。

5剂后，腹胀大减，胃痛消失，除泛酸外余症均减，守方调理7剂，告愈。（《关东火神张存悌医案医话选》）

三、胃酸

四逆汤治案

傅某，男，63岁。胃酸8年，近5年终日胃酸，食道、胃有灼热感，西医检查：食道炎，浅表性胃炎。胃不胀，食可，神可。唯脉沉弱，舌淡，以温阳（胃）补肾（阳）之法治之：附子50g，干姜30g，炙甘草30g，炮姜20g，西砂仁20g，生姜40g。4剂。

四诊（二、三诊略）：此前已诊3次，胃酸减轻明显，灼热亦减。调整处方：附子60g，干姜40g，炙甘草40g，桂枝30g，肉桂15g，沉香5g（研冲），炮姜20g，吴茱萸20g，茯苓30g，薏苡仁30g。3剂。

药后胃酸及灼热感消失，仅自觉食道、胃有酸味感觉。（《擅用乌附——曾辅民》）

按：此例胃酸、灼热8年之症，判为脾肾阳虚，不仅屏除一切养阴清热之药，连乌贼骨、瓦楞子等制酸套药也不用，专力以四逆汤加二桂（桂枝、肉桂）、三姜（干姜、炮姜、生姜）、吴茱萸等温药投治，颇显"治之但扶其真元"的扶阳理念。

第八章　慢性肝炎、肝硬化

　　我国是一个"肝病大国"，病毒性肝炎的发病率和死亡率在传染病中占首位，平均年发病率为60/10万，全国现有慢性肝炎患者近1200万，每年死于肝病的人数约30万，有数十万人等待着肝移植。

　　肝脏既是一个消化器官，又是一个内分泌代谢器官。病毒性肝炎是由肝炎病毒所引起的以肝脏炎症和坏死为主的全身性传染病。目前已知肝炎病毒有甲、乙、丙、丁、戊、庚型6种（一般简称甲肝、乙肝、丙肝、丁肝等）。

　　病毒性肝炎按临床表现分为：急性、慢性、重症和瘀胆型等4种。

　　（1）急性肝炎：起病急，表现为畏寒、发热，乏力、纳差，恶心、呕吐，腹胀、肝区痛，腹泻；尿呈浓茶样；皮肤巩膜出现黄染；肝功能异常。总病程2～4个月。无黄疸型表现轻，不易发现，发生率高，成为更重要的传染源。

　　（2）慢性肝炎：仅见于乙、丙、丁型肝炎，包括慢性迁延型和慢性活动型，主要症状反复或持续半年以上，慢性活动型症状明显。

　　对病毒性肝炎的生活调理，主要是指饮食治疗、生活调节、心理调适、运动治疗等。它们是肝炎患者治疗的重要方面。

　　（1）饮食治疗：肝炎患者的饮食治疗，应按急性期、慢性期和康复期等而有所不同。

　　（2）急性期：急性肝炎患者可吃含维生素丰富、清淡爽口、易于消化的食物，少吃肉类食品，尤其是急性黄疸型肝炎患者，在发病初期更不宜吃肉食，饮食量也不宜多，能够维持营养即可。主食可选吃小米、大米稀饭、面条、藕粉等。副食可选食白萝卜、藕、冬瓜、竹笋、西红柿、菠菜等。水果可选吃西瓜、橘子、菠萝、山楂等。勿食辛辣刺激性强的食物，禁饮各种酒类。肉汤也要少喝，因为肉汤、鱼汤、鸡汤、鸭汤中均含有大量的嘌呤物质和含氮物质，须在肝脏内氧化代谢，从而增加肝脏负担，影响肝功能恢复。

　　（3）慢性期：慢性肝炎患者，肝细胞已有不同程度的损害，需要摄入肉类食物，以促进肝细胞的再生。这时，可吃高蛋白、高维生素、低脂肪的饮食，如吃瘦猪肉、兔肉、公鸭、母鸡、鸽肉、黄花鱼、鲤鱼、鳖、鲜豆浆、鱼汤、鸡汤等。其中以鸽肉、鲤鱼肉和鳖肉最为理想。鸽肉有清热解毒之功；鲤鱼肉有开胃健脾、消水肿、治黄疸之效；鳖肉对坏死的肝细胞有很强的再生作用，又有抑制结缔组织增生、软化肝脏的功能。饮食也宜少食多餐，不要多吃糖，以免糖转化为脂肪，而形成脂肪肝。

肝炎患者还应注意从日常生活中进行调理，具体包括以下几方面：

（1）注意休息。急性肝炎、慢性活动性肝炎患者，都要注意休息，除了饮食、洗漱、二便外，都应卧床休息。重症肝炎患者应绝对卧床休息。这样，可以使肝脏血流量增加，有利于肝脏修复和促进肝细胞再生。待病情稳定（2～3周）后，方可进行轻松的活动。

（2）少用眼。肝炎患者应少看电视，因为肝脏发生病变，肝内贮存的维生素A的数量减少，肝炎又使肝脏分泌的胆汁减少，从而导致维生素A等脂溶性维生素吸收障碍，这样，视网膜内的杆状细胞因缺乏维生素A，不能合成视紫红质。如果常看电视，视紫红质的消耗量就更大，会出现视觉模糊、视力减退，甚至产生干眼病和夜盲症。所以，肝炎患者应少看或不看电视，少操作电脑等。

（3）充足睡眠。慢性肝炎患者，每晚应保证睡眠时间8小时，中午午睡1小时。以左侧卧位为佳。晚饭宜清淡，切勿过饱，在睡前切勿饮浓茶、咖啡等。

（4）不要饮酒。酒对肝脏损伤极大，故肝病患者应绝对禁酒。

一、慢性肝炎

1. 茵陈四逆汤治案

（1）魏某，男，25岁。患肝炎已半年余，右胁疼痛，双目白睛发黄，色晦暗，面色亦黄而带青色，大便时溏，小便短少，其色如茶，右胁肋下触之有硬块作痛。脉缓弱，舌苔白而厚腻，舌质边夹青色。此系里寒内盛，土湿木郁，肝木不得温升所致。法当温化寒湿，疏肝达木，拟茵陈四逆汤加味：附片60g，干姜30g，佛手10g，败酱10g，薏苡仁20g，川椒3g（炒去汗），上肉桂5g（研末，泡水对入），茵陈10g，甘草5g。

3剂后，脉象沉弱而带弦长，厚腻舌苔已退其半，舌已转红，小便色转清，较前长，胁下疼痛大有缓减。继上方加减主之：附片100g，干姜80g，青皮10g，北细辛10g，茵陈蒿15g，桂枝30g，茯苓30g，上肉桂6g（研末，泡水对入），甘草6g，川椒6g（炒去汗）。

4剂后，胁痛肝大已减去十之六七，脉转和缓，舌质红活苔薄白而润。面、目黄色退净，小便清长，饮食如常。继服下方8剂，即告痊愈：附片100g，干姜40g，延胡索10g，茯苓36g，广木香5g，上肉桂10g（研末，泡水对入），北细辛10g，甘草10g。（《吴佩衡医案》）

按：时下治疗肝炎多以清热解毒、利湿退黄为主。其实脱离阴阳辨证大纲，认阴为阳，寒热混淆。本例黄疸胁痛，因其寒湿内盛，故予四逆汤大剂为主治之，针对木郁选加了川椒、青皮、细辛、肉桂、茵陈等味，剂量不大，主次分明。吴氏治肝炎类虚寒病症，于大剂温药中常加败酱、薏苡仁，似含薏苡附子败酱散方意。

（2）李某，男，31岁，教师。病经二三个月，周身黄疸，曾服柴胡平胃、茵陈蒿汤多剂，疗效不显。症见面目全身晦黄不荣，肌肤水肿，四肢冷，自汗淋漓，衣被尽染黄色。胸膈痞闷，食少神疲，大便稀溏，小便黄短。脉象濡滞，舌质淡苔白腻。此属久病过服苦寒，脾肾之阳受损，运化失司，邪从寒化，呈现阴黄之候，法当温运渗利兼理气和胃：制附片30g（开水先煨透），川干姜9g，茵陈蒿12g，云茯苓30g，桂枝9g，西砂仁9g（冲），广陈皮6g，炒薏苡仁12g，小红枣10枚。

上方服2剂，身面黄疸、水肿、自汗均减，肢冷转温，胸膈舒畅，小便清长，大便渐干。脉濡缓，舌白腻退。此阳气渐回，脾运复苏。寒湿未尽，续宜温运渗化：制附片30g（开水先煨透），云茯苓30g，猪苓9g，桂枝木9g，炒泽泻9g，川干姜9g，茵陈蒿12g，大红枣5枚。

上方连服4剂，黄疸、水肿、自汗诸症消失。脉弱缓，舌粉红而润。饮食增加，二便正常。病后体虚，脾肾未强，再拟下方调补，数剂而安。

炙附片30g（开水先煨透），潞党参15g，白术12g，茯神15g，西砂仁6g（冲），广陈皮6g，炒薏苡仁12g，生甘草3g，川干姜6g，大红枣3枚。（《姚贞白医案》）

按：黄疸之候，长期服用苦寒之品，势必损伤阳气，终为阴黄之证，临床误此者颇多，本例即为典型之案。本病通常选用茵陈术附汤。姚氏始以茵陈四逆汤加砂仁、陈皮，意在调和脾胃，继以茵陈四逆汤合五苓散加减，俱未投白术、甘草，揣摩是嫌其壅滞之弊。至黄疸、水肿退净，始以附子理中汤双补脾肾，知宜知避，可供借鉴。

（3）王某，男，28岁，军人。患乙肝多次住院治疗，时好时差，终不能愈，所用中药是一派苦寒凉药，不见改善，且有愈来愈重之势。面色晦暗青黄，虚胖，巩膜微黄，小便发黄，饮食尚可，饭后腹胀，阴天胀甚，食油腻则呕恶，大便溏而不爽，舌质淡胖嫩边有齿印，苔白滑津液欲滴，脉沉缓无力。

证属阴黄，寒湿内阻，阳气不宣，治宜温化寒湿，湿中健脾，利湿退黄，方用茵陈术附汤与五苓散加减：附子60g（先煎2小时），干姜15g，白术30g，党参30g，茯苓15g，桂枝15g，茵陈蒿60g，陈皮12g，郁金24g，石菖蒲15g，白豆蔻10g，泽泻15g，猪苓15g，焦三仙各15g，炙甘草9g，生姜12g，砂仁10g，大枣5枚。7剂，水煎服，每天1剂，分3次服。

复诊：面色晦暗明显好转，饮食增加，大便已成形，小便通畅，阴黄已消，前方略有加减，附子加至120g。守方治疗3个多月，化验一切正常。（《中医火神派医案新选》：陈守义医案）

按：阴黄之证，陈氏以大剂附子振奋阳气，以真武汤、五苓散、茵陈术附汤等加减，突出温阳利湿，乃为正治。

2. 补中益气汤合四逆散治案

吴某，女，40岁。患慢性肝炎，近来病情加剧，胁痛不止，低热不退，手心常热，夜寐多梦，口干不欲多饮，口淡不饥，食少不香，食后腹胀，大便溏泻，头昏神疲肢倦，舌红苔白腻而边有齿印，脉细弱而数。投以补中益气汤去当归合四逆散加砂仁、白豆蔻、焦三仙、鸡内金、山药、莲子、扁豆、薏苡仁，初服5剂，低热即退，胁痛减轻；再服7剂，胃纳即开，知饥思食，每餐能食150g；更服7剂，低热未再发生，便溏止而粪渐成形，但当劳累时，肝区尚有隐痛，仍守上方加减以善后。（《中医专题讲座选》第一集：万友生医案）

3. 温养法治案

高某，女，30岁。1983年6月27日初诊。1979年初患急黄肝炎，经治3个月，服茵陈蒿汤加味方70余剂，计茵陈3000g，板蓝根2000g，栀子、大黄各250g。黄疸虽退，肝功持续不降，GPT 120U，日见食少神疲，畏寒胁痛。又服柴胡疏肝散加味20余剂，经闭、厌食、腹胀而呕涎沫，亦已3个多月。面色萎黄无华，肋间刺痛不休。痛作时按腹弯腰，头汗淋漓。近日更增腰困如折，足膝冰冷，小便不禁。脉细，左关特弱，舌淡，苔灰腻。已成迁延性肝炎，病程长达5年。

证由过用苦寒攻下，损伤肝、脾、肾三脏之阳。又过用辛散，致气血耗伤。脾胃为后天之本，此经一伤，气血生化无源，故面色萎黄，食少经闭；苦寒伤损肾阳，肾气怯弱，故见腰困如折，虽在盛夏，瑟缩畏寒，小便失约。治此症之关键，要忘却一切先入为主之偏见，置肝炎于脑外，但先温养肝、脾、肾三脏之阳而救药误，治法便在其中矣：生黄芪30g，当归30g，肾四味30g，红参（另炖）10g，五灵脂10g，吴茱萸10g，桂枝尖10g，生麦芽10g，细辛10g，炙甘草10g，赤勺15g，干姜30g，油桂2g，鲜生姜10片，枣10枚。

上方守服27剂，计用干姜810g，肾四味810g，吴茱萸270g，细辛270g，服至10剂时，呕涎、胁痛得罢，食纳大增，日可进食500g。服至20剂时，面色已见红润，自感乳胀，又服7剂，月经来潮。8月初化验，肝功阴转，诸症均愈。（《李可老中医急危重症疑难病经验专辑》）

按：此案是典型的由急黄肝炎而"过用苦寒攻下，损伤肝、脾、肾三脏之阳"案例。"治此症之关键，要忘却一切先入为主之偏见，置肝炎于脑外，但先温养肝、脾、肾三脏之阳而救药误，治法便在其中矣。"

4. 辛热破瘀，攻下治案

程某，男，61岁，住天津市和平区。患慢性肝炎20年，经常腹胀，食后不消化。平时不敢饮水，饮水后即滑精。失眠、头晕，乏力，感冒不断，身寒手足凉冷，便秘且有下坠感，已住院治疗多次。

查见面色灰而晦暗，中度贫血面容，舌质淡，苔白厚腻，脉象沉细弦紧。10指全无甲印（大寒），舌、腮均有齿痕，左耳壳有结节，胃脘及脐旁压痛，证属大寒瘀滞，治以辛热破瘀攻下：附子30g，肉桂30g，干姜30g，白术15g，党参15g，熟地30g，木香10g，砂仁6g，枳壳10g，厚朴10g，陈皮10g，三棱15g，莪术15g，二丑30g，槟榔30g，川大黄10g，元明粉10g（冲），水煎早晚服，每日1剂。

成药处方：寒症丸（附子理中丸加硫黄6g），每日1～2丸；附子理中丸，每日1～2丸。

服药后，从大便中排出很多黏冻状物，自觉身轻力增，20天后面色有红润。半年后上述一切寒凉症消失，睡眠饮食均佳，两手出现6个甲印，肝功逐渐恢复正常。（《孙秉严40年治癌经验集》）

5. 加味异功散治案

（1）刘某，女，54岁，1973年3月初诊。10年来经常胃脘胀满、大便偏溏、右肋下隐痛。1972年检查肝功，GPT 200～300U，A/G比值接近平直，诊断为慢性肝炎。一直服用中西药物，但肝功损害未恢复正常，于1973年3月来诊。

症状同前，脉沉细而濡，舌淡润，苔薄白。检查肝功：GPT 256U，TTT 10U，诊断为慢性肝炎。中医辨证为病在肝脾，证属脾虚肝乘，气滞血瘀。予加味异功散加砂仁、莱菔子。服药后自觉症状明显好转，1个月后复查肝功，各项指标均在正常范围内。

1980年右侧乳房发现肿块，经某医院病理检查确诊乳癌，行根治手术。术后肝区痛、脘腹胀满、大便稀溏等症状又复作，检查肝功各项指标均明显异常。A/G比值倒置。再予加味异功散，同时合用冬虫夏草粉。服药后，各症相继消失，肝功检查亦转正常。后仍间断服用加味异功散调理。现乳癌术后已10年，患者多次复查肝功均在正常范围，恢复工作。（《医学承启集》）

按：本方为方药中教授所拟，系在异功散基础上加味而成，药物组成：党参

15g，苍术10g，白术10g，茯苓30g，甘草6g，青皮10g，陈皮10g，黄精20g，当归12g，焦山楂10g，神曲10g，丹参30g，鸡血藤30g，柴胡10g，姜黄10g，郁金10g，薄荷3g。

功能健脾和胃，养肝疏肝。适应证：迁延性肝炎、慢性肝炎、肝硬化、肝癌等病，症见胸肋满闷、肋下隐痛、纳呆纳少、便溏、舌质淡润舌苔薄白、脉濡细等，中医辨证为脾胃气虚肝乘，气滞血瘀者。

（2）宁某，女性，33岁，1974年5月22日初诊。患者于1972年8月发现肝功能异常，1974年5月22日复查肝功能，GPT 260U，TTT 7U，A/G=3.3/3.8g，诊断慢性肝炎来我院治疗。症见面黄少，纳差，腹胀排气多，肝区隐痛，小便色黄，低热37.8℃左右，舌质淡苔薄，脉细弦。肝病及脾之象，予健脾疏肝法，用加味异功散后，纳谷即增，腹胀亦消减，脾胃症状得以改善，继以加味一贯煎30剂，先后2次肝功能检查复查，均告正常。（《医学承启集》）

原按：迁延性、慢性肝炎虽病变部位在肝，临床上若出现纳差、腹胀、便溏等脾胃功能失调的症状，这是肝病及脾的病理现象，本案即是其例，故予加味异功散调补脾胃，兼以理肝。脾既得以建运，则肝病亦易恢复。

6. 加味黄精汤治案

郭某，女，30岁，1969年5月初诊。患者确诊肝炎已10年。经中西药物治疗，10年来GTP一直在500U以上不降，TTT 10U，百治无效。

就诊时患者肝区疼痛，疲乏无力，纳差，舌红，脉弦细滑数。据上述症候，辨证为肝肾阴虚波及脾胃，邪毒炽盛。拟养肝助脾疏肝，佐以解毒为法，予加味黄精汤合升麻甘草汤治疗。升麻最大用量为45g。

服药2周后，症状明显好转。1个月后症状基本消失，复查肝功，GPT、TTT均下降至正常值。仍宗上方继续治疗2个月，每月复查肝功均保持正常值，诸症消失。停药一年后复查肝功仍在正常范围。1983年患者因他病来诊，自述1969年治疗取效后，10余年来肝功检查均在正常范围，其中只有一次因外出劳累，转氨酶曾一度升高，患者自服原方20剂，再度恢复正常，后再未出现波动，疗效巩固。（《医学承启集》）

按：加味黄精汤为方药中教授所拟，药物组成：黄精30g，当归12g，细生地30g，夜交藤30g，苍术10g，白术10g，青皮10g，陈皮10g，甘草6g，柴胡10g，姜黄10g，郁金10g，薄荷3g。

功能：养肝滋肾，助脾和胃，疏肝。适应证：①适用于迁延性肝炎、慢性肝炎、肝硬化、肝癌患者，症见胸肋满闷，肋下痞塞疼痛，舌红苔干，同时兼见胃脘不适、纳少便溏等。②中医辨证为肝肾脾胃同病，气阴两虚，气滞血瘀者。③虽有上述胃脘胀满疼痛，纳少、便溏等症，但服益气、健脾、和胃之剂无效者。④肝硬化腹水患者，腹水消退之后，体力未复者。

升麻甘草汤亦系方药中教授所拟，药物组成：升麻30g，甘草6g。

功能解毒，和中。适应证：本方为治疗迁延性肝炎、慢性肝炎之辅助方。一般与加味一贯煎、加味异加散、加味黄精汤合用。用于迁延性肝炎、慢性肝炎肝功能损害严重，转氨酶长期持续在高限，中医辨证属于毒盛者，恒可合用该方。

7. 加味抑肝散治案

宋某，女性，56岁，干部。自1956年起患慢性肝炎，肝区胀痛，肝功能不正常，肝大4～8cm，17年来屡治未效，于1972年8月来诊。

切其脉左关浮弦，舌苔白润，舌边不红绛，是肝阳虚衰之候，以致寒湿凝滞于肝脏，不能自行化解。前者又多服苦寒解毒之药，不仅泛而无当，不中病情，反而寒凉助长寒湿，故使肝大久久不愈。又肝为血脏，有瘀血久积，以致肝大，投以活血化瘀，则逐渐缓解而消，但此证脉不涩，舌边不紫绛，胁无刺痛感，瘀血证不具，投祛瘀药亦无的放矢。属肝阳虚，治宜用逍遥散加味，但嫌方中芍药微寒性阴，有碍阳虚，不如抑肝散以川芎易白芍，有化解肝郁之作用，因投予加味抑肝散：当归9g，川芎6g，钩藤9g，柴胡9g，白术9g，茯苓9g，半夏9g，陈皮6g，炙甘草4.5g，水煎服。

患者服药27剂后，症状好转，肝肿大见缩小，又按原方续服20剂，肝功能恢复正常，肝脏已不肿大。

此方以后投予肝炎久不愈，功能不正常，胁痛脘闷，肝稍肿大，证属阳虚者，加入瓦楞子12g，橘叶9g，效果尤迅捷。（《岳美中医案集》）

原按：此方原出王肯堂《证治准绳》，后人加入半夏、橘红尤有显效。日本人大冢敬节有方解云："此方乃四逆散变方之抑肝散加陈皮、半夏……方中钩藤，乃镇痉药，能平肝木，治手足拘挛；当归能润肝血；川芎能疏通肝血，与柴胡、甘草、钩藤配伍，能缓解肝气亢进；茯苓、白术，能消导胃中水饮；陈皮、半夏，能去痰饮。

8. 加味一贯煎治案

（1）刘某，男，32岁，1978年10月初诊。两年来患者肝区疼痛，疲乏无力，在外院多次检查GPT均在500U以上，TTT 10U左右，TFT（++～+++），诊断迁延性肝炎。长期服用西药保肝药物及中药清热利湿解毒剂，症状及实验室检查均无明显改善。

来诊时，肝区疼痛，疲乏无力，纳食尚可，口干渴欲饮水，睡眠不实多噩梦，大便偏干，小便偏黄。脉弦细滑数，舌质红苔薄白中心黄而偏干，诊断迁延性肝炎。辨证为肝肾阴虚，气滞血瘀，湿热内蕴。予加味一贯煎合减味三石汤。

1个月后复诊，上述症状已基本消失，复查GPT 220U，TTT 8U，TFT（－）。再服上方1个月，复查GPT、TFT均转正常，TTT 6U。间断服加味一贯煎原方，1个月后再复查GPT、TFT、TTT均转正常。以后继续服用本方至半年后停药。1年后患者因感冒来诊，述肝功一直正常，无明显自觉症状，肝炎已愈，疗效巩固。（《医学承启集》）

原按：本方系在魏玉璜"一贯煎"的基础上加减而成。药物组成：南沙参15g，麦门冬10g，当归12g，细生地20g，金铃子10g，夜交藤30g，丹参30g，鸡血藤30g，柴胡10g，姜黄10g，郁金10g，薄荷3g。

功能滋肾，养肝，疏肝。适用于迁延性肝炎、慢性肝炎、肝硬化、肝癌等病，症见肝区疼痛，口干、目涩，大便偏干，脉弦细滑数，舌质红苔薄黄干等，辨证属于肝肾阴虚，气滞血瘀者。

（2）秦某，女性，5岁，1976年12月9日初诊。1973年健康检查时发现GPT 156U，TTT 7U，TFT（＋），诊断为肝炎，经保肝治疗一直未愈。

刻诊：患儿纳少神疲，脘胁痛，溲黄，口干，舌质红苔薄腻，脉细数，查GPT 200U，TTT 10U，TFT（＋＋＋）。良由肝肾阴虚，湿热之邪偏盛，拟清热利湿，解毒兼顾其本。予升麻葛根汤、减味三石汤合加味一贯煎。上方服20剂，诸症悉减。1976年1月9日复查肝功能，TTT 5U以下，TFT（－），GPT正常值范围，去升麻葛根汤，改用加味一贯煎，调和20余日而愈。（《医学承启集》）

原按：患儿肝功能长期不正常，症见神疲，胁痛，舌红，脉来细数，肝阴内亏之象已露。唯初诊时伴溲黄、口干，苔薄腻，为湿热偏盛之候，故先予升麻葛根、三石之类清热利湿、解毒以祛其邪，配合滋肾养肝以固其本，获得了显著效果。继用加味一贯煎从本调治，病乃告愈，体现了"急则治其标，缓则固其本"的治疗原则。

9. 大柴胡汤合小陷胸汤治案

姬某，男性，年33岁。患慢性肝炎，经某医院治疗1年余，仍有轻度黄疸不退，谷丙转氨酶高达1570U，于1971年6月15日会诊。切其脉左关浮弦，右脉滑大，望其舌中部有干黄苔。自诉胁微痛，心下痞满。综合脉舌症候，是少阳阳明并病而阳明证重。选用大柴胡汤治少阳蕴热之黄疸与阳明痞结之胀满，更辅以涤热散结专开心下苦闷之小陷胸汤。处方：柴胡9g，枳实6g，白芍9g，川大黄6g，清半夏9g，黄芩9g，生姜12g，大枣4枚（擘），瓜蒌30g，川黄连3g。水煎服，7剂。

6月22日复诊：弦滑脉见减，舌黄苔见退，残余黄疸消失，痞满稍舒，谷丙转氨酶降至428U。方药已对症，续进10剂，谷丙酶正常，出院。（《岳美中医案集》）

原按：大柴胡汤为治"少阳证少，阳明证多"者，能消除严重性胸胁心下郁窒感，舌多干燥有黄苔，易便秘，腹肌紧张。因少阳证少，阳明证多，故去小柴胡中之参草，以免助阳窒胃。

关于小陷胸汤，程知云："以半夏之辛散之，黄连之苦泻之，栝楼之寒润涤之，皆所以除热散结于胸中也。"何廉臣谓："此汤是苦辛开泄法，治伏火熏蒸津液，液郁为痰者。此法与苦寒清泄有别，清泄是直降，一意肃清伏火；开泄是横开，兼能清化痰浊，分际最宜斟酌。叶天士所谓舌白不燥，或黄白相间，或灰白不渴，慎不可乱投苦泄，虽有脘中痞痛，宜从苦辛开泄是也。"

这一病例，按中医辨证，左脉浮弦为柴胡汤证，右脉滑大为陷胸汤证，因之取大柴胡汤小陷胸汤合剂治之，残余黄疸很快消失，自觉脘满亦基本解除，同时谷丙转氨酶亦随之下降至正常。

二、肝硬化腹水

1. 四逆汤合薏苡附子败酱散治案

李某，男。1958年6月7日初诊。患病已4个月，住某医院3个多月，诊为肝硬化，引起腹水鼓胀，病势垂危。眼睛发黄，小便日二三次，量少呈咖啡色，面黄黯，腹胀，右胁下作痛厉害，微咳痰少，腰微痛。脉弦滑，按之无力，左尺较沉弱，右尺几无，舌青紫，苔厚腻带黑色。

此系肾虚阳弱，肝寒脾湿而致阴黄疸症，以四逆汤合薏苡附子败酱散加减：附片100g，筠姜40g，败酱20g，薏苡仁30g，茵陈20g，花椒10g（炒黄），上肉桂10g（研末，泡水对入），茯苓50g，法半夏15g，生甘草10g。4剂。

二诊：腹水已消十之二三，眼睛仍黄，眼眶青色，脉沉滑，左脉较弱，舌质转红润，仍以上方加减：附片150g，筠姜50g，佛手10g，败酱15g，吴茱萸10g，茯苓40g，上肉桂10g（研末，泡水对入），猪苓20g，泽泻10g，茵陈10g，生甘草8g。4剂。

三诊：腹水消去十之七八，胁痛已大减，大便正常，小便清长，脉沉缓，面色唇舌均转红润，以温寒除湿之剂主之：附片150g，筠姜50g，白术20g，延胡索8g，北细辛8g，猪苓15g，花椒10g，广木香4g，生甘草8g。6剂。

四诊：病退八九，唯病久体弱，继以扶阳温肝除湿之剂连进8剂，大病悉退。附片150g，筠姜40g，砂仁10g，上肉桂10g（研末，泡水对入），白术20g，青皮8g，生甘草10g。（《吴附子——吴佩衡》）

按：吴佩衡用五苓散通常只取3味，诸案大致如此。本案初诊用肉桂、茯苓；二诊用茯苓、猪苓、泽泻；三诊用白术、猪苓，似有意在变换选用。唯有附子在加量。

2. 茵陈四逆五苓散治案

（1）方某，男，28岁。肝脾肿大，全身发黄已8年。先后在多所大医院治疗，疗效不显。继而出现腹水，腹围98cm，黄疸指数100U，剖腹探查，诊为"胆汁性肝硬化"。初诊：身形羸瘦，面黄，身黄晦滞无光，巩膜深度黄染，周身皮肤干枯瘙痒而见抓痕。精神倦怠，声低息短，少气懒言，不思食，不渴饮，小便短少，色黄如浓茶水，腹胀如鼓，四肢瘦削，颜面及足跗浮肿，两胁疼痛，尤以肝区为甚。肝肿大肋下2指，脾肿大肋下3指。脉沉取弦劲而紧，舌苔白滑厚腻而带黄色，少津。辨为阳虚水寒，肝气郁结不得温升，脾虚失其运化，湿浊阻遏中焦，胆汁失其顺降，溢于肌肤，故全身发黄。阳虚则湿从寒化，肤色黄晦不鲜，似阴黄之候，即阴瘅证。法当扶阳抑阴，舒肝利胆，健脾除湿，以四逆茵陈五苓散加减主之：

附片100g，干姜50g，肉桂15g（研末，泡水对入），吴茱萸15g（炒），败酱15g，茵陈30g，猪苓15g，茯苓50g，北细辛8g，苍术20g，甘草8g。

二诊：服上方十余剂后，黄疸退去十之八九，肝脾肿大已缩小，小便色转清长，肿胀渐消，黄疸指数降至20U，面部黄色减退，渐现红润之色，食欲增加，大便正常，精神转佳。患病已久，肝肾极为虚寒，脾气尚弱，寒湿尚未肃清，再以扶阳温化主之：

附片150g，干姜80g，茵陈80g，茯苓30g，薏苡仁20g，肉桂15g（研末，泡水对入），吴茱萸10g（炒），白术20g，桂尖30g，甘草10g。

三诊：服上方6剂后，肝脾已不肿大，胁痛若失，小便清利如常。面足水肿及腹水鼓胀已全消退，饮食精神倍增。皮肤及巩膜已不见发黄，黄疸指数降至3单位。脉象和缓，舌苔白润，厚腻苔已退。此水湿已除，元阳尚虚，再拟扶阳温化调理，促其正气早复：附片150g，干姜90g，砂仁15g，郁金10g，薏苡仁30g，肉桂15g（研末，泡水对入），佛手20g，甘草10g。服上方七八剂后，患者基本恢复健康。1年后随访，未再发作。（《吴佩衡医案》）

原按：以上病症实由阳虚水寒，寒湿内滞，肝气郁结不舒所致。阳虚则水邪泛溢，肝郁则易克伐脾土，脾虚不能健运，湿从寒化，而至肝脾肿大、腹水、黄疸诸证丛生。余所拟用各方，旨在温暖肾寒，舒肝解郁，健运脾湿，化气行水。寒湿内滞之证，施以温化之剂，犹如春和日暖，冰雪消融，故能治之而愈。

按：病涉肝经，吴氏在用四逆五苓散的同时，常加入厥阴经药品如吴茱萸、败酱、佛手、川椒等，体现分经用药之旨。

（2）胡某，男，53岁。因肝硬化腹水住某医院，邀吴氏会诊：始因患红白痢证1个月，继后渐感腹胀，发展而成腹水之证。面色黄暗，神情淡漠，卧床不起，腹部鼓胀膨隆，肝脏肿大，触之稍硬，小腹坠胀，小便短少，饮食不进。脉缓弱，舌苔白滑，舌质含青色。此系泻痢日久脾肾阳虚，寒湿内停，肝气郁结而致肝脏肿大，肺肾气虚，不能行通调水道、化气利水之职，寒水内停而成腹水臌胀。法当温中扶阳化气逐水，拟四逆五苓散加减主之：附片80g，干姜30g，上肉桂8g（研末，泡水对入），败酱15g，猪苓15g，茯苓30g，甘草10g。同时以大戟、芫花、甘遂各等量，研末和匀（即十枣汤粉剂），每日服6~10g。服后次日，每日畅泻稀水大便数次，腹水大减，精神稍欠，继服上方。

二诊：腹水已消去一半多，体重减轻10kg。脉来沉缓，右脉较弱，系脾湿阳虚脉象；左肝脉带弦，系肝寒郁结，寒水内停之象。舌质较转红润，白苔已退去其半，再照上方加减与服之：附片80g，干姜40g，川椒6g（炒去汗），上肉桂10g（研末，泡水对入），吴茱萸10g，茯苓30g，苍术15g，公丁香5g。如前法再服十枣汤粉剂2日。

三诊：服药后又水泻十多次，吐一二次，腹水消去十分之八，体重又减轻5kg。面色已转为红润，精神不减，舌苔退，舌质亦转红活。小便清长，饮食转佳，已能下床行动。唯口中干，思热饮而不多。系泻水之后，肾阳尚虚，津液不升所致。继以扶阳温化主之：附片80g，干姜40g，砂仁10g，枳壳8g，上肉桂8g（研末，泡水对入），猪苓10g，茯苓30g。服此方10余剂后，腹水、肝肿全消，食量增加，即告痊愈。（《吴佩衡医案》）

原按：寒水内停为病之标，脾肾阳衰为病之本。标实本虚治以攻补相兼之法，皆相得宜。所治之法一如离照当空，一如凿渠引水，寒水坚冰何得不去焉！如不放胆用此峻猛之剂，姑息养奸，于此危证，终不免肿胀癃闭，衰竭而逝。

按：与上案相比，本例在投以四逆五苓散的同时，加用了十枣汤粉剂，攻补相兼，"一如离照当空，一如凿渠引水""放胆用此峻猛之剂"，胆识兼备。

3. 真武汤合五苓散治案

（1）陈某，男，54岁。因嗜酒过度，生活不调而致发腹胀。初起腹部胀大，按之柔软，继则病势加重，按之坚硬，不能饮食，多医诊治无效而就诊。

症见面色熏黑，神采困惫，呼吸喘促，腹大如鼓，扪之坚硬，脐心突出，脉络显露，四肢消瘦，肌肤干燥，大便溏薄，色呈灰黑，小便短少，胸脘胀闷，不能饮食，四肢厥冷，舌苔白腻，脉弦大无力。此阳虚湿停，治宜温阳祛湿，处方：炮附片（先煎）30g，干姜30g，潞党参30g，泽泻30g，白术30g，茯苓60g，大腹皮45g，甘草12g，生姜15g。

上方服5剂，阳复足温，小便通利。增利水之药茯苓、桂枝等，继服20余剂，诸症好转，后以益气养血，健脾疏肝药物调治，5个月后随访，已能做轻微劳动。（中医杂志1978年12期：周连三医案）

按：所用之药含真武汤合理中汤之意，但去掉白芍防其敛阴，加泽泻利水，大腹皮消胀治标。

（2）张某，男，45岁，干部。患者在北京某医院确诊为肝硬化，服药未见好转，心情沉重，求治于陈氏。现症见：面色晦暗虚胖似肿，精神疲惫，面颊有血缕，形寒怕冷，欲抱火炉烤火取暖，体倦肢困，不欲活动，食欲不振，饮水后脘腹胀满加重，晚饭后尤甚。大便溏薄，每日2~3次，腹胀大如囊裹水，小便清，舌质淡暗紫胖，边有齿痕，苔薄白，脉沉缓无力尺弱。证属阴盛寒湿黄疸，治宜温阳利湿退黄。方用真武汤合五苓散加减：附子120g（先煎4小时），白术30g，茯苓24g，党参24g，猪苓15g，泽泻15g，龙胆草9g，生牡蛎30g，桂枝15g，干姜15g，大腹皮30g，川芎12g，猪苓15g，炙甘草9g，陈皮10g，生姜10g，大枣5枚。2剂，水煎服，每天1剂，分3次服。

服药精神好转，饮食增加，腹胀减轻，身体有温热感，在此方基础上加减，共服半年余，身体康复如初。（《中医火神派医案新选》：陈守义医案）

原按：肝硬化为肝病晚期，属中医鼓胀阴黄之证。本例阳气虚衰，不能蒸腾气化，水湿无以宣行，积聚在腹，形成腹水，乃寒湿阴盛之象，非大剂附子难以担当此任。故重用附子，以五苓散、真武汤加减化裁，方药对证，服后即有温热感，以此为基础化裁，服药半年余，才得以治愈。"冰冻三尺，非一日之寒"，只有守方用药，才能收效。

4. 真武汤合大黄䗪虫丸治案

陈某，女，60岁，1980年4月，患肝硬化7年，重度腹水，肚大如瓮，青筋外露，畏寒不渴，下肢烂肿，胸背四肢布满蜘蛛痣，面黧黑，肌肤甲错，便燥如羊粪球，三五日一行。左天枢穴压痛甚著，脉沉弦，舌淡齿痕，舌尖、左边瘀斑成片。予真武汤加红参10g，五灵脂10g，麻黄10g，大黄䗪虫丸2丸（包煎），温通之。一服得汗，小便日夜2000mL以上，下淤泥样黑便，日二行，稍见气怯。原方去麻黄，又服10剂，腹水消尽。予培元固本散加土鳖虫、生水蛭、清全蝎、大蜈蚣，服完痊愈。追访至80高龄，甚健壮。此法经治重症肝硬化，有案可查者17例，均愈。（《李可老中医急危重症疑难病经验专辑》）

5. 四逆汤/大承气汤治案

某患，鼓胀已甚，无法坐下，中西医治疗无效。有时肿胀稍消，二三天后更甚。唐氏审其水气为害，用大剂五皮饮加味以行水，病反加重。细审其胀按之坚实，辨为阳不化阴，饮食积滞而成，分别用四逆汤加肉桂以扶阳，大承气汤以推荡积滞，相间服用，各尽2剂而病减轻。复以大黄附子汤温下之，附子理中汤温运之，俟其邪实而正不虚，乃用十枣汤峻下，服后大小便10余次，甚感疲乏，遂进以独参汤，天明起床，肿胀全消，顿觉轻快。但胃弱乏力，复以理中汤加味而收功。（《郑钦安医书阐释》：唐步祺医案）

按：本例腹水乃寒湿阴盛所聚，乃是实邪。单纯扶阳，湿邪未去，终难收效。唐氏一直在攻补兼施，除以大黄附子汤温下外，尚用大承气汤、十枣汤峻下，扶阳不忘攻邪。

6. 温氏奔豚汤治案

郭某，40岁前患急性无黄疸型肝炎，医者套用黄疸型肝炎之茵陈蒿汤数十剂，收效甚微，转氨酶居高不下，又加贯众、板蓝根、连翘等服60余剂，渐渐食少腹胀，便稀，倦怠思睡，经县医院内科复查，又发现乙肝，遂定为"慢性迁延性甲、乙混合型肝炎，肝硬变腹水"。听人胡诌"风劳气臌膈，阎王座上客"，心灰意冷，整日蒙头大睡，家人邀余诊治。

询知一生嗜酒，面色黯，肝区刺痛不移，肝在肋下2横指强，质硬，拒按。不渴尿少，色如浓茶，腰困膝软，食入胀加，瑟缩畏寒。舌淡胖左边有瘀斑，脉弦迟。证属饮酒伤脾，湿热聚于中焦；过用苦寒攻下，热去湿恋，变为寒湿。湿困脾阳，水蓄于中，延久损及于肾，肾阳一衰，蒸化无权，气化不行，气滞血瘀而成有形癥积的单腹胀大症。拟温氏奔豚汤加味，化湿醒脾，行气化瘀，重建三焦气化为治：附子15g，肉桂10g，沉香3g（磨汁对入），砂仁3g，生山药30g，云苓30g，泽泻10g，川牛膝10g，红参10g（另炖），五灵脂10g，公丁香10g，郁金10g，桃仁10g，红花10g，藿香10g，佩兰10g，炙甘草10g，炒麦芽60g，柴胡10g，鲜生姜5片，枣6枚。煎取浓汁300mL，每日分3次服。服至食纳大增时，加肾四味各10g，核桃4枚，鼓舞肾气。

上方服至5剂后，小便日渐增多，色转淡，腹胀大松，时时觉饿。10剂服完肝疼轻微，肝回缩至肋下1横指弱，腰困畏寒除。病退强半，原方再服10剂。上药服完，诸症悉除，肝肿在肋下稍能触及，日进食斤半多。精神健旺，恢复工作。嘱终生戒酒，慎饮食，节房室，散剂培元固本，缓图根治：三七100g，藏红花30g，琥珀50g，高丽参50g，五灵脂50g，茸尖50g，炮甲珠50g，土鳖虫50g，鸡内金50g，葛花50g，焦建曲50g，全河车1具，制粉装胶囊，每服6粒，2次/日。上药服1料，复查肝功阴转，腹水尽消，追访至66岁，健康无病。（《李可老中医急危重症疑难病经验专辑》）

7. 苍牛防己汤治案

陈某，男，48岁，1976年11月23日初诊。患者1年多来腹胀尿少，近1个月来加重。查面色灰暗，腹部膨隆如鼓，腹壁静脉隐约可见，肝肋下3cm，质硬，脾肋下7cm，质硬。腹水征（++++），两下肢可凹性水肿，脉弦细数，舌稍红苔薄白而润。食道静脉造影提示食道静脉曲张。诊断肝硬化腹水。中医诊为水臌，病在肝脾肾，证属气虚血瘀水停，治以健脾、疏肝、活血、行水法，予苍牛防己汤6剂，每日1剂，早晚空腹服下，并严格控制盐、碱摄入。

11月30日复诊：服用上方6剂后，腹胀明显减轻，小便增多，饮食渐增。腹部转平软，腹水征（++），脉沉细，苔黄腻。根据《内经》"大积大聚，其可犯也，衰其大半而止"和"治病必求于本"的原则，改予丹鸡黄精汤合苍牛防己汤6剂。

12月7日三诊：服上方6剂后，小便继续增多，腹胀消失，精神、睡眠、食欲均转佳，已无明显自觉症状。检查：腹部平软，腹水征（+），舌质稍赤，苔白腻，脉弦细，拟方仍宗前法。

12月14日四诊：情况良好，已无任何症状，检查：腹水征（-），再予前方12剂。

12月28日五诊：情况良好，无不适。检查：腹水征（-），舌质转正常，苔薄白，脉沉细小弦，嘱停药观察。

1977年8月15日，家属告停药后情况良好，精神、饮食、睡眠、大小便均正常，无任何自觉症状，已正常参加活动。随访至1987年底仍健在，并正常参加劳动。（《医学承启集》）

按：苍牛防己汤乃方药中先生自拟方。药物组成：苍术30g，白术30g，川牛膝30g，怀牛膝30g，汉防己30g，大腹皮30g。加减法：疲乏无力、汗出脉微者，可加人参15~30g，文火浓煎，对入上药中；腹胀甚者，加枳实15g。

功能：健脾疏肝，活血行水。适应证：① 适用于肝硬化、肝癌合并腹水，症见大腹如鼓、小便不利者。② 凡患者全身情况尚好、脉沉细微弱、舌质淡嫩、苔薄白、腹虽大而柔软者，服药效果好；反之，凡患者出现败征，如精神衰败、面色青暗、深度黄疸、大肉尽脱、形如蜘蛛、腹坚硬绷紧、脉弦大数急、舌质绛红苔黄腻者，则多难奏效。

服药期间停用其他一切中西药物，并严格忌食含盐或食用碱的食物。

服用本方后，多在第2~3天出现尿量逐渐增多，如尿量每天在1000mL以上，则可出现腹水逐渐消退效果。

8. 舟车丸/补中益气汤治案

萨某，女性，40岁，干部，初诊日期：1958年。以肝硬化腹水入院，入院时先用健脾利水药水无效，以后改用攻水法攻水，治疗前患者腹大如鼓，腹型大圆如蛙腹，腹围110cm，脉沉，舌嫩润苔薄白，攻水方药用舟车丸，每天服1次，每次服4.5g，服舟车丸同时，每天服补中益气汤1剂，服药过程中，每天水泻7~8次，20余日腹水完全消退出院。（《医学承启集》）

按：本例腹水先用健脾利水药水无效，乃改用攻水法选舟车丸，恐伤及正气，另外每天服补中益气汤1剂，攻补兼施，为严重腹水治疗提供一个思路。

9. 化癥回生丹合大黄䗪虫丸治案

张某，男，23岁，大学生。1989年患隐匿型乙肝，发现时已成肝硬变腹水。肝在肋下2横指，质硬，脾在肋下2横指强。食少腹胀，右肋下刺痛不移，烦躁易怒，目珠微突。面色黧黑，眼圈黑，唇暗，舌两侧瘀斑成条。暑假回太原，邀余诊治。脉弦而涩，夜多噩梦，畏服汤剂。师化癥回生丹、大黄䗪虫丸意，予益气培元，化瘀消癥：鳖甲胶100g，三七100g，琥珀30g，红参30g，五灵脂30g，土鳖虫30g，生水蛭30g，炮甲珠30g，醋柴胡30g，茯苓30g，归芍30g，鸡内金30g，上沉香30g，桃仁30g，藏红花30g，全蝎30g，蜈蚣30g，紫河车1具，夏枯草500g，熬膏合炼蜜为丸10g重，每服1丸，3次/日。上药服月余，自觉症状消失，去省人民医院复查，乙肝5项（－），肝脾（－）。追访至大学毕业，参加工作，除目珠仍微突，余无异常发现。（《李可老中医急危重症疑难病经验专辑》）

第九章 风湿、类风湿性关节炎

风湿、类风湿性关节炎有以下临床表现：

（1）风湿性关节炎：风湿性关节炎主要累及四肢大关节，为多发、对称、游走性的四肢大关节肿痛，但不遗留关节畸形。可出现环状斑、心肌炎。在突发游走性大关节疼痛之前，多有上呼吸道溶血性链球菌感染史，验血95%以上可有血沉、血清抗链球菌溶血素O、血清c-反应蛋白等异常反应，但类风湿因子阴性。还常伴有发热、胸闷、心悸等，多发于青少年。

（2）类风湿性关节炎：类风湿性关节炎，是由于慢性病毒感染所引起的一种自体免疫性疾病，其具体病因尚不清楚，可能与基因有关。多发于中年女性。常有进行性、对称性小关节即指、趾关节病变，早期只有单一的关节酸痛和晨僵（即早晨指关节僵硬，活动受限），也可累及大关节，有55%~70%的患者在发病的数周至数月内，关节疼痛仅呈隐袭性发作。随着病情的加重则出现关节僵直。在僵直的关节附近，肌肉逐渐消瘦，关节周围的肌肉功能丧失，发生废用性萎缩，出现畸形。

验血时80%左右的患者类风湿因子呈阳性，应用CT和核磁共振检查，可诊断早期的微小关节改变。

（3）痛风性关节炎：每次发作先从踇趾关节开始，疼痛程度在72小时达到顶点。常因吃了较多的海鲜、动物内脏等含嘌呤多的食物引发。

预防关节炎，要做好以下几点：

（1）避免感受风寒。中医说，避风如避矢，是说要像躲避箭矢一样避免风寒，因为风寒是各种关节炎最常见的诱因。

（2）注意保暖。病从口入，凉从脚起，尤其要注意足部、下肢的保暖。提倡用热水烫脚、浸泡，每天至少1次。

（3）适当锻炼。鼓励散步，或躺在床上，模仿蹬三轮车的动作，做膝关节的屈伸活动。也可游泳，但不提倡长跑、爬山、迪斯科等运动，以免使关节受伤。

（4）减肥。体重过重是患关节炎的危险因素，胖人患关节炎的概率比正常体重者至少要高50%以上，如果体重减少5kg，膝关节的症状会明显减轻。

一、上肢痹证

1. 桂枝附子汤治案

吴某，男，56岁。肩周炎已患多年，多方治疗未效。因天气渐冷，病情加重，抬手艰难，前展后伸受限，疼痛难忍，脉沉紧，舌晦苔白腻。详问其因，平素易受寒感冒，经营水族馆，长期接触冷水，渐成此状。诊为寒湿痹证，治以温经散寒，除湿通络，拟方桂枝附子汤加减：附片100g，桂枝24g，茯苓30g，北细辛9g，炒苍术15g，石风丹6g，苏木15g，红花10g，炒延胡索10g，甘草6g，3剂。

复诊：疼痛大减，双手活动稍许自如，效不更方，原方又投6剂，药尽痛患若失。（《火神派示范案例点评》：顾树祥医案）

原按：肩周炎，中医称之为肩凝症、五十肩，患者十分痛苦，病程迁延，严重者生活不能完全自理。多因阳虚正气不足，风寒湿邪乘虚而入，留于关节，气血失调，经络痹阻而致。采用温通活血之法治之，9剂而愈。

2. 麻黄加术汤合麻杏苡甘汤治案

赵某，男，21岁。左臂疼痛2个月余，曾用西药镇痛及温阳除湿祛风等剂无效。症见：左上肢举动困难，疼痛较剧，无红肿。无汗，恶寒，舌质正常，苔薄白，脉浮紧。询其得病之由，因夜卧当风，风寒湿邪客于经络。法当除湿祛风散寒为治，选用麻黄加术汤合麻杏苡甘汤加桑枝：麻绒6g，桂枝9g，杏仁9g，白术12g，生薏苡仁15g，甘草6g，桑枝15g。连服2剂，得微汗，遂痊愈。（《戴丽三医疗经验选》）

原按：臂痛一证，虽系小恙，治不得法则迁延难愈。本证属中医痹证。痹者，不通之谓也。遵仲景"若治风湿者，发其汗，但微微似欲汗出者，风湿俱去也"。麻黄加术汤乃除湿祛风散寒之重剂，麻杏苡甘汤乃发汗利湿解表之轻剂，轻重合剂，善治风寒湿痹。症虽恶寒乃表阳被遏，由脉浮紧可知，非少阴病之恶寒可比，故不用大辛大热之附子，只用通阳化气的桂枝，俾卫阳振奋，则恶寒自罢。此方之中尤妙在麻黄配白术，虽发汗而不致过汗，白术配麻黄善祛表里之湿，可达微汗而解，更加桑枝横达肢臂而通络。方虽简而效验灵。

3. 黄芪桂枝五物汤治案

莫先生，46岁，患高血压达200mmHg。左手无力，指痹而兼眩晕，并曾昏倒。据谓初起时170mmHg，购服降压药丸，血压虽降低，但口常干涸，意以为热，间日服凉水一次而不见效，以为热未除，数月服不间断。一日浴后头昏目眩，倒于床上，检验血压高达200mmHg。治疗月余，血压降后，即感左手无力，五指皆痹矣。切脉寸关弱尺中小紧。经曰："三阳之病偏于右，三阴之病偏于左。"右为阳，阳主气，左为阴，阴主血。久服寒凉，破其血液，血虚生风，风闭经络，此手所以无力而五指痹也。

以黄芪桂枝五物汤加防风、白术、党参、羌活、地龙干投之，黄芪重用至180g，桂枝90g，生姜90g，连服5帖，风去痹除，举重能胜矣。（《谭氏南游医案实录》）

4. 指迷茯苓丸治案

（1）刘某，年五旬余，身短体胖，嗜酒，膏粱自奉，每病必咳嗽吐痰，习为常也。近日感风寒，头身痛，咳尤剧，服表散药诸证俱罢。唯右臂时疼，屈伸不灵，自认风寒余邪未尽，医亦以为然，举凡蠲痹汤、祛风胜湿汤等遍服不应。易医则谓：血虚不能荣筋，宗"治风先治血，血行风自灭"之意，递服当归补血汤、十全大补汤、独活寄生汤之类，略配风药，数进亦不效。

昨偕吾友甘君来治，切脉问证，得其大概，感觉前治之非。夫人但知风血之能致病，而不知痰之病变尤奇。况其脉不紧弦而沉滑，又嗜酒好肥甘，内湿必多，尤为生痰之源。每病咳痰，已成痰体，今臂痛之不咳不痰，其痛非血非风明矣。《证治汇补》云："四肢痿痹，屈伸不利，风湿痰也。"臂痛即痹之渐，虽兼风湿而不离诸痰。本证虽为痰致而尚未深，治宜加以鉴别：其胸中不疼不胀，不宜控涎、十枣之重剂；饮食如故则脾胃未伤，亦不适培土益气之理中、六君；而臂痛未久，痰渍经隧，考诸古人指迷茯苓丸之适应证治，实为本病之天然设置。方中半夏燥痰，茯苓渗利，枳壳行气，化硝软坚，又恐药力过缓，复增桂枝、姜黄之引经，南星涤痰，广香调气。因痰借气行，气行则痰化，组合尚称周到。

服2帖转增咳嗽吐痰，病者惧而来告。吾曰："咳则肺窍开，痰吐则经络通，是佳兆也。何用惧为？"嘱依前方再服。又4帖，不咳而痰减，手臂渐次不痛，可以屈伸自如，改用归芍六君子汤以治其本而作善后之图。（《治验回忆录》）

按：本案痰饮臂痛，赵氏鉴别诊断析理明晰，学养深厚。所选指迷茯苓丸加味亦颇切当，堪以为法。

此证亦可选用郑钦安姜附茯半汤加味，疗效可靠。唐步祺先生曾治一个外国学员，手臂抬不起来。询问病情后，说："开两服姜附茯半汤，吃了准好。"第三天，痛证全好，手臂活动自如。（《郑钦安医书阐释》）

（2）傅某，年壮体强，性豪善饮。患肩臂疼痛，每晚酸麻尤甚，手不能举，自虑风废。吴城诸医，疏风补血，历尝不瘥。余视其声音壮厉，又大便颇坚，知为酒湿内蕴，痰饮流入经隧。原人身卫气昼行于阳，阳主动，动则流，故昼轻；夜行于阴，阴主静，静则凝，故夜重。按此症，实痰阻滞经隧，法当攻刮搜逐，先与控涎丹，继进茯苓丸，旬日微泻数次而安。（《谢映庐医案》）

附：控涎丹：甘遂、大戟、芥子等分为末，糊丸，临卧姜汤服。

指迷茯苓丸：茯苓30g，半夏曲60g，枳壳15g，风化硝4.5g，姜汁糊丸。

5. 淫羊藿散治案

付某，男，30岁，职工。2006年10月1日就诊。

右肩背部疼痛3月余，右肩疼痛不能抬，项背部转动头部则疼痛，扭动后则疼痛加剧，曾做CT等检查确诊为颈椎间盘脱位、肩周炎，经过应用镇痛及局部麻醉等多种治法，病情仍不能改善。

现症见：右肩部发冷，右上肢麻木，扭动颈部后右上肢痛麻加剧，已影响到生活和睡眠，舌淡苔白腻滑，脉浮紧重按沉细。证属夏季受寒（空调过度使用），血脉凝滞，闭阻经络，治宜温阳散寒，宣痹通络，方用淫羊藿散加葛根，药用：淫羊藿30g，桂枝30g，威灵仙30g，苍耳子30g，川芎30g，葛根30g。3剂，水煎服，每天1剂。

二诊：服药后，所有症状消失。

三诊：患者间隔5天由于再次受寒（骑摩托车外出），病情又如以前疼痛。仍用上方，加重桂枝45g，葛根60g，又服3剂，病愈。嘱病人一定要避风寒。

随访：随访年余，病情无反复。（《火神派学习与临证实践》）

按：盛夏空调使用过度，风寒侵入，阻滞脉络气血运行，不通则痛。现代医学虽然诊查详细，多种治疗均无效果。初诊脉浮紧说明寒邪在表，而沉细表明已有正气亏损。方用淫羊藿散加葛根，方药对症，3剂而病减，复受风寒再度加剧，故二诊加重桂枝、葛根之剂量，再服而病愈。

淫羊藿散组成：淫羊藿30g，威灵仙30g，芎䓖30g，桂枝30g，苍耳子30g。上药捣细罗为散，每服不计时候，以温酒调下3g。治风走注疼痛，来往不定。方出《太平圣惠方》。

6. 越婢加术汤合乌头汤治案

王某，女，39岁，医生，1973年5月治疗。从1962年手指关节肿痛，渐延及腕、膝、踝关节肿痛，初服抗风湿性类中西药，尚能缓解疼痛。至1970年两手指、腕、踝、膝关节肿大畸形呈梭状，屈伸受限，行走困难。缠绵十载，痛楚万分，给董氏写信索方。根据信中描述脉证，拟越婢加术汤合乌头汤加减。处方：

麻黄120g，生石膏500g，生白术60g，红花12g，威灵仙9g，乌头15g，防风12g，甘草9g，生姜15g，大枣15枚。

患者看麻黄用量较大，不敢服用。踌躇10余天，将处方各减一半试服。服后汗不出，心不烦，夜睡甚安，未见副作用。5天后，决定按照上方原量内服。约11时许心烦汗出如水洗，身疲惫无力，旋又入睡。次日见关节肿胀全消，周身如去千斤重，行动自如，遂以益气养血、补益肝肾、活络祛风法，连服20余剂，恢复正常。（《重剂起沉疴》：董长富医案）

按：类风湿关节炎治疗多感棘手。治疗不及时，轻则关节变形、肌肉萎缩，重则关节屈曲残废，丧失劳动能力。痹证的发汗疗法很常见，但使用大剂量麻黄120g发汗，多恐汗出过多而不敢用。《金匮要略》谓："风寒暑湿之气，入于皮肤之间而未深，欲速去之，莫如发汗。"指明圭臬。

二、下肢痹证

1.麻黄附子细辛汤治案

（1）嘉禾李君，夏历六月忽患左足疼痛，卧床不可转侧，呻吟之声达于户外。诊之脉沉紧，舌苔白，口中和。曰：此风寒直中少阴，法当用仲景麻黄附子细辛汤。旁有人咋舌曰："天气暑热若此，麻黄与细辛同用，得毋大汗不止乎？"余曰："此方并不发汗，非阅历有得者不能知，毋庸疑阻。"即疏与之，三药各3g，共仅9g，煎水两杯，分二次服，一服知，二服即步履如常而愈。经方之神效，洵有令人不可思议者。（《遁园医案》）

按：本例足痛，"卧床不可转侧，呻吟之声达于户外"，可知疼痛何等剧烈。方用麻黄附子细辛汤，"三药各3g，共仅9g"，竟然"一服知，二服即步履如常"，难怪萧氏感叹："经方之神效，洵有令人不可思议者。"

（2）刘某，男，36岁。环跳穴处疼痛两月不愈，痛引腰中痛剧不能转侧，且艰于行动。脉沉细而紧，舌淡苔白腻。此为风寒之邪袭入少阴，以祛风散寒温肾之品治之：制川乌30g，制草乌3g，附片90g（以上三味，开水先煎透），麻黄9g，细辛6g，生姜9g，独活15g，甘草6g。

上方仅服1剂，疼痛即减。药已对症，守上方令再服2剂，隔日1剂，先后共服3剂，疼痛全瘥。唯觉腰膝酸软，脉细弦，为病后体虚，肝肾不足之象，拟下方令其常服：枸杞子24g，巴戟天24g，补骨脂15g，益智仁12g。（《李继昌医案》）

按：此证环跳穴处疼痛，痛引腰中，痛剧不能转侧，李氏判为风寒袭入少阴，以麻黄附子细辛汤加川乌、草乌、独活、甘草，药精量重，1剂痛减，3剂全瘥，手段不凡。

2. 乌附麻辛桂姜汤治案

（1）申某，男，54岁，农民。半年前确诊为膝关节积液，服用中西药物无显效，用哌替啶只能缓解一时，最后准备做截肢手术，无奈之下求之于陈氏。现症见：左膝关节肿大如杵，皮色明亮而薄，疼痛如刀割，夜间更甚，不能屈伸，饮食尚可，二便如常，舌淡红胖边有齿痕，舌下静脉紫黯迂曲，脉沉弦滑。证属寒湿痰瘀，闭阻关节。治宜温经散寒，化痰活血通经，方用乌附麻辛桂姜汤加味：川乌头120g，附子120g，干姜60g，甘草30g，黑豆60g，远志10g，麻黄15g，桂枝60g，细辛15g，薏苡仁90g，川牛膝30g，木瓜30g，伸筋草30g，鸡血藤30g，白芍60g，没药15g，乳香15g。

用法：前6味药物先煎4小时，再下后面药物；水煎服，水煎3次混合后，分4次服，每6小时1次，1剂。

病人服药2次后，疼痛有所好转，左膝关节有麻热感，持续1小时后，安静入睡约2小时，4次药液服完后，关节疼痛明显减轻。效不更方，原方继服3剂。

如法服完后，疼痛消除大半，肿胀也明显消退，继续中药调治。先后共服上药15剂，其病消失，可下田劳动。1年后随访，健康如常人。（《火神派学习与临证实践》：陈守义医案）

原按：膝关节肿胀伴积液，中医称为"鹤膝风"，甚为难治。患者疼痛剧烈，曾考虑截肢，可见病情严重。陈氏依据病情，大剂乌附为帅，重在温通，佐以祛湿活血，通经宣散，短短半月之内治愈此等顽症，实属火神功力。

按：乌附麻辛桂姜汤为已故戴云波教授经验方，由《金匮要略》乌头汤合麻黄附子细辛汤化裁而成，曾收载于《中医治法与方剂》。戴氏认为凡外入之风寒湿邪气，非辛温大热之品不能逐之。故擅用乌头配合附子、姜、麻、桂之类大辛大热之品治疗风寒湿痹证，疗效显著而有"戴乌头"之誉。

方药组成：制川乌10～60g，制附子10～60g，麻黄10g，细辛10g，桂枝30g，干姜10～30g，甘草10～30g，蜂蜜30～120g。

川乌、附子加蜂蜜与水之后，先煎1～4小时，以不麻口为度，后下余药再煮30分钟，分3次温服。

陈守义经验，川乌或草乌30～120g，附子30～120g，麻黄15g，细辛15g，桂枝15～50g，干姜30～60g，甘草30～60g，黑豆30～60g，远志10g。附子15g以下者，不需要先煎；如用制川乌或草乌30～120g，制附子30～120g，特别是二味同用时，多配用干姜30～60g，甘草30g，远志10g，黑豆30～60g以制其毒。需要先煎2～4小时较为稳妥。

（2）王某，男，27岁，工人。1年前因用力过度而腰痛，CT检查确诊为腰椎间盘突出压迫神经，经治而缓解。近阶段出差在外，着衣单薄，路上受寒，病痛再次发作。现症见：全身困痛，关节疼痛，尤以左下肢沿坐骨神经方向放散，酸痛难忍，呻吟不止，昼轻夜重，得热则舒，由其父母搀扶就诊。经过针灸、镇痛药等措施，只能减轻一时，苦不堪言。察舌淡红苔白厚腻，脉象浮紧。证属寒湿在表，治宜解表温阳以散寒邪，方用乌附麻辛桂姜汤加味，药用：川乌头60g，草乌头60g，干姜30g，甘草24g，麻黄15g，细辛15g，桂枝30g，葛根30g，白芍30g，羌活15g，独活30g，乳香15g，没药15g，威灵仙30g。

用法：川草乌及干姜、甘草先煎2小时后，再下后面诸药，水开后再煎30分钟得药汁为头煎。随后再加水煎，混合2次滤出液，分为3次服用，4小时1次。3剂。

因未亲自听医嘱，回家后按照一般煎药方法，煎好药后一次将药服完。10分钟后，突然昏不知人，口吐白沫。家属立刻询问怎么回事，陈氏随即到患者家观察，发现病人呕吐出部分药物，已浑身汗出如洗，问其有什么不适之处，患者只说疲乏，想睡觉。诊其脉浮紧已无，缓滑有力，无病之象。随后让病人服些热糖水，安睡既可。第2天骑自行车专程告知，其病若失，余下之药未再服用，病愈。（《中医火神派医案新选》：陈守义医案）

原按：此例患者由于误用常法煎服，药量过大，导致"瞑眩""如冒状"，病痛却奇迹般地解除，真所谓"歪打正着"。陈氏由"脉浮紧已无，缓滑有力"，断为取效佳象，从容安排病人饮糖水并休息，确显胆识。

（3）高某，男，40岁，市民。平素遇劳或天气变化时，腰及右下肢酸楚疼痛年余，CT检查确诊为腰椎间盘突出症。近因气候寒冷，劳累过度，腰腿痛突然加重，多种方法治疗均未取效，痛不欲生。现症见：不能转侧翻身，腰臀部右下肢至足阵发放射样疼痛，如锥刺刀割，痛苦异常。舌淡红苔薄白，脉沉缓细弱。证属风寒湿痹，治宜温阳散寒，通经活络，佐以祛风除湿，方用乌附麻辛桂姜汤加味：川乌60g，附子60g，干姜60g，甘草30g，白芍60g，麻黄15g，细辛10g，桂枝30g，鸡血藤30g，独活15g，羌活15g，木瓜30g，川牛膝30g，续断15g，淫羊藿15g，3剂。

用法：前4味药物先煎2小时，再下余药；水煎2次混合，分3次服。

服上方后，腰腿疼痛明显减轻，能翻身活动，右下肢阵发性放射疼痛减少。上方加温肾壮阳药：鹿角霜15g，胡卢巴15g，补骨脂15g，杜仲15g，余药同前，3剂。

疼痛各症进一步好转，能坐起吃饭，大小便已能下床，病人喜出望外。上方略作增减，共服30剂，病愈。（《中医火神派医案新选》：陈守义医案）

（4）裴某，女，59岁。右侧下肢冷痛8年，今年更剧。坐后稍久也痛，活动则痛减，时值28~30℃之气候亦穿秋裤，经电扇风吹则加剧，脉沉细小，舌淡面白。此为沉寒痼冷积滞之症。始用附片60g，川乌30g，细辛20g未效，药量渐增至此显效而愈：川乌150g（先煎），草乌150g（先煎），附片100g（先煎），北细辛100g，生姜100g，苍术30g，荆芥穗8g，黑豆300g，肉桂10g（后下），沉香5g（冲），紫石英50g，3剂。（《擅用乌附——曾辅民》）

按：沉寒痼冷，下肢冷痛8年，方用如此乌附大剂，显出曾氏胆识。须知系逐渐加量方用至此等剂量，绝非莽撞而为。加等量黑豆是为监制川草乌毒性。

3. 乌头汤治案

梁某，女，45岁。1952年7月诊：务农数十年，风雨寒暑常在田间。寒湿之邪侵入，伏于筋络腠理，关节时痛。此次先是沐雨受寒，恶冷发烧，头痛项强，身疼。服麻黄桂枝等药得汗，热虽退而周身关节疼痛不止。两足痛，水肿，屈伸不利，行动困难。复用中西药及药酒揉擦按摩，月余疼痛更甚，水肿加剧，不能行动，乃由家属肩负来诊。

症见形体羸瘦，脚肿如脱。脉沉紧而弦，舌淡苔白腻。是属寒湿痹于筋脉关节肌肉之间，遂剧痛不可屈伸，所谓寒气胜者痛痹也。宗金匮法，以乌头汤加味治之：制川乌30g（开水先煨透），细辛4.5g，去节麻黄9g，炒白芍9g，甘草3g，生黄芪18g，怀牛膝9g，桑枝24g，生姜15g，大枣5枚。

另用外治法：好矾石60g，加水1500mL，煎煮令沸，每日浸泡两足2~3次。

二诊：上方连服5剂，两足水肿显著消退，关节肌肉疼痛轻减。久病体虚足软，尚不能起立行动。诊脉紧象已减，尚弦细，舌淡白有滓，苔腻较退。症势缓解，续拟下方为治：制川乌18g，川附片18g（上二味开水先煨透），去节麻黄6g，细辛3g，生黄芪15g，全当归12g，炒白芍9g，桂枝6g，桑枝18g，薏苡仁12g，甘草3g，大枣5枚，生姜片9g。外治法同前。

上方连服10余剂，已能挂杖行走前来就诊，两足水肿将消失，周身疼痛大减。饮食日增，但身体瘦弱，精神尚差。诊脉转现弱缓调和，舌白淡。此乃气弱血虚，筋络未强。拟宗崔氏八味丸调理善后：干地黄90g，山茱萸30g，炒淮药90g，泽泻60g，茯苓90g，粉丹皮60g，川附片120g（开水先煨透），桂枝60g，全当归90g，白芍60g。共为细末，炼蜜为丸，梧桐子大，每服10丸，温酒送服。（《姚贞白医案》）

原按：沐雨受寒，邪舍脾肾，重感于寒湿之气而发为痛痹。经云："痛者，寒气多也，有寒故痛也。"寒湿内伏，其性黏滞，加以病重体羸，致病缠绵。方用大剂加味乌头汤，温经散寒，以治其标；再拟加味崔氏八味丸，以固其本。标本先后，内外配合，获取卓效。

4. 当归四逆汤治案

（1）郝某，男，70岁。曾有风湿性关节痛史。1973年冬，臀部及右腿冷痛难忍，不能坚持工作。经某医院检查，诊为坐骨神经痛，1974年3月中旬来诊：少腹及下肢发凉，膝关节以下微肿，行走困难，自右侧臀部沿腿至足抽掣冷痛。神疲，头昏，舌质淡红稍乌暗，苔白滑腻满布，脉细弱。

辨为风寒入肝则筋痛，入肾则骨痛，入脾则肉痛。显系邪入厥阴肝经，寒邪凝滞，气血受阻所致。"本例冷痛，自臀部痛引下肢，小腹及四肢末端发凉。此为厥阴证之血虚寒凝。气血运行不畅，不通则痛。欲续其脉，必益其血，欲益其血，必温其经。故不以四逆、姜、附回阳，而以当归四逆温经散寒，养血活络为治"：当归12g，桂枝15g，白芍12g，细辛5g，木通12g，炙甘草6g，大枣20g，牛膝12g，木瓜12g，独活10g。

服上方3剂，肢痛减轻，原方续服4剂，可缓步而行，疼痛大减。仍守原方，加苏叶10g，入血分散寒凝；加防风10g，祛经络之风邪。再服10剂，疼痛基本消失，神疲、头晕显著好转，滑腻苔减。唯下肢稍有轻微麻木感，时有微肿。寒邪虽衰，湿阻经络之象未全解，上方酌加除湿之品，以增强疗效：当归12g，桂枝10g，白芍12g，木通12g，牛膝12g，茯苓15g，白术15g，苍术10g，薏苡仁15g，炙甘草6g。1个月后病基本治愈，步履自如。追访7年病未复发。（《范中林六经辨证医案选》）

按：当归四逆汤主治症病机在于血虚寒滞，由于血被寒邪凝之程度和部位不同，则临床见症各异。范氏据《伤寒论》及先贤经验，灵活运用于多种疾病，常获显著疗效。其辨证要点：一是少腹或腰、臀部以下发凉，或四肢末端冷；二是少腹、腰、臀以下疼痛，包括阴器、睾丸、下肢筋骨、关节疼痛，以及痛经等。除以上主证外，还可能出现某些兼证。而脉象多细弱，舌质常暗红无泽，或有瘀斑，苔灰白或腻或紧。以上诸症，不必悉具，皆可用之。

（2）刘某，男，60岁。腰腿关节疼痛已10余年，痛有定处，遇寒痛增。开始右膝关节较重，左腿及腰痛稍轻。1956年以后更加冷痛沉重，下肢伸屈不利，以至不能下地活动，当地医院诊为风湿性关节炎，1960年6月来诊：下肢冷，骨痛，麻木，拘挛，沉重，右腿尤甚。伸屈行动困难，须靠拐杖或搀扶方能移步。面黄晦黑，舌质微乌，苔薄灰白，脉沉细。此为气血皆虚，寒湿内搏于骨节所致。法宜养血通络，温经散寒，以当归四逆汤加味主之：当归10g，桂枝10g，白芍10g，辽细辛3g，木通10g，红枣30g，生姜10g，苏叶10g，甘草6g，防风10g，牛膝10g，木瓜10g。

二诊：上方连服6剂，右腿已能屈伸，开始着力缓缓而行；骨节冷痛、拘挛亦减。厥阴伤寒之外证初解,多年痼疾松动;患者年已花甲,六脉沉细无力,舌质仍暗淡无华,久病衰弱之象益显。法宜驱阴护阳,温补脾肾,以理中汤加味主之:党参15g,白术12g,炙甘草15g,干姜12g,肉桂3g,制附片30g(久煎)。上方服20余剂,行动自如,恢复正常工作。(《范中林六经辨证医案选》)

按:郑重光指出:"手足厥寒,脉细欲绝,是厥阴伤寒之外证;当归四逆是厥阴伤寒之表药也。"(《中国医药汇海·伤寒论·卷十六》)这里不仅说明厥阴风寒中血脉而逆与四逆证不同,而且点出为何用当归四逆之理。今验之临床,初诊服药6剂,厥阴伤寒之外证遂除,血分之邪被逐,营气之阻滞即通,故下肢骨节冷痛拘挛诸证迎刃而解。再进理中汤加味,培补先后二天,阴消阳长,从阴出阳,因势利导而病获愈。

(3)李某,女,49岁。膝关节疼痛近半年,不受气候影响。上下楼梯受限,走平路较轻。面部较暗,少神,舌淡、脉沉细。此为关节失润之例,本着肝主筋,柔则养筋之理治之:当归30g,白芍30g,炙甘草30g,桂枝30g,北细辛15g,木蝴蝶20g。4剂。

方以芍药、甘草酸甘化阴,当归、桂枝一阴一阳入肝,直指筋府之地;桂甘化阳,使阳生阴长,桂芍调营卫之气,使阳气通畅,阴血不阻;阳虚则寒有湿,用桂辛温通;木蝴蝶润其燥。药后效显,未料到。守方出入,加肉桂3g,巴戟天肉30g,2剂。2个月后,因他病来诊,称药后痛失。(《擅用乌附——曾辅民》)

按:此案膝关节疼痛,上下楼梯受限,脉沉细,认为关节失润,按肝主筋,柔以养筋之理治以当归四逆汤取效,可资取法。

(4)李某,女,48岁。1963年3月12日住院:右足踇趾坏死,已露骨,部分肉皮黑暗,疼痛难忍,昼夜不得休息。查:冷厥,足背脉及踝骨脉未摸到,几次要求截肢。此证阳微血弱,足厥冷,血不达其络,久而荣涸肌腐坏死而成脱疽——动脉栓塞脉管炎。治宜回阳通渗复脉,当归四逆汤加味:当归60g,桂枝20g,赤芍21g,细辛90~120g(后人),通草10g,天仙藤21g,路路通5个,红花21g,嫩桑枝60g,茜草15g,卷柏21g,萆薢21g,附子15g,甘草10g,大枣20枚。

4月30日起连服40剂(有时6小时1次,每次须药液量400mL)。逐步坏死愈合,痛早已止,温度及色泽恢复,脉取可见但微弱。出院继服50剂(原方时加蔓荆子21g,浮萍30g)。1978年复查,健康无恙。(《疑难病证倚细辛》)

按:本案利用细辛主痹痛死肌(《神农本草经》),所用当归四逆汤,为阳邪陷阴,手足厥冷,实为厥阴表剂。方中不用姜附,以相火寄于肝经,经虽寒而脏不寒。取桂枝汤而去生姜倍大枣,重在细辛,细辛乃甚于生姜,为何为重?刘老谓:盖厥者阴阳气不相顺接,细辛温通上下,与生姜横散者功用大殊,故与当归同任，为顺接两脉而设。日本医家亦主张此方治冻疮（伤），刘氏受此方多益，如本例治疗动脉栓塞脉管炎等，皆加大细辛之量，以疗阴阳不相顺接及痹痛死肌。

（5）高某，51岁。患者于1941年护送抗大学员赴延安时，大雪封山，雪深没膝，冻死7人，多人冻掉手指足趾。本人虽幸得肢体完好，但已受严重冻伤。1966年发现双下肢冷痛，多次住院治疗无效，1976年病情恶化。在某医院住院7个月。确诊为脑动脉硬化、心肌下壁梗死、双下肢血栓闭塞性脉管炎。后又赴某医院接受下肢放血疗法无效，建议高位截肢。绝望之下于1976年9月7日求治于余。

诊见双下肢膝以下冰冷，左侧尤重，足趾青紫，电击样剧痛日夜不休，左上下肢麻本。胸部憋胀刺痛，发作时以硝酸甘油片维持。脉沉细迟微，双足背动脉消失。面色苍白晦暗，畏寒神倦。此证由寒邪深伏血分，痹阻血脉，已成真心痛及脱疽重症。且病经30年之久，已成沉寒痼冷顽症，非大辛大热温通十二经表里内外之乌头、附子猛将不能胜任。遂拟当归四逆汤合乌头汤，加虫类入络搜剔，麝香辟秽通窍，合而为大辛大热，开冰解冻，益气破瘀，通络定痛之剂：生黄芪240g，附子60g，当归60g，川乌30g，丹参30g，黑小豆30g，川牛膝30g，防风30g，麻黄15g，桂枝15g，细辛15g，赤芍15g，桃仁15g，油桂10g，吴茱萸20g（开水冲洗7次），另用麝香1g，炮甲珠5g，生水蛭3g，全蝎3g，蜈蚣2条，研粉分冲，蜂蜜150g，鲜生姜40g，大枣20枚。加冷水2500mL，文火煮取500mL，对入黄酒500mL，日3夜1服，4剂。

余住其家，寸步不离，以使家人放心。服1剂，当夜安然入睡。又连服3剂，诸症均退。原左足大趾内侧之溃疡亦收口愈合，心绞痛及下肢电击样剧痛亦消失。后患者注射毛冬青针剂15盒，遂痊愈。（《李可老中医急危重症疑难病经验专辑》）

（6）陈某，男，73岁，印度尼西亚人。1975年6月13日来唐山医治，双脚肿痛已3年之久，走路困难，腰膂作酸，腿乏力，痛则由足至膝皆困感。形气充盛，痰湿之质，两下肢皆肿，足踝部已没踝，双足趾末梢色泽黑绛，温度低。左足食趾局限性干性坏死，温度低于右。血压160/110mmHg。寸口脉弦硬。左腘及趺阳脉、踝动脉皆微弱。不能适履，下榻行动及步履困窘。在印度尼西亚诊断为动脉栓塞脉管炎。

与骨科主任医师李宝魁共诊为老年动脉硬化症。老年痰湿有余于上，肾水空虚于下，腰膂作酸，尤其是远络营卫不克宣通，血弱阳虚，足肿如着靴，又兼下络血亏，荣液易耗，阴阳气不相顺接。治宜充阴旺血，通阳奋厥，渗利节络。方用当归四逆汤加减：当归24g，茄根15g，桂枝12g，赤芍24g，细辛（后入）30g，通草12g，浙贝15g，浮萍15g，漏芦9g，穿山甲6g，怀牛膝15g，巴戟天21g。水煎服。另服金钱百花蛇，每次1条，为极细面，药汁冲服。

6月17日：迭服4剂，足肿显著减轻，各部脉管显露。左趾温度与右趾温度相称。步履轻便无痛楚，着履自如，皮色沉着改变。仍守其法，前方减漏芦，加萆薢24g，骨碎补24g，细辛增至60g，金钱白花蛇如法服用。

6月28日：继服9剂后，肿胀完全消失，症状痊愈，步履、跑步自如。患者对中国大夫赞不绝口，将原方带回印度尼西亚。（《疑难病证倚细辛》）

5. 黄芪桂枝五物汤治案

（1）罗某，男，50岁。双足痹痛无力，陟级登高足重难举，腰亦痛。病已2年，中西药纷投无效。举足蹒跚，几不成步。以黄芪桂枝五物汤加杜仲、狗脊、防风、白术、地龙、姜黄等投之，黄芪用120g，桂、芍皆90g。

翌日痛稍减，足略轻，信心顿增，诊治不绝。至十余帖，腰足早已不痛，行动如常。欣然告于人曰："余现不特能行，且能跳矣。"并当众跳跃，以示其能。岂料不二日，剧痛突作，更及于手、膝亦肿。改以苓桂术甘加杜仲、狗脊、陈皮、法半夏、防风、姜黄、羌活、沉香等予之，苓、桂皆用90g。

翌日痛略减，连服5帖，肿消痛除，继服黄芪桂枝五物汤10余帖而愈。（《谭氏南游医案实录》）

（2）郑某，男，68岁，高压曾达200mmHg。诊于槟城，双足疲软无力，足不成步，平行既要携杖，陟级更须搀扶，且便艰神疲。脉微而紧，风从虚入，虚则脉微，紧则为寒。治法当以鼓舞正气，使气行而血运，血运则驱邪于表，气行则逐邪于外，表里邪去，其病自瘥。以黄芪桂枝五物汤投之，黄芪用120g，3帖后便畅神兴，5帖而足略有力，服至10帖，已不须扶杖矣。后以腹满便闭，曾以小半夏加茯苓汤予之，3帖而复舒，复宗前法，服至20余帖而愈。（《谭氏南游医案实录》）

6. 苓桂术甘汤加味治案

（1）张某，男，33岁，患右足痛已2年，胃呆神疲。平时喜欢冻啤酒，每日四五瓶，习以为常。脉迟苔白，两颧皆黑。视为起于肾虚，阳气不蒸，寒湿下聚所致。以苓桂术甘加杜仲、狗脊、姜黄、沉香等投之。数帖后足痛大减，胃纳已旺。

一日午膳，以渴故，尽津菜（粤称黄芽白）汤一窝。翌日足剧痛，膝亦肿，照原方倍用茯苓、桂枝各90g加陈皮、法半夏投之，2帖而痛减肿除，再七八帖而愈。并着其用8片附子炖肉类调辅，益其元气，后数月不再复发。津菜性寒，寒则招湿，病本寒湿，未愈而尽汤一器，则前功尽弃矣。（《谭氏南游医案实录》）

原按：世人治病，常有稍愈而突变，每归咎医者。殊不知医三养七，是病人与医者须互相配合也。药无大更，即能愈半于前，当不致急变于后，是中道而变必有其因。苓桂术甘除通阳逐寒外，能固脾土以导湿，故能愈之，愈后以附子辅其元阳，此为固本之治也。

按：此案足痛治以苓桂术甘汤加味，数帖后足痛大减。因食津菜汤（性寒）一窝，翌日足剧痛，膝肿，可能被疑为用药所致——"世人治病，常有稍愈而突变，每归咎医者。"谭氏认为，"药无大更，既能愈半于前，当不致急变于后，是中道而变，必有其因。"解释合情合理。坚守原方且倍用苓桂投之，2帖而痛减肿除，再七八帖而愈，疗效也证明谭说正确。

（2）黄某，女，36岁。患腰痛甚，晨起须用两手撑持以支其体，亦历数分钟始能起。否则疼痛难当也，头常眩晕，足亦痛。脉紧，两尺沉，舌白，面色黄黑。法以苓桂术甘加杜仲、狗脊、姜黄、防风、沉香等，通阳以逐风寒，燥土以导水湿，并间加巴戟天、故子益阳以强肾气，则母强子安，眩昏乃减，肾温土燥，寒湿自散。苓桂初用45g，后增至90g，先后共服20余帖而愈。（《谭氏南游医案实录》）

7. 阳和汤治案

（1）某男，38岁。气血不足，形瘦畏寒，面色萎黄，两膝肿大，右甚于左，两足发冷，疼痛无时，屈伸为难，舌胖苔白，脉象沉迟。证属阳气衰惫，三阴虚损，寒湿内侵，气血凝滞，为鹤膝风重症。治以补阳益阴，补气养血，温经活血通络：黄厚附片24g（先煎），熟地24g（砂仁3g拌），麻黄9g，炮姜9g，鹿角9g，黄芪60g，人参9g（先煎），鸡血藤18g，当归12g，丹参12g，牛膝12g。此方服20余剂，膝部肿痛逐渐减轻，下肢转温。续服10剂，病即逐步痊愈。（《上海中医药杂志》1983年3期：祝味菊医案）

按：此证一派寒湿之象，重用附子以振奋阳气，配人参、黄芪以补气，熟地养阴与鹿角之温养为主，再配麻黄、炮姜等，相辅相成，似有阳和汤之意，祝氏嫌其温热不足，常加入附子、磁石，"盖此方能振奋阳气，祛寒消肿也，但方中缺乏附子，为美中不足，余每次用均加附子。"疗效颇佳。

祝氏善于在成方中加入附子，如治胸痹用瓜蒌薤白剂加入附子，治咳喘用小青龙汤时加附子，治痫疾用芍药汤亦多加附子。

（2）周某，女，9岁。左膝关节肿大，住某医院诊断为骨结核，治疗2个月，前后开刀5次，病情如故，请余会诊。面色㿠白，左膝关节肿大且僵冷，不能站立。开刀之处涔涔流下清稀黑水，无疼痛感觉。终日嗜睡，舌润无苔，脉沉迟无力。详询病史，知发病由于冬令玩雪引起。寒邪侵入经脉，治不得法，迁延日久，郁而不解。脉症合参，当用通阳化滞和血之法，用加味阳和汤：麻黄绒6g，熟地15g，白芥子9g，鹿角霜15g，桂枝6g，肉桂5g，炮姜9g，当归15g，甘草9g。

方中熟地、肉桂、鹿角霜温肾阳固肾阴；麻黄绒开腠理；白芥子消痰化积，消皮里膜外之痰；熟地得麻黄绒则不凝滞，麻黄绒得熟地则不表散；重用鹿角霜一味，温补而不黏滞；肉桂、桂枝并用者，取其温心、肺、肾之阳；加当归以补血、活血，全方配合有扶阳固阴之功。

上方服5剂后，面色渐转红润，左膝关节稍转温，肿势渐消。原方去鹿角霜，每剂加服鹿茸粉1.5g对入，再服5剂。取鹿茸补精髓，壮元阳，大补督脉，强筋健骨。

上方服后，膝关节转温，且能站立。面色红润，食欲增进，精神转佳，患部所流之清稀黑水转为黄色脓液。此肾阳虽复，尚须补气活血、生肌。方用张锡纯内托生肌散加减：生黄芪30g，天花粉10g，乳香6g，没药6g，山茱萸15g。

此方重用黄芪，取其性温味甘，《神农本草经》谓："主痈疽，日久败疮。"以其补气而能生肌，溃脓自可排除；天花粉治痈肿疮毒，配合黄芪增强生肌排毒之功；乳香、没药一能调血中之气，一可调气中之血，合用则宣畅脏腑，疏通经络，善治疮痈瘀滞；山茱萸温肝、补肝以通九窍。全方共呈益气生肌、排脓疏络、解毒之功。服用7剂后，创口逐渐愈合。（《戴丽三医疗经验选》）

原按：阳和汤一方，为治阴疽内陷方，具有通阳化滞和血之功，故名"阳和"，如日光一照，寒邪悉解。唯原方剂量过轻，不能胜病，故师其意而不泥其方。病无常形，医无常方，药无常品，顺逆进退存乎其时，神圣工巧存乎其人，君臣佐使存乎其用。如墨守成方，执不变之方，以治变动不居之证，虽属效方，亦难起效。

（3）张某，男，年约60岁。腰部及两下肢酸痛，转动维艰，经用活血通络之品效果不显。后由推拿及针灸治疗，开始时腰部及下肢酸痛似转轻松，仅有半月，痹病又发。另请一医生治疗曰："此为风湿相搏，一身尽疼痛，仲景桂枝芍药知母汤、桂枝附子汤均可用之。"服药稍有效果，但起立转动仍然不便，辗转请祝医诊治。

病人对祝师曰："素闻君善用经方大名，吾亦服附子不少，而所患非疑难之病，而不见效者，此何故焉？"祝师曰："前方为温阳活络之通剂，汝所患者为寒入于阴，阴阳俱亏，所以其效不彰也，阳和汤为祛阴霾回阳之品，古人所谓益火之源，以消阴霾，则气血得和，经脉可通。"处方：黄厚附片16g（先煎），大熟地16g，麻黄6g，川桂枝9g，炮姜9g，党参16g，活磁石30g（先煎），白芥子9g，姜半夏12g，炒白术12g，鸡血藤16g，怀山药14g，炒麦芽16g，威灵仙12g，鹿角胶9g。服药3帖，举动轻便，不更前方，继服6帖，其病若失。（《近代名医医

话精华》：祝味菊医案）

按：此症下肢痹痛，桂枝芍药知母汤、桂枝附子汤确实均可投用，"亦服附子不少"，但服后效果不理想。祝氏认为"阳和汤为祛阴霾回阳之品"，投之其病若失，为痹痛治疗开一法门。

8. 羌活胜湿汤治案

（1）介之罗王庄张某，得腿病，骨节痛楚，不可屈伸，且时作肿，卧床已半年矣。延医视之，或以为下痿，用虎潜丸补之；或以为瘫痪，用续命汤散之，皆不效。其内弟请余往治，余诊六脉缓大。告之曰："既非下痿，亦非瘫痪。所患乃寒湿下注，关节不灵，肿痛必在关节。病虽久可治也。"乃先进羌活胜湿汤加牛膝、防己以疏利之。三服后，杖而能起。又往视之，投以五苓理中汤，四服后，肿痛全消。意不愿服药，余曰："湿气未清，恐将复作，不如多服，以免后患。"张听之，服药20余剂，乃以酒肉来谢，余告以谨避风寒湿气。相隔10余年，余见于其戚家席上，称健步焉。（《醉花窗医案》）

按：本证腿病骨节痛楚，不可屈伸，时作肿胀，卧床半年。前用虎潜丸补之，续命汤散之，皆不见效。王氏诊六脉缓大，认为："既非下痿，亦非瘫痪，所患乃寒湿下注。"先进羌活胜湿汤加牛膝、防己以疏利之，三服后杖而能起。继以五苓理中汤，肿痛全消，确是佳案。王蓉塘并非火神派医家，录此以供开阔思路。

（2）介之田村乔某，年老得痹疾，或手或足，痛发左右无定。医药数辈皆以瘫痪治之，药不啻千百剂，竟罔效。委顿经年，已为治丧具矣，而痛则饮食二便尚无大害。其里中有商于都者，知余名，因嘱请治。

余至其家，未见病人，先问其子曰："遵大人是何病？"其子以瘫痪告。余曰："老年人得此病十无二三愈者，恐治之亦无益也。然既来不得不一视之。"入其室，则病者拱手称谢，问答数语，口舌便利，视其口眼无㖞斜状，神气亦清。乃问手足麻木乎？曰，并不麻木，唯有时作痛不可忍耳。因诊其脉，六部俱缓而沉，兼带弱象。告之曰："君所患乃湿痹，既非瘫痪，又非痿证。盖寒湿着于皮肤，四肢重滞，每转侧则重不可举，如移山挪石，非人不行。"病者曰："不错，不错，先生所认既真，急请施方必可愈也。"余曰："愈则可愈，然无速效，须服药数十剂，起居调摄，乃杖而起，早亦在三月外，迟则半年。"病者曰：但求病愈，何必急急。乃先以五苓理中汤加附子苍术进之。五服而痛少止，肚腹宽，饮食进。又易羌活胜湿汤加牛膝、肉桂等类，命多服之，半月痛全止。唯举动艰滞，步履尚难。更以白术附子汤，加松节、萆薢等。命10服后，丸服之。更命每早晚遣人扶掖，往返数十步不必再视也。冬十一月遇于城中酒市，则

指挥如意，毫无痛苦矣。（《醉花窗治案》）

按：此案诊为湿痹，当以"六部俱缓而沉"为辨证眼目。湿为阴邪，其性黏滞，故曰：治无速效，"须服药数十剂……早亦在三月外，迟则半年"。确是阅历之谈。

9. 凉膈散治案

陈某，年20余岁。始患两足酸软，沪上诸医或作风湿，或作痹证，愈治愈甚。甚至两足痿废，不能履地已将半载。召予诊之，见其肌肉消瘦，形神憔悴，右寸关脉洪数且实。即用凉膈散加天花粉、生地，服之4剂，两足即觉有力，而半载之痼疾一旦霍然。

或问："凉膈散为治温热病之剂，兹用以治两足痿废，似乎药不对症，而反奏效神速者，何也？"曰："古人所制之药剂，虽有主治某某等症之说，然神会而用之，亦无一定。盖此症由于邪火郁伏于上中二焦，肺胃被其熏灼，致肺之治节不行，胃之机关不利而成。此即内经所谓'肺热叶焦，发为痿厥'。又谓'治痿独取阳明'，以阳明主润宗筋，束筋骨而利机关者也。兹泻其上中二焦之火，使肺胃之气得以清肃下行，则治节得行而机关焉有不利者乎？凡痛必须治其根源，此病之根源，系火伏于上中二焦，病形虽在下而根源则在上，以凉膈散而治其根源，则病不治自愈矣。"（《治病法轨》）

按：此症两足痿废，不能履地，似成瘫痪之症，俗医通常会用温补之法。本案与上节王蓉塘羌活胜湿汤治案颇为相似。唯上案六脉缓大，判为寒湿下注，本案"右寸关脉洪数且实"，辨为邪火郁伏肺胃，法拟清泻上中二焦之火，方用凉膈散，似乎药不对症，却收霍然而愈之效，靠的是脉诊功夫。

三、腰痛

1. 麻黄附子细辛汤治案

（1）易某，男，36岁。腰痛1日。晨起腰痛，逐渐加重。午后不能坚持上班，痛处需用硬物顶住好转。足肚亦痛，神倦，无寒热，身稍强，脉沉细，舌淡痕显。考痛发突然且剧烈，当属外邪寒凝而致，腰者肾府，为邪所凑，其虚可知。处方：麻黄20g，附片80g（先煎），北细辛20g，苍术30g，白芷20g。1剂，嘱2小时服1次，1剂服3次。15点、17点各服1次。

电话问之腰痛明显减轻，足肚痛亦减。21点腰痛甚微，足肚痛消失。续服二次后疼痛于次晨消失。当夜口干，服炮姜20g，炙甘草20g后，1小时缓解。现仅感腰酸软不适，予补肾填精之品治之：附片50g（先煎），肉桂15g（后下），西砂

仁20g，淫羊藿20g，菟丝子20g，巴戟天20g，枸杞子20g，5剂。后为拟丸剂一料续治。（《擅用乌附——曾辅民》）

按：本例药精剂重，经典火神派风范。

（2）黄某，男，77岁。腰胀痛3日，因下床不慎腰碰于床缘，渐现胀痛，坐起翻身都需双手撑腿倚物完成，下楼梯亦不便。神倦，面灰㿠白，脉沉弦，舌常有津，痕微现，此寒湿所致。方药：苍术30g，附子50g，北细辛15g，炙甘草12g，川乌30g，黑豆30g。3剂。

复诊：药后昨夜腹泻4次，精神渐次好转。腰胀痛亦渐减，今晨起床后腰已无所困苦，精神亦基本恢复。（《擅用乌附——曾辅民》）

按：本案腰痛系由外伤引发，曾氏据其脉证判为寒湿所致，选用麻黄细辛附子汤为主投治，因无外邪，故以苍术取代麻黄，祛湿更胜于麻黄，颇显圆通之巧。另加川乌增强祛寒止痛之功，加等量黑豆以制其毒，观其案例，凡用川乌、草乌，皆是此等定式。

（3）刚某，男，78岁。腰痛，直不起腰已1个月。牵及右胯、膝疼痛，不凉不沉，动则汗出，夜汗较多，嗜困。舌淡胖大而润，脉滑左寸右尺沉弱。CT示：$L_3 \sim L_5$椎间盘脱出。

高年阳虚，从"嗜困"之情已知，虽系腰椎间盘脱出引发，据疼痛不敢直腰症状，应从寒主收引认证，判为阳虚寒湿偏盛，拟麻黄细辛附子汤加味：麻黄10g，附子45g（先煎1小时），川乌10g，细辛15g，桂枝30g，干姜30g，生半夏20g，白术30g，茯苓30g，薏苡仁30g，肉桂10g，延胡索30g，蜈蚣2条。7剂。

药后腰痛大减，已能直腰，夜汗亦减，效不更方，前方附子增至60g，细辛增至20g，再进7剂，腰痛若失，仍感困倦。守方调整再进7剂。（《关东火神张存悌医案医话选》）

（4）唐某，女，70岁。腰痛已数十年，近1周加剧，双下肢疼痛剧烈，左侧为甚，不能行走，CT报告："腰椎间盘突出，老年性骨质增生症。"采用镇痛药物疗效不明显。现症见：腰痛剧烈，不能久坐，行走需人搀扶，无法自行站立，畏寒肢冷，时有颤抖，左下肢沿坐骨神经走行放射性抽搐、拘挛，夜晚加重，舌淡苔白水滑，脉略浮重按沉细无力。证属外感风寒，肾精不足，筋脉拘挛，治宜温阳解表，舒筋解挛，方用麻黄附子细辛汤合芍药甘草汤加味：麻黄30g，附子60g（先煎），细辛10g，赤芍30g，白芍30g，炙甘草30g，熟地黄100g。3剂，水煎服，每天1剂。

服完1剂，微微汗出，疼痛减轻许多，3剂服完，可下床活动，腰痛消减九成，畏寒减轻大半，身上有温热感觉，再服3剂，以巩固疗效。（《火神派学习与

临证实践》）

原按：老年腰腿疼痛多见，年老肾虚，阴阳不足，加之外感，内外相招，故而疼痛加剧。重用麻黄、附子，温阳解表；重用熟地以补肾中之精；合芍药甘草汤缓筋舒脉。肾精得补，外感可祛，筋脉得舒，三管齐下，病重药重，3剂而病得缓解，未学习火神派扶阳理念之前实不敢想象。

（5）李某，女，60岁，市民。腰痛半月余，CT、核磁共振等检查未发现异常。现症见：腰痛沿脊柱两侧疼痛，活动后加剧，不敢过度伸展身体，不敢坐凳子，蹲下弯腰则疼痛稍轻，睡觉不敢伸展平身。追问病史，得知在20天前拉车子后有扭腰史，舌淡白滑，脉浮细重按无力。证属外感风寒，经脉凝滞，闭阻不通，治宜温肺散寒，温肾固本，舒筋缓痛，方用麻黄附子细辛汤合芍药甘草汤：麻黄10g，制附片15g（先煎），细辛10g，赤芍30g，白芍30g，炙甘草30g。3剂，水煎服，每天1剂。

服药后，腰背疼痛大减，已可平卧伸展，病减六七成，但出汗较多。原方调整剂量：麻黄6g，制附片20g（先煎），细辛10g，赤芍60g，白芍60g，炙甘草60g。服3剂而愈。（《火神派学习与临证实践》）

原按：高年体弱，劳作后汗出，外寒易侵，太阳受邪，故而腰背疼痛；寒则收引，故喜蜷体而不敢伸展；虽病有半月之余，但外邪不祛，病无宁日，脉浮而无力，一派正虚感寒之势。麻黄附子细辛汤合芍药甘草汤，太少并治，柔筋舒肌，3剂病轻，6剂痛愈。

2. 桂枝附子汤治案

杨某，女，60岁。既往有风湿痛史。1974年8月初，身觉不适，畏寒，头昏，身痛。某日弯腰时，忽感腰部剧烈疼痛，不能伸直，头上直冒冷汗，遂倒床不起，邀范老诊治：腰痛如割，不能转侧，身觉阵阵畏寒发热，手脚麻木。面色青暗，唇乌，舌质微红，苔白滑腻，触双手背微凉，脉浮虚。此为太阳证，风湿相搏，卫阳已虚，法宜温经散寒，祛风除湿，以桂枝附子汤主之：桂枝15g，制附子60g（久煎1.5小时），生姜30g，炙甘草10g，大枣30g，4剂。药后诸症悉减，再服4剂，基本痊愈，行走、劳动如常。1979年6月追访，未再复发。（《范中林六经辨证医案选》）

原按：《伤寒论》指出："伤寒八九日，风湿相搏，身体疼烦，不能自转侧，不呕不渴，脉浮虚而涩者，桂枝附子汤主之。"本例诸症与上条基本吻合，故按原方投之，仅药量斟酌变化。加重桂枝，发散在表之风寒，通阳化气；配以生姜，使风邪从皮毛而出；加重附子，温经逐寒止痛，助肾阳，而立卫阳之基；

佐以草、枣，益中州，和营卫，则三气除而搏自解。

3. 当归四逆汤治案

（1）于某，男，45岁。精神差半月，眠差，腰酸痛，尤以将起床时疼痛明显，起床活动后缓解，小腿无力，足跟疼痛，时有烦躁，触双手冰凉，舌淡白，边齿痕，脉沉细。

处方：桂枝30g，白芍30g，木通10g，炙甘草20g，大枣25枚，当归30g，细辛30g。4剂。药后腰痛显著减轻，精神好转，舌淡白，边齿痕，脉缓。处方：桂枝30g，白芍30g，木通10g，炙甘草20g，大枣25枚，当归30g，细辛30g，生黄芪50g。3剂。

再诊：略腰酸痛，精神佳，舌淡红，薄白苔，脉缓。

处方：桂枝30g，白芍30g，木通10g，炙甘草20g，大枣25枚，当归30g，细辛30g，生黄芪70g，补骨脂20g，菟丝子20g，枸杞子20g。4剂。

后访，病愈。（《擅用乌附——曾辅民》）

原按：曾师指出，黎明腰痛，从肝论治，多属肝寒血虚，肝阳不升所致。当归四逆汤散肝寒，养肝血，通肝阳，是为正治，常获佳效。

（2）范某，男，36岁。腰痛，黎明腰胀、疼痛尤甚，起床稍活动则胀痛消失，已3年。心烦，舌淡，脉沉细弦。其余时间身软痛，午后入暮渐加重。此黎明腰痛，予以温肝法治之：桂枝30g，白芍30g，生姜70g，炙甘草30g，大枣25枚，木通10g，当归30g，吴茱萸30g，北细辛30g，白酒70mL。3剂。

药后腰痛基本消失。（《擅用乌附——曾辅民》）

按：此案黎明腰痛，判为厥阴虚寒，辨证眼目在于：心烦，脉沉细弦。以温肝法治之，果收良效。方选当归四逆加吴茱萸生姜汤，加白酒温经活血，具有新意。

（3）李某，女，22岁。身体酸痛3年，夏初至秋明显，眠浅、多梦、心烦。处方：当归30g，桂枝30g，白芍20g，炙甘草25g，大枣25g，北细辛15g，吴茱萸20g，生姜30g，山茱萸30g，白酒10mL。3剂。

药后身痛缓解，仅四肢尚感酸痛。眠浅、多梦、心烦亦好转。守方再进，左关细弱之象消失。（《擅用乌附——曾辅民》）

原按：本例从五行理解，夏天火盛子盗母气，秋天金旺乘木。因为烦躁、多梦、眠浅当责之于肝，脉细弦亦属肝血虚。山茱萸系加强补肝之力。

4. 苓桂术甘汤加味治案

（1）林某，男，56岁，患腰痛俯仰皆难，脉紧苔白，是内寒与外邪相击而为痛也。以苓桂术甘加杜仲、防风、姜黄、沉香投之。苓、桂初用45g，翌日到诊，甚感失望曰："药后腰痛如故，无厘毫之减，岂药不对证乎？"应之曰："非药之不对，量较轻耳。因先生初诊，信心未具，未便施以重剂。今药后当有所见矣。"倍其量投之，茯苓、桂枝各用90g，甘、术各用45g，加味一如上日。翌日再诊，甫入门，即竖其拇指曰："先生真神人也，现已病愈八九矣。"再本前方一帖而愈。并着其服食本人特制之生龙活虎丸，数月不再复发。

同一汤方，药味不变，倍其量则效如桴鼓，减其量则缓若蜗进，苓、桂45g之量，在今人言之，已算量重，用至90g者，诚属罕见。但倍用其量，往往快如立竿见影。是中药之运用，有如出神入化，变化莫测者。（《谭氏南游医案实录》）

按：用苓桂术甘汤加味治腰痛，似不多见，"但倍用其量，往往快如立竿见影"，谭氏有多例成功验案，而且多系严重腰痛，值得品味，继续看下面案例可知。

（2）陈某，女，54岁。突患腰痛，痛不能动，当时仰卧床上，除手足及头部可动外，稍转其体即剧痛难当，卧床不起者已数日矣。脉浮而紧，舌濡苔白，风寒初入，邪在表也。乃以重剂苓桂术甘加杜仲、防风、羌活、沉香等投之。并由邱昭华女士为之针灸，作双管齐下之治。翌日，家人告以病愈，晨赴外地休养去矣。服药仅一帖，针灸只一次，效如桴鼓。（《谭氏南游医案实录》）

（3）黄某，女，36岁，患腰痛甚，晨起须用两手撑持，以支其体，亦历数分钟始能起，否则疼痛难当也。头常眩晕，足亦痛。脉紧，两尺沉，舌白，面色黄黑。法以苓桂术甘加杜仲、狗脊、姜黄、防风、沉香等，通阳以逐风寒，燥土以导水湿，并间加巴戟天、补骨脂益阳以强肾气，则母强子安，眩昏乃减，肾温土燥，寒湿自散。苓、桂初用45g，后增至90g，先后共服20余帖而愈。（《谭氏南游医案实录》）

（4）刘某，男，30岁，患腰痛背偻，到诊时伛偻而行，状若衰翁。两尺沉迟，面色黧黑。沉紧为里寒，沉迟则为肾气虚损。肾属水，肾虚故色黑。法以苓桂术甘汤加巴戟天、补骨脂、杜仲、狗脊、沉香，通阳以逐寒邪，燥土而导湿，益火以温肾。8帖而背偻除，腰痛已愈七八。又以其病之所致，起于肾气虚损。少阴所主者肾，真武汤主治少阴病，四肢沉重疼痛等。改以真武辅坎阳而振其衰败之气，再服10帖而愈。（《谭氏南游医案实录》）

5. 六味回阳饮治案

辛酉岁杪，潭渡黄耿士兄令堂，患尾闾骨痛。时年七十有二，其痛不可忍，已经三四日，服药不效，乃迎余治之。诊其脉沉迟细涩，问日前所服何药？答曰："某先生云是血虚，用当归、地黄、川芎、白芍、杜仲、续断、牛膝等药。

又云诸痛不可补气，故嘱且缓不可用参。"余曰："年高血虚枯涩，固不待言，然脉更沉迟，其痛又在督脉之根。督脉属阳则阳分更虚，阳虚而单用阴药，阴药凝滞，何能达于痛所，又何力回其真阳？"余为定方，用鹿角胶9g，以补督脉为主药；人参6g，附子1.5g，温下元而宣阳气；再用当归6g，熟地9g，山茱萸3g，枸杞子3g，杜仲3g，续断3g，牛膝3g，五加皮3g，以补髓养血。嘱令药煎熟时，加苦酒少许以行血脉。服1剂而痛小减，服2剂而痛大减，服3剂而痛全止，行坐如常。（《吴天士医话医案集》）

按：吴氏指出，尾闾骨为督脉之根，督脉属阳，提示阳分之虚；观其用药，似含六味回阳饮之意，用鹿角胶为补督脉主药，俱显见识。

四、周身痹痛

1. 麻黄附子细辛汤治案

（1）汪某，女，51岁。肌肉、关节冷胀软痛30年。舌淡有痕，经治无效。处方：附片80g（先煎），川乌40g（先煎），北细辛30g，桂枝40g，生姜70g，苍术30g，薏苡仁30g，威灵仙20g，蜜糖50g。3剂。

药后好转明显，守方出入，共进药10余剂，直至痊愈：附片100g（先煎），川乌30g（先煎），草乌30g（先煎），北细辛30g，桂枝40g，生姜60g，苍术30g，乌梢蛇20g，威灵仙30g，川芎8g，豨莶草60g，蜜糖20g。3剂。（《擅用乌附——曾辅民》）

原按：这类病属常见病，但一般疗效较差。考其用药多为祛风除湿之品，且风药重于除湿药，这种用法不当。因为风祛湿存，燥、利更难。当重用温通散寒之品。仿《金匮》痉湿暍、中风历节两篇之法，用之多效。

（2）俞某，女，54岁。身酸痛，肢软乏力半日。昨日骤降温，外出感寒，回家加衣半日不暖，舌稍淡，脉沉细。素为阳虚体质，予以散寒补阳之法治之：苍术30g，麻黄10g，附子50g（先煎），北细辛10g，生姜30g。1剂。

药后身痛稍减，精神亦略好转。上方加重温散之品：苍术30g，麻黄15g，附子80g（先煎），北细辛15g，生姜30g。1剂。

服药2次后精神、疼痛明显好转，现腰寒胀痛，予以肾着汤。（《擅用乌附——曾辅民》）

原按：此案说明，治疗效果，不但要辨证准确，还需药量与病症程度之轻重相对吻合。然而观现在世医处方用药，对于麻桂姜附皆用量过轻，故常难收效！那么，药量增加的根据是什么？一是有效，效不显；二是效可，但舌仍淡，津多，脉沉细未变且有根。这是温阳药加量的依据。

（3）文某，患风湿性关节炎已18年，医药罔效。双手腕、肘及双足踝关节僵硬强直，双膝关节肿痛加剧，其他关节亦经常疼痛，雨天加重。双手臂和小腿肌肉逐渐萎缩。

唐氏嘱先以单味甘草250g煎汤顿服，以解过去服药过多所引起之药毒，并以姜、葱煎汤温洗手足关节。继服麻黄附子细辛汤加味，附子、川乌每味剂量50g，连服5剂，双膝肿痛减轻，能下床扶桌站立。

然后用大辛大热药味制成丸剂守中扶阳，内加微量马钱子，以通络止痛，舒缓筋挛。5天后症状又有减轻，能扶桌行走。继服附子理中汤合当归补血汤丸药5天，此后，两种丸药交替服用，症状更减。约4个月，即能下床行走，继续服药3个月后，恢复工作。（《郑钦安医书阐释》：唐步祺医案）

按：此例唐氏"先以单味甘草250g煎汤顿服，以解过去服药过多所引起之药毒"，为独具匠心之处。另外，在扶阳药丸中"加微量马钱子，以通络止痛，舒缓筋挛"，亦为特色。

2. 当归四逆汤治案

（1）卞宅内眷屈氏，5年前便血，因医过用黄连乌梅苦寒凉药，血去肝虚，苦寒伤肝。肝主筋，遂手足拘挛，项背强痛，两胁结块，手不能曲于后，足不能履于地，坐卧于床者4年。饮食衰少，形骸骨立。幸经水犹通，天真未绝耳。诊脉弦细紧，答以肝经虚冷，须服温经热药，用桂枝、细辛、当归、赤芍、半夏、茯苓、附子、吴茱萸、甘草立方，令其自制药服。彼畏药辛热，反多谤议，弃置不用。

1年后又往屈宅，再请诊之，病益甚，予曰：仍是前方，如放心百剂或效，然不可必也。因诸医遍治不效，不得已以余方自制，姑试服之。十数剂颇安，两手和柔。来又求诊，更加干姜。往诊10余次，皆前药加减，或官桂，或桂枝、附子，每剂4.5g，姜亦如之。唯立药方，彼自制药，坚服半年，手即能举，足亦可步，胁块皆消，周身筋舒，竟为全人。（《素圃医案》）

按：本例"手足拘挛，项背强痛，两胁结块"，脉弦细紧，皆属肝经虚冷之证，郑氏以当归四逆汤加附子、吴茱萸、官桂、干姜、半夏、茯苓等，坚服半年，将此卧床4年，形骸骨立之痼疾治"为全人"，功效不凡。

（2）冉某，女，58岁。醒后身痛近30年，屡治不效。起床活动后则痛减，穿衣而卧，注意保暖（虽炎夏亦着长袖衣裤），疼痛就会缓减，饮食睡眠均可，余无所苦，舌淡，脉沉细。此厥阴肝病也，处方：当归30g，白芍20g，桂枝30g，生姜30g，吴茱萸20g，北细辛15g，炙甘草20g，大枣35g。6剂而愈。（《擅用乌附——曾辅民》）

原按:《黄帝内经》有言"人卧则血归于肝",王冰注释为:"肝藏血,心行之,人动则血运于诸经,人静则血归于肝脏。"本案抓住肝脏这一生理特性,结合病史及舌脉,从肝论治,主用温肝散寒养血之法而收效。

(3)李某,女,22岁。身体酸痛3年,夏初至秋明显,眠浅、多梦、心烦,脉细弦。

处方:当归30g,桂枝30g,白芍20g,炙甘草25g,大枣25g,北细辛15g,吴茱萸20g,生姜30g,山茱萸30g,白酒10g。3剂。

药后身痛缓解,仅四肢尚感酸痛。眠浅、多梦、心烦亦好转。守方再进,左关细弱之象消失。(《擅用乌附——曾辅民》)

原按:本例从五行理解,夏天火盛子盗母气,秋天金旺乘木。因为烦躁、多梦、眠浅当责之于肝,脉细弦亦属肝血虚。山茱萸系加强补肝之力。

3. 桂枝芍药知母汤治案

(1)柴某,男,13岁。1975年11月在学校参加义务劳动中遇雨,全身湿透,身觉不适。翌日感周身骨节烦疼,服药效不显。1个月后,双膝关节逐渐肿大,膝关节周围出现硬结。1976年1月初,下肢屈伸不利,行动困难,某医院诊断为风湿性关节炎,同年2月初由其父背来就诊:

全身关节疼痛,四肢为甚。双膝关节肿大,膝面有多处硬结,双手掌脱皮,双脚边缘红肿麻木。晚间自汗出,食欲不振。舌质较红,苔白微腻,脉浮紧数。此为太阳证历节病,法宜祛风解热,化湿散寒,以桂枝芍药知母汤加减主之:桂枝12g,赤芍12g,知母12g,麻黄10g,生姜10g,白术15g,甘草6g,防风12g,薏苡仁20g,3剂。

上方服3剂,下肢渐能屈伸,诸症皆有好转,原法加辽细辛再服2剂。

三诊:膝关节及脚肿消,膝面硬结缩小变软。全身关节仍有轻微疼痛,原方加减续服:桂枝10g,赤芍12g,麻黄10g,生姜10g,白术12g,甘草3g 防风10g,茯苓12g,川芎10g,柴胡10g,前胡10g,羌活10g,独活10g,辽细辛3g。嘱服数剂,可停药,忌食生冷和预防风寒。月余,关节已不疼痛,双膝硬结消失,病已痊愈。(《范中林六经辨证医案选》)

原按:本例劳动中大汗出,风寒湿邪留注关节。正如仲景所云:"诸肢节疼痛,身体尪羸,脚肿如脱,头眩短气,温温欲吐,桂枝芍药知母汤主之。"此例主证突出,风寒湿邪致痹,病属太阳类似证。但已有风从热化之象,故去附子,加薏苡仁以增强渗湿利痹、止痛拘挛之效。

(2)康某,经商外地,善于理财,凡利所在,不问寒暑,冒风露以行,是以所积日富。1946年冬经商于零陵，中途突发风湿关节病，不利于行而返归，询治于余。翁身沉重，手足拘急，关节痛处微肿，走注疼痛，如虎啮，如针刺，夜间增剧，刻不可忍，有时发寒热，但无汗。脉沉紧，舌苔白润，气短难续。此即《内经》所云风寒湿痹之候。《金匮》更详叙其方证："诸肢节疼痛，身体尪羸，脚肿如脱，头眩短气，温温欲吐，桂枝芍药知母汤主之。"

翁病尤切金匮所说，自以桂枝芍药知母汤为适应。但其夜痛加剧，则又兼及血分，宜与张锡纯氏活络效灵丹配用，庶能统治诸候而免偏颇。且风湿蕴积日久，寒邪深入筋骨，等闲小剂殊难胜舒筋活络，逐寒祛湿之重任，故大剂猛攻以作犁庭捣穴之计，始可一鼓而奏肤功：桂枝45g，芍药45g，麻黄18g，附子24g，知母12g，防风30g，当归30g，丹参30g，乳香15g，没药15g，苍术18g，白术18g，每日1剂，酒水各半煎，分早、中、晚3次服。

夜间汗出通身，痛楚略减。续进5剂，兼吞小活络丹，每次4.5g。夜间均有微汗，痛逐减轻，脉见缓和，手足能屈伸，关节肿消，尚不能起床。然以其人思虑多，气血虚，乃师"攻衰其半"之旨，改拟攻补兼施之三痹汤，并加防己、蚕沙、海风藤、银花藤等疏络活血药，1日2剂，时历兼旬，遂得步履如常。再用十全大补汤加龟、鹿、虎三胶轮服，逐次复元。（《治验回忆录》）

按：风寒湿痹初以桂枝芍药知母汤合活络效灵丹逐寒祛湿，舒筋活络，攻邪为主；继以三痹汤加味攻补兼施，终用十全大补汤加龟、鹿、虎三胶交替轮服，则系补虚为主，用药初中末层次分明，移步换法，堪称范例。

（3）某男，28岁。阳气不足，腠理空虚，寒湿侵袭，流注经络，手腕及上下肢关节痛甚，周身无力，腰部酸胀，转侧为难，局部红肿不甚，舌苔薄腻，脉象弦滑。治以寒热并用，温经通络：黄厚附片12g，桂枝9g，炒白芍9g，知母9g，麻黄9g，防风9g，炒白术12g，杜仲9g，牛膝18g，鸡血藤18g。上方服5剂后，上下肢、腰痛均减，肿胀渐消，已能行走。再续服5剂，痹痛逐步消失。（《近代名医医话精华》：祝味菊医案）

按：此乃桂枝芍药知母汤加杜仲、牛膝、鸡血藤为方，于经方法度中稍佐活血兼以引经，具变化之巧。大概因脉象弦滑，不为虚象，故附子用量不重。

（4）冯某，女，30岁，农民。患风湿性关节炎10年余，服用中西药病情时好时坏，每到冬天加剧，曾服镇痛药而诱发胃病不敢再服。现症见：关节冷痛，夜晚加剧，畏寒肢凉，咽干不渴，舌淡苔略燥，脉沉细而弱。证属肾阳亏损，寒邪内浸，阻滞经络。治宜疏风散寒，温肾通络。方用桂枝芍药知母汤加减：桂枝30g，白芍10g，知母10g，麻黄10g，炙甘草10g，防风10g，白术20g，制附片75g（先煎2小时），干姜30g，牛膝10g，松节10g，狗脊10g。6剂，水煎服，每天1剂。

服药6剂后，关节疼痛消失，关节处有热乎乎的感觉，此为前所未见。原方有效，再进6剂，病痛若失，又服6剂，隔1～3天服用，以加强疗效的持久性。（《火神派学习与临证实践》）

原按：《素问·举痛论》中认为痛证14种情况中13种都是由寒邪凝滞造成的。因此，仲景创用桂枝芍药知母汤治疗痹痛，其中关键在于温通之品的应用，重用桂枝、制附片、干姜，目的在于温肾壮阳补火，"阳气流通，阴气无滞"（郑钦安语），经络闭阻得以开启，故而收效。

4. 甘草附子汤治案

（1）汤某，女，37岁。1964年起经常头晕，乏力，周身关节疼痛。1965年10月30日晚，突觉肢体沉重疼痛，不能转侧，手不能握物，足不能移步，衣食住行均需他人料理。次日急送某医院，诊断为风湿，遂来求诊。

患者全身关节剧痛似鸡啄，游窜不定。头晕，耳鸣，四肢不温，畏寒恶风，口干少津不欲饮。舌质偏淡苔薄白，舌体胖大边缘有齿痕。寸关脉浮虚，尺微沉。此为太阳证，风寒湿邪郁久成痹，法宜温经逐寒，除湿止痛，以甘草附子汤加味主之：炙甘草30g，制附子60g（久煎），白术12g，桂枝18g，生姜30g，2剂。

复诊：关节疼痛减轻，稍可转侧行动。上方加麻黄、细辛，以增强祛风散寒、开闭止痛之效，续进5剂。

三诊：自拄拐杖前来，关节疼痛及全身串痛显减。头晕、耳鸣、畏寒、恶风亦明显好转。上方加茯苓以渗湿，续服5剂。

四诊：全身活动已较自如，精神好转，但腰腿尚觉疼痛、重着。虽见初效，一时难收全功。须培补脾肾，通窍除湿，以清余邪，拟理中丸加味续服：党参60g，干姜120g，炒白术60g，炙甘草60g，制附子120g，茯苓60g，肉桂30g，桂枝15g，枸杞子60g，琥珀60g，6剂，共研细末，水打丸，如黄豆大，每日服2次，每次3g。连服3个月，基本痊愈，恢复正常工作。（《范中林六经辨证医案选》）

原按：此证风寒湿邪兼而有之，蕴积已久，郁阻成痹。虽有畏寒恶风脉浮之表证，但不可单用发表；虽有头晕耳鸣，四肢不温，口干不欲饮，舌质偏淡而尺脉沉之里证，也不宜径投回逆。参之舌脉诸症，乃为风寒湿相搏，属太阳类似证。《伤寒论》曰："风湿相搏，骨节疼烦，掣痛不得屈伸，近之则痛剧……甘草附子汤主之。"此方用治本例风寒湿痹，颇相吻合。甘草益气和中，附子温经散寒止痛，白术燥湿健脾，桂枝祛风固卫，通阳化气，加生姜以助温散之力。

甘草附子汤之"骨节疼烦，掣痛不得屈伸"，与桂枝附子汤之"身体疼烦，不能自转侧"，皆为风寒湿相搏之太阳证，其疼痛不能自已者，均为筋胀之故，病理相同。所异者，本例甘草附子证，风湿留于关节，邪深入里；而桂枝附子证，风寒湿留着肌肉，有表无里，故汤证不同。

上述两方原义，桂枝附子证因属风湿，留着肌表，当以速去为宜，故附子用量较大；而甘草附子证，已病久入里，减其附子用量者意在缓行。但本例虽属久病入里，又暴发于一旦，且脉沉而细；故兼采两方之义，加大附子并生姜，既速去标，又开筋骨之痹也。

（2）高某，得风湿病，遍身骨节疼痛，手不可触，近之则痛甚，微汗自出，小水不利，时当初夏，自汉返舟求治。见其身面手足俱有微肿，且天气颇热，尚重裘不脱，脉象颇大而气不相续。其戚友满座，问是何症。予曰：此风湿为病。渠曰：凡祛风利湿之药，服之多矣，不唯无益而反增重。答曰：夫风本外邪，当从表治，但尊体表虚，何敢发汗？又湿本内邪，须从里治，而尊体里虚，岂敢利水乎？当遵仲景法，处甘草附子汤，1剂如神，服至3剂，诸款悉愈。可见古人之法用之得当，灵应若此，学者可不求诸古哉？（《谢映庐治案》）

按：此案周身骨节疼痛，即是风湿为病，法当辛散祛湿。"但尊体表虚，何敢发汗？而尊体里虚，岂敢利水？"因"遵仲景法，处甘草附子汤，1剂如神，服至3剂，诸款悉愈"。揭示该方投用指征。

5. 黄芪桂枝五物汤治案

（1）谭某，女，66岁，患骨节疼痛者达10年，日中则减，晚睡即痛，手足麻痹，及间有夜咳。脉来带紧，舌苔白腻，风寒之征也。乃以黄芪桂枝五物汤为主，佐以防风、白术、杜仲、狗脊、陈皮、法半夏、羌活、姜黄、沉香、地龙等，随证增减。黄芪初用60g，桂枝45g，收效极微。5帖后增黄芪为120g，桂枝90g，白芍90g，则日见进步。先后共服30余帖而愈。（《谭氏南游医案实录》）

（2）冯某，女，20岁，患手足软。手不能举，足不能站，语言低沉，颈项无力，神疲心惊。病已年余，中西药纷投无效。人本活泼，以病久不愈既不能继续求学，复不能自行操作，意志沮丧。面色苍白，脉来浮弱，浮为风，弱为血虚。金匮以"风之中人，彻于上下，故当半身不遂。或但臂不遂者此为痹"。所言不遂，即运动不自如也。即以黄芪桂枝五物汤加石菖蒲、防风、白术、羌活、狗脊投之。黄芪用120g，桂、芍各90g。翌日，足能站，且可举足登车。再1帖，能行数十步，手能高举及肩，语言已朗，颈项有力，5帖后行动已如常人。然邪气虽除，新血未生，心力过弱，仍常惊恐。改以黄芪五物合真武汤投之，再服七八帖而愈。（《谭氏南游医案实录》）

原按：如斯重症，治已经年，今不半月而竟起沉疴，当地人士佥认奇迹。殊不知正当年轻，生发之机能旺盛。若能扶正祛邪，复其活力，甘露一至，枯木重春矣。且重剂之施，收效尤甚。古人用药，对虚寒之治多见重剂，如细辛之辛重竟逾两，半夏之燥量达半升者，每常见之。而重剂之施，则端赖医者之能善于运用矣。

6. 乌附麻辛桂姜汤治案

（1）刘某，男，35岁，农民。患者曾在煤矿做工，劳累过度，加之地下工作环境等因素，患上关节炎，久治而无明显改善，日益加重。始由踝关节渐至全身各个关节僵直疼痛，夜间加剧，痛如刀割，下肢及双脚足踝肿甚，色紫暗发凉，舌质淡胖边有齿痕，脉沉迟无力。证属寒湿凝聚，痹阻血脉，治宜温阳散寒。方用乌附麻辛桂姜汤加味：川乌头60g，草乌头60g，干姜30g，甘草30g，黑豆60g，麻黄15g，细辛15g，桂枝60g，鸡血藤30g，青风藤30g，络石藤30g，白芍60g，川牛膝30g，川断30g，木瓜30g，没药15g，乳香15g，薏苡仁60g，当归24g，丹参24g。

用法：前5味药物先煎4小时，再下余药；3剂，水煎服。水煎2次混合药液分4次服，4小时1次。

二诊：服上方后无不良反应，但疼痛没有缓解，试思没有不良反应，草乌、川乌各加至120g后，方有明显好转，再服3剂。

三诊：病人可自己骑自行车来门诊看病。在前方基础上加白术30g，槐花60g，再进5剂。以后痛肿逐渐减轻，草乌、川乌量及其他药也逐渐减少，共服60余剂基本痊愈。（《火神派学习与临证实践》：陈守义医案）

原按：风寒湿邪，痹阻经脉，气血凝滞。病久顽固，非常法常药可治，开始病重药轻，疗效平平，久病寒邪非轻剂能取效果，二诊之后，加大川乌、草乌用量，逐渐见效，取效后又逐渐减量，以保证不至中毒。

（2）曾治一位55岁男性患者，因睡起后出现腰背及四肢僵硬疼痛，历时半月余，身冷而头面自汗，行动转侧极是困难，全身疼痛，呻吟不止，动则疼痛尤著。曾先后就医于佳木斯、哈尔滨数家大医院而未效。刻诊：全身及四肢腰背强紧疼痛，全身颤抖，头汗，面容痛苦紧张，脉沉弦，舌绛，舌苔黄白薄腻。证属风寒外袭。处方：附子150～250g，制川乌30～60g，制草乌30～60g，细辛30～60g，桂枝60g，麻黄30g，木瓜60g，干姜60～150g，甘草30～60g，水煎分4次服。1剂证减，3剂大效，略事出入，7剂后症状几近消失，行动复常。（《中药重剂证治录》：黄和医案）

按：此案各药用量之大令人惊叹，诚如王孟英所言："骇人之病，必服骇人之药。""急病重症，非大剂无以拯其危"。王氏曾治罗某胯间痛不可当，嫩赤肿痛，形如皂荚，卒发寒热，旋即呕吐不言，确实"急病重症"，径用金银花180g，生甘草30g，皂角刺15g，水煎和酒服之，一剂势减，再剂病痛若失。王孟英乃温病大家，一般用药显然轻清风格，治此大病，竟能投此"骇人之药"，令人佩服。

7. 养荣汤加附子治案

时抡之母孀居，卧病不能起于床者两载矣。或作湿治，或作痿医，集方累帙，百无一效，因并致予诊之。其脉缓大无力，面色萎黄，舌胖而滑。予问："饮食不思，略食即饱，且梦中常见神鬼，醒来胸中战跳乎？"抡三曰："俱如所言。"予曰："此命门火衰，元阳虚惫，心火衰息，脾土不生，中气不旺，以致四肢痿软无力而不能举动也。"用养荣汤加附子，煎送八味丸，不一月而举止行动如常。（《火神派示范案例点评》：杨乘六医案）

按：本例痿证，杨氏认定"命门火衰，元阳虚惫，心火衰息，脾土不生，中气不旺"所致，终归命门、心脾阳气不足，选方为养荣汤、八味丸，有气血阴阳并补之意，确是温补派风格，唯另加附子，显示了火神派特点。火神派派内有派，杨氏即融合了温补派与火神派的特点，其他如吴天士、郑素圃、祝味菊等辈，均具此特点。

8. 紫雪散治案

京师名医施今墨曾治一位妇人，关节疼痛、发热，前医屡进羌活胜湿汤、独活寄生汤，越服疼痛愈甚，日夜号叫，发热一直不退。施今墨出诊见其面色红赤，唇舌焦裂，目睛有血丝，脉象洪数。疼痛不安，辗转反侧凄声哀叫。施诊后断为热痹，知是前医不知热痹之理，屡进辛燥祛风之药，致使火势日燔，血气沸腾。

于是处方：紫雪散3g顿服。服后疼痛稍止，遂改为每日2次，每服3g。此后号叫渐歇，发热亦见退减。此时有他医说，痹证为风、寒、湿三气杂合而致病，紫雪散为寒药，再服下去，必将转重，而且寒药服多了令人发痫。患者停服紫雪散，改服他方。不料服后疼痛又重，发热复起，只好再请施氏诊视，处方仍是紫雪散3g，每日服2次，以后每次增加3g，随着药量增加，疼痛锐减。数日间共服紫雪散60多克，发热疼痛均愈，后改活血理气之药调养善后。

按：紫雪散本为清热良方，用之治痹少见。施今墨变通用之，颇见功力。紫雪散内含麝香，通窍之力最强，痹症因火热煎熬凝涩不通而致痛，用紫雪散凉之，以麝香之力通之，此施氏治疗热痹之独特经验。

9. 控涎丹/附桂八味丸治案

刘河西市稍柏某，年四十余岁，患瘫痪症，四肢酸痛，不易活动，且又咳嗽气急。予诊其右关脉沉弦，知其痰饮伏于中焦，清阳之气不能实于四肢所致也。用控涎丹5分，嘱其清晨服之。泻后，再日服附桂八味丸30g，嘱其须服至500g可止。谁知一服控涎丹而其病如扫，竟不服附桂八味丸。后其病又发，仍服附桂八味丸500g而除根。（《治病法轨》）

按：本案瘫痪，四肢酸痛，兼见咳嗽气急。王氏诊其右关脉沉弦，辨为痰饮伏于中焦，清阳之气不能实于四肢所致。用控涎丹五分，一服而"其病如扫"，确显胆识。

五、痛风

1. 姜附茯半汤加味治案

（1）2011年9月3日晚，余和朋友在澳洲布里斯班参加晚间的河节庆祝活动受寒，左膝突然疼痛肿胀，皮色未变，压痛（+++），屈伸不利，难以行走，上下楼梯尤痛。次日针灸2次，加上理疗反有加重之势，不像风湿痹证所致。忽然想起当晚曾进食西餐，吃牛排，喝红酒，宿有痛风之症，尿酸一向偏高，因想此必由痛风引发，按中痰论处，以指迷茯苓丸合姜附茯半汤投之：附子30g，生姜15g，茯苓30g，生半夏30g，枳壳10g，细辛10g，芒硝10g（烊化，得泻后停用）。因痛极难忍，4小时服药一次，一昼夜连进2剂。次日痛减大半，可以行走，又进2剂，疼痛已止。（《关东火神张存悌医案医话选》）

原按：痛风已是常见病。余因痛风，平日注意饮食清淡，不常发病。因秋水仙碱副作用大，且伤肝肾，故一直在研究痛风的中医治疗。分析该病多发病突然，关节卒肿，符合中痰之证，治以姜附茯半汤加白芥子、枳壳；多累及足踝关节，当属寒湿下注，方选四妙散。据此设计一方，名之为四妙姜附茯半汤。初起有表证者，加麻黄、细辛；并不用虫类、活血药，治疗多例，均收捷效。余平生治病多用前人成方，自己制方这是头一次。

本案获效还得益于日前进2剂的给药频次。火神派重用附子，有一种方式是平剂频进：即用附子常规剂量如15g、30g，似乎并不算大，但是危重症时日进2~3剂，频服而进，则其一天的总量也达到45～90g，堪称重剂了。此法优势在于虽系重用附子，但每次进服药量并不大，安全性高，且保证药效的持续性。此法为清代吴天士、郑重光和当代吴佩衡、李可等所赏用，值得推介。

（2）赵某，男，64岁。2013年5月30日初诊：痛风病5年，每因进食肥甘厚味、饮酒发作，须服秋水仙碱缓解。此次发作两天，左膝突然肿痛，艰于行走，时发抽搐。胸闷不适。舌淡胖润苔白，脉弦寸弱。即用上案自治方投之：附子30g，生姜15g，茯苓30g，生半夏30g，枳壳10g，细辛10g，苍术30g，黄柏10g，川牛膝30g，薏苡仁30g，丹参30g，檀香10g，砂仁10g，炙甘草10g。5剂。

药尽肿消痛止。（《关东火神张存悌医案医话选》）

（3）王某，男，45岁。重庆弟子黄某电话求教案例。患者右踝关节及大足趾关节疼痛红肿，走路、夜间加重已近10年，9年前发现尿酸偏高，近时项背强痛，夜间发热未汗，睡眠很差，纳食一般，大便不成形。看过多处中西医效果都不理想。脉浮紧弦，舌苔淡质红润。西医诊断：尿酸增高，下肢痛风性关节炎；高血压，高血脂，血糖偏高，肝功异常。

经黄某治疗3个月，颈项强痛消失，睡眠好多了，右踝关节及大足趾关节受凉后加重，怕冷。2013年5月29日右踝关节及大足趾关节疼痛难忍，约1小时，电话求诊，由黄某查告：其脉沉紧，舌苔淡白质红润。授方：生麻黄10g，北细辛15g，制附片30g，苍术30g，生黄柏15g，川牛膝30g，薏苡仁30g，茯苓30g，生半夏30g，枳壳10g，芒硝10g（冲服，便泻后去掉），生甘草10g，生姜30g。10剂。

6月15日复诊：右踝关节及大足趾关节疼痛消失，唯走路及上楼时还有点痛，近几天出现遗精、性欲淡泊，前方加茵陈20g，赤石脂30g，续服5剂。

药后踝关节及大足趾关节肿痛消失。

3个月后复诊：病情无复发，要求中药打粉长服以巩固。（《关东火神张存悌医案医话选》）

2.四逆汤加味治案

章某，男，58岁。患痛风性关节炎6年余，近2年来症状加重，左踝关节及双侧第一跖趾关节几乎常年肿痛，无法穿着皮鞋，走路稍长即感疼痛，遍服抗痛风中西药及消炎止痛药，未能根治，停药二三日又发，苦不堪言。伴见形寒畏冷，肢凉腰酸，口不渴，苔白厚微腻舌淡红而胖大，边有齿痕，脉沉细。尿酸642mmol/L。脉症合参，考虑为元阳不足，寒湿阻滞经脉，经气不利所致。治当扶阳散寒，除湿通痹，四逆汤加味：制附子30g（先煎），干姜20g，桂枝30g，当归15g，细辛5g，淫羊藿30g，补骨脂15g，菟丝子15g，川断15g，土茯苓30g，威灵仙15g，白芷10g，炒白术15g，苍术15g，炙甘草15g。7剂，每日1剂，水煎服。

二诊：关节肿痛明显减轻，但服药后出现周身骨节麻木感，1~2小时消退，神疲乏力，不欲动作，苔薄白微腻，舌淡红而胖大，边有齿痕，脉细。上方制附子改60g（先煎），干姜改30g，细辛改10g，当归改20g，加鹿角霜15g，7剂。

三诊：关节肿痛等症若失，周身骨节通泰舒适，精神体力显著改善，试走约1

小时，尚无不适现象，已可穿皮鞋而高兴万分。舌淡红苔薄白，脉细有力。上方制附子改100g（先煎），鹿角霜改20g，连服7剂，肿痛未作，身轻神爽，尿酸亦转正常。

停药观察半个月，其间少许饮酒、进食海鲜等，并未发作，再查尿酸仍无异常，多年痼疾从此告愈。为从长计议，嘱其以制附子30g，生姜20g，水煎服，隔日1剂，迄今仍良好。（《中医火神派医案新选》：余天泰医案）

原按：痛风性关节炎乃顽症，病程长，疗效差，易复发，据其症状表现当属痹证之列。由于多表现为关节红肿热痛，以下肢足踝及跖趾关节为主，似乎湿热为患。然该病中年以上多见，《内经》云："年过四十，阴气自半。"加之病程冗长，日久耗气伤阳，故多呈本虚标实证，其本在元阳在肾，其标在寒、湿、瘀。因此笔者从扶阳入手，在此基础上或散寒，或祛湿，或化瘀，或通络，每收较好疗效。不过，使用通络之法时，蜈蚣等虫类药当慎用，是否与其嘌呤含量有关，有待研究。

3. 当归四逆汤治案

石某，男，19岁。2009年12月26日初诊，患痛风年余，多方医治未愈。常服秋水仙碱、别嘌呤醇、小苏打等，多次检验，尿酸为483～801mmol/L。刻诊：右脚五趾肿痛难忍，灼热刺痛，僵硬，行走困难，其母挽扶方能移步，面晦神倦，不思饮食，舌淡晦苔白滑，脉沉数无力。诊为肝肾不足，气血阻滞，治以温肝益肾，益气养血通脉。当归四逆汤加味：川芎15g，当归15g，桂枝18g，赤芍12g，羌活10g，北细辛7g，茯苓20g，通草6g，炒苍术15g，石枫丹6g，鸡血花20g，丝瓜络10g，丹参15g，苏木15g，红花10g，炒延胡索10g，大蜈蚣2条，大枣12g，生姜3片，甘草6g。3剂。

复诊：疼痛稍减，肿渐消，余如前，原方3剂。

三诊：肿痛大减，已能自行，灼热感消失，足趾已能活动，面转红润，舌淡红苔薄白，脉沉细，思食。原方3剂。

2010年1月26日来告，检验，尿酸158mmol/L。停药观察。

（1）石某，男，79岁。患痛风多年，多方治疗其效不佳，加之年事已高，无心治疗，见上案孙子痊愈，即要求来诊。儿、媳两人挽扶来诊，步履艰难，见其双足红肿，疼痛不舒，舌淡苔白腻，脉沉紧细，近日化验报告：尿酸587mmol/L，照上案方法施治，计3诊，共服药12剂，病而痊愈。化检尿酸213mmol/L。后因他病常来就诊，告痛风未发。

（2）石某，男，46岁。也患痛风病，尿酸偏高，因无痛风性关节炎症状，故未认真治疗，见上案祖孙痛风治愈而来诊，化验：尿酸为465mmol/L。经3次诊照原方治疗，尿酸正常。（《火神派示范案例点评》：顾树祥治案）

原按：痛风是因嘌呤代谢紊乱所致的疾病，其表现为高尿酸血症伴痛风性急性关节炎，关节红肿，灼热，刺痛难忍，僵硬，屈伸不利，行走不便及水肿等，近年有多发之势。属于中医风寒湿痹范畴，为多发病，常见病。其发病机理为肝肾亏虚，寒湿阻络，气血瘀阻。须扶正祛邪，标本兼治，治以补益肝肾，调气和血，再以活血化瘀，除湿祛寒通络，恢复人体自主排泄尿酸之功能。关于一家三代同患痛风症，是否与遗传有关，还待今后观察。

第十章 癌症

下面有关肿瘤的治疗思路的内容系李可先生总结，较为系统地阐释了其肿瘤治疗的思路方法，值得思考和借鉴。

有关肿瘤的病因，可概括为以下几点：

（1）人身各处，但凡一处阳气不到便是病

《素问·生气通天论》言："阳气者，若天与日，失其所则折寿而不彰。"阴阳的关系不是对等的，阳气是主要的，阳主阴从。《内经》强调"凡阴阳之要，阳密乃固"。阳气失于敷布，阴寒得以凝聚，是肿瘤的基本病因病机。人之阳气的多少主要取决于脾胃。元阳虽藏于肾，但需后天脾胃的滋养。元气升降出入的运行也依赖脾升胃降的斡旋之能。如果进行中西医比较，西医免疫系统的功能可以与中医的脾勉强对应。大家都承认免疫系统是人体对肿瘤的最后一道防线。换言之，脾胃虚寒是易于发生肿瘤的体质类型。

（2）寒湿为患，十占八九：损伤人体阳气者，寒湿之邪最重，阳气受损则易形成阴证。因此，肿瘤患者除肿瘤本身表现出的诸多症状以外，多数表现为口不渴，或渴不欲饮，或喜热饮，手足厥冷，小便清长，大便溏，舌色淡或暗紫，舌体胖大，苔白腻而润，脉沉细或紧硬等一派阳虚阴盛之象。

有的肿瘤患者有口渴烦热、恶热、喜凉饮食、持续高热或低热不退等热象，此为假热或为标热，不能把它作为辨证用药的唯一证据而恣用寒凉。这种假热源于真寒，寒主收引，阻遏气机，气机升降出入受阻，郁而化热。此时再用寒药清热，无异于雪上加霜，则犯虚虚实实之戒。

（3）情志内伤：根据我们对肿瘤患者的了解，他们中大多数有情志事件的刺激，有的病人治疗后效果不错，但由于精神的刺激又使病情加重。忧患则气结，气结则阳气不通，阳气不通出现在何脏腑及其经络，则肿瘤就有可能发生在何处。

有关肿瘤的治疗方法，可总结为以下几点：

（1）有胃气则生，无胃气则死，顾护胃气为第一要领

《伤寒论·厥阴病》言："凡厥利者，当不能食，今反能食者，恐为除中，食以索饼，不发热者，知胃气尚在，必愈。"厥阴病主方要用乌梅丸而不是乌梅汤，大概也是恐其"以汤灭火"反而成害，故以丸药缓图，以复其阳。

肿瘤患者大多数已病入三阴，顾护胃气尤为重要。在药物的剂量上应把握准

确，特别在实施汗、吐、下法，及应用寒凉之品时尤当注意。放、化疗及手术后的晚期患者每见纳呆、腹胀、体倦乏力、便溏或便秘等胃气衰败之症。很多患者不是死于肿瘤而是死于胃气衰竭。

本脏自衰用理中汤；火不生土用附桂理中汤；湿浊盛者芳化，理中汤加苍术、白豆蔻仁、藿香、佩兰、砂仁之属；土壅木郁、木不疏土者用生黄芪、桂枝尖……健中焦必补火，对于脾胃阳虚的人当以理中或附子理中剂补脾阳，扶助胃阳，及早消除寒凝是最主要的。

中焦为上下之枢，升降之本。中焦阻隔则上下不通，当运中土以溉四旁，理中合半夏、秫米、砂仁；腹胀，虚者，塞因塞用，补大气，理中加黄芪、砂仁，忌一切行气破气之品（厚朴、青陈皮、枳实壳）；实者，通法，大黄附子细辛汤加减，即温下。

无论肿瘤发生在何脏腑，只要有脾胃虚寒的症状，只能先顾护中气而舍其他，无论中医、西医，无论用寒用热都应在不伤胃气的基础上治疗。

（2）温阳散寒是基本治疗思路：四逆汤、附桂理中汤、真武汤、麻黄细辛附子汤是温阳散寒基础方。

①肺部肿瘤可用四逆合小青龙、四逆合阳和汤、四逆合千金苇茎汤。咯血加仙鹤草、三七粉；胸腔积液可加葶苈大枣泻肺汤；胸痛加蜈蚣、全蝎；间用理中汤、补中益气汤，培土以生金。

②消化系统肿瘤以附桂理中加砂仁、半夏为主方；肝胆肿瘤可加吴茱萸、当归、赤芍、白芍、三棱、莪术、茵陈、鸡矢藤等；腹水可用真武、桂枝去芍药加麻黄细辛附子汤；腑气不通多因阴寒凝阻，当用破冰解凝之剂，大黄附子细辛汤加吴茱萸；若出现肠梗阻当用张锡纯氏硝菔通结汤，便下即止。

③肾、膀胱、脑部肿瘤用四逆汤、桂枝茯苓丸、大黄䗪虫丸、麻黄附子细辛汤、真武汤、八味地黄汤为主，间用理中汤。

④子宫卵巢肿瘤用四逆汤、当归四逆汤、温经汤，紫石英、吴茱萸常用。

⑤高烧不退或长期低烧多为本寒标热，治疗应以四逆、理中辈、当归四逆、麻黄附子细辛汤。高烧的出现多为正气渐复，阴证化阳之佳兆，伏邪有从阳明透发之机；若出现大热、大渴、大汗、脉大四症，可在附子剂中加石膏250g，冰炭同炉，热退即止，不可过剂；腑气不通暂加承气釜底抽薪，应着眼于气机是否通畅，不能着眼于寒热。

⑥有形癥积，消之，磨之，鼓之，荡之，持之以恒，主方加海藻甘草汤。化热、肿物增大，加木鳖子；病势缓慢，合阳和汤法。

⑦少阴阳衰，危在旦夕，救阳为急，大破格汤；重症痼疾多为元阳衰微。

⑧寒伏极深，麻黄附子细辛汤托里透解于外，使邪有出路。

（3）攻下之法不可偏废

《儒门事亲·凡在下皆可下》言："《内经》一书，唯以气血流通为贵。世俗庸工，唯以闭塞为贵，又只知下之为泻，又岂知《内经》之所谓下者，乃所谓补也。陈莝去而肠胃洁，癥瘕尽而荣卫昌，不补之中有真补者存焉。"也就是说，下法之意义远不止通便，邪去正自安。

①阳明之降是人体最大的降机：攻下通过降阳明而降肺、降胆，进而调畅气机的升降。有形之物的背后必有无形的气机存在，不调畅气机，只去攻破有形癥瘕一定无功而返，故气机调畅于肿瘤就是釜底抽薪。

②阳明是排出毒物的最主要通道：下法对消化系统肿瘤的作用不必多说，对其他部位的肿瘤作用也至关重要。瘀血、痰湿、瘀毒等废物必须通过肠道尽快排出，才能发挥温散、化积等治法的作用。

③当以温下为宜：阳虚寒凝是肿瘤形成的主要病机，应在温补的基础上运用下法。况且，下焦确有寒凝者单用四逆汤就可有攻下的效果，因为四逆汤犹如一团火，有雷霆万钧之力，破阴通阳之能。不少放、化疗及手术后的晚期肿瘤患者体质状况极差，但下焦冰结，阻碍气机，反见奄奄一息之假象，所谓"大实有羸状"，大剂攻下之后确能转危为安。但要准确判断虚实之真假，不可滥用，顾护胃气永远是重中之重。（《霹雳大医——李可》）

一、肺癌

1. 阳和汤治案

姚某，男，50岁，浙江人。患二期硒肺。2007年7月13日于浙江大学附属第一医院诊为左上肺癌，双肺转移，肺门及纵隔、腋窝淋巴结转移，少量胸腔积液，正在接受化疗。食纳可，动则喘，余况不明，女儿代诊。

2007年8月10日一诊：嘱其停止化疗，扶正为主。处方：熟地30g，麻黄5g，白芥子10g（炒研），鹿角霜45g，油桂10g，姜炭10g，制附片45g，高丽参15g（冲），生半夏45g，生南星30g，两头尖45g，漂海藻45g，止痉散3～5g（冲），干姜30g，辽细辛45g，炙甘草30g，生山茱萸60g，生姜90g，加水2500mL，文火煮取600mL，日分3次服，10剂。

2007年08月27日，二诊：服药后，精神、体力均有好转。

处方：

（1）固本散加止痉散100g，川尖贝100g，制粉，5g/次，日服3次。

（2）熟地30g，麻黄10g，白芥子10g（炒研），鹿角霜45g，油桂10g，制附片90g，生晒参30g，五灵脂30g，生半夏45g，生南星30g，大贝母120g，辽细辛45g，干姜90g，白术90g，两头尖45g，漂海藻50g，甘草50g，生姜45g，30剂。

2007年10月20日夜11点，四诊：患者从浙江来到灵石，入住旅馆后即不能行动，喘憋甚，几不能呼吸，诊其脉微细，三五不调，已并发心衰。疑路途中颠簸致肿物破裂出血，压迫心肺。

处方：炙甘草120g，干姜90g，高丽参30g，生山茱萸30g，磁石30g，龙骨30g，牡蛎30g，制附片100g，茯苓45g，瓜蒌30g，薤白30g，生半夏30g，白酒150mL，加水2500mL，武火急煎取500mL，小量多服，1剂。苏合香丸3丸，3小时1丸。服后仍憋喘严重。

在太原某医院行胸腔镜微创术，抽出许多血性胸水、黑血块，并予出血处止痛。急则治标，西医外科可补中医外科之不足，灵活整合利用资源，实应不拘中西。胸水好转，包裹性胸腔积液，现胸中紧滞。

处方：制附片100g，干姜75g，高丽参15g（冲），五灵脂30g，芦根45g，丹参120g，檀香10g，降香10g，砂仁10g，桂枝45g，桃仁30g，红花30g，云苓45g，泽泻30g，炙甘草60g，葶苈子10g，车前子10g，紫油桂10g，生姜45g，大枣30枚，加水2500mL，文火煮取300mL，每日分3次服，30剂。

2008年1月4日，七诊：仍有少量胸腔积液。服药120剂，已无病容。

处方：

（1）生附子30g，干姜30g，炙甘草60g，漂海藻45g，生晒参30g，生半夏45g，大贝120g，两头尖45g，木鳖子30g，辽细辛45g，白芥子10g（炒研）。

（2）固本散加守宫90g，蜂房50g，川尖贝100g，二杠鹿茸100g。

2008年3月6日，八诊：服药165剂，已无病象病容，固本消积为治。

处方：

（1）炙甘草90g，生山茱萸60g，乌梅30g，生附子45g，干姜45g，漂海藻50g，晒参30g（捣），生半夏45g，大贝母120g，两头尖45g，白芥子10g（炒研），油桂（后），45剂。

（2）固本散加止痉散50g，守宫50g，蜂房50g，川尖贝100g，制粉。

2008年5月25日，九诊：稳步好转，腋下淋巴结、肺门淋巴结肿大结节已消近半，已无病容。方用阳合汤合攻癌夺命汤加减。

至2008年9月27日，仍在守方继续治疗。（《霹雳大医——李可》）

按：本例初诊选用阳和汤加味，针对肺癌胸水，转方用四逆汤合丹参饮，另加利水之品如云苓、泽泻、葶苈子、车前子，活血之品如桃仁、红花，以及芦根、桂枝、油桂等药，"服药120剂，已无病容"。

然后仍以四逆汤加生晒参以扶正，漂海藻、生半夏、大贝、两头尖、木鳖子以攻癌，属攻补兼施之法。另在固本散中加守宫、蜂房等系针对肺癌用药，亦补中寓攻之意。以硒肺而患肺癌，又有胸水及多处淋巴结转移，病情严重，治疗存活年余，已属不易。

2. 四逆汤合六君子汤治案

（1）丁某，男，53岁。2009年11月10日初诊：左肺下叶小细胞肺癌半个月，化疗1次。现呕恶，食不消化，咳嗽，无痰，咽痛，乏力，不大便，舌淡紫胖润有痕，脉弦浮右尺弱。辨证为脾肾阳气亏损，肺有痰积，益气扶正为主，兼化痰积，四逆汤合六君子汤出入：党参30g，茯苓30g，苍术25g，炙甘草15g，生半夏25g，陈皮10g，川厚朴15g，麦芽30g，附子30g，炮姜20g，丁香10g，大黄10g，麻黄10g，细辛5g。10剂。

复诊：呕恶消失，乏力轻减，舌干。守方调理，其间化疗6次，放疗28次，服用中药60剂，各症平伏。至2011年6月14日来诊，存活已经一年半，自觉精神很好，纳眠均佳。（《关东火神张存悌医案医话选》）

按：肿瘤已是常见病、多发病，更属于疑难病，其辨治大有争议。大多数医家包括著名专家都认为肿瘤是热毒之症，癌细胞等同于热毒，用药不离白花蛇舌草、半枝莲之类寒凉解毒之品，其疗效不尽如人意，这是目前肿瘤治疗现状。如果以阴阳辨诀为指导，不难看出，大多数患者的病机属于阳虚阴盛。即如本例，舌淡紫胖润有痕，右尺脉弱，显系阴证。因其系小细胞肺癌，对化疗较为敏感，故攻癌的任务由化疗担当。中医治疗着眼于扶正为主，调整由化疗引起的种种副作用，这里有个名堂，即减毒增效——减轻化疗的毒副作用，增加化疗效果。一般不必加用所谓抗癌之药。

（2）陶某，男，65岁。2010年12月16日初诊：左肺中心型鳞癌6.6cm×4.4cm，病已1个月，胸闷，咳嗽夹血，痰白黏，无汗，乏力，畏冷，手足凉。舌淡胖有痕苔黄润，脉滑数软寸弱，拟行化疗。证属阳气亏损，肺有痰积，拟四逆汤合六君子汤加味，红参15g，茯苓30g，苍术30g，炙甘草10g，半夏30g，陈皮10g，炮姜30g，桂枝20g，麻黄15g，细辛10g，附子30g，蜈蚣2条，蜂房10g，砂仁10g，莱菔子20g，薏苡仁40g。7剂。

复诊：咳嗽减轻，咳血、畏冷消失，胸闷亦减。上方附子增至60g，蜈蚣增至4条，另加黄芪45g，五灵脂15g，再服7剂。咳嗽、咳血、胸闷等症基本未发。其间曾予化疗，症情稳定。

以上方出入，服用半年多。2011年6月20日复诊：患者自觉"特别好"，"自

从服药后，与病前差不多"。（《关东火神张存悌医案医话选》）

按：中医药治癌自有优势，毒副作用少，与化疗、放疗相比尤其稳妥，简单说，即便治不好，也治不坏，而化、放疗则不能这么说，所谓"杀敌一千，自损八百"，很多人可能未死于病，而死于化、放疗，这种悲剧屡见不鲜。

3. 麻黄附子细辛汤/附子理中汤治案

潘某，男，54岁。初病全身发抖发冷，冷后发热，曾到某医院治疗，先后服中、西药治疗皆无效。咳嗽、喘促，病势严重，某医院透视检查，肺上有阴影（空洞），经1个月治疗，咳、喘告愈出院。事隔3个月，右边乳房痛，反射至背脊骨酸痛，咳嗽吐痰，痰中带血，经CT、化验确诊为肺癌，患者不愿手术，请唐氏出诊。唐言："我治不好癌症，亦反对以毒攻毒治法，应针对现有症状，以减少患者痛苦为主，然后在此基础上扶正祛邪，延长生命。"

初诊：患者已卧床不起，每天叠被倚床而坐，不能下地，咳嗽气紧，吐白泡沫腥臭且带血丝涎痰，全身无力，面容灰黯，两眼无神，鼻、唇色青，声音细微，呼吸喘促，恶寒特甚，虽是夏天犹穿棉袄，有时又觉心内潮热，但不思饮水，喜热食，头项强痛，舌淡苔白腻，脉沉细。综观所有症状，全属阳虚，其肺癌因阳虚引起，中年以后身体渐衰，寒凝气滞，水湿不行，以致出现上述诸种症状。对症治疗，宜先平喘止咳，以麻黄附子细辛汤加味治之：麻黄10g，附子80g，细辛5g，桂枝20g，干姜40g，甘草60g，高良姜20g，半夏30g。附子先煎1小时，有麻黄、桂枝、细辛时皆忌吃油脂、蛋类食品。

二诊：服药2剂后，咳嗽、气促、疼痛有所减轻，考虑痰中带血，以炮姜易干姜，复就上方加重剂量治之：麻黄15g，附子100g，细辛8g，桂枝30g，高良姜50g，炮姜50g，甘草80g。

三诊：服上方3剂后，咳、喘减轻，痰中已完全无血，对治病增加信心。考虑过去所服中、西药过多，体内中有药毒，用单味甘草汤清解之，可作茶饮，甘草250g。

四诊：服上方后，大便溏而量多，有涎沫，矢气下行而舒畅，痰易咳出，精神转好，能起床坐一段时间，并在室内行走。自觉白天吐痰，从右肺出来，痰稠浓，腥臭异常；晚上痰从左肺出来，白泡沫状，不臭。舌质淡，苔白，脉沉细。以附子理中汤加味治之：附子100g，炮姜100g，白术50g，党参50g，甘草80g，鹿角片30g。

五诊：服药3剂，咳、喘、疼痛均减轻，臭痰减少得多，饮食增多，精神转好，心里很舒适，能在附近街道走上二三百步；两足已暖（过去两足通夜冰凉），能安睡四五个小时。

六诊：根据服药情况，判断患者中、下焦阳虚影响肺脏，以致咳、喘，寒湿凝聚不散作痛，必须扶中、下焦之阳，乃就原方增加扶阳补肾药品，如肉苁蓉、巴戟天、补骨脂、韭菜子、菟丝子、砂仁、肉桂等，连续服药50余剂，诸症更有减轻，服药近80余剂，已能上街行走。

七诊：为巩固疗效，用潜阳、封髓丹合方治之，以纳气归肾，使肾气不上冲而咳喘：附子100g，酥龟甲20g，黄柏50g，砂仁40g，甘草30g。上方共服10剂，停药。到医院复查，肺上阴影缩小，病情基本得到控制，嘱其注意调护，不要感受外邪。（《火神派示范案例点评》：唐步祺医案）

原按：近年中医积极为治疗癌症贡献力量，已取得不少成绩，其辨证选方用药，多偏于养阴清热解毒，以毒攻毒，化瘀通络一途。我对本例肺癌，概以阳药施治，服药近百剂，时间长达半年。检查肺上阴影缩小，病情得以控制，咳嗽、喘促，不能行走，吐痰腥臭等症状得以消失。

4. 辛热破瘀，驱毒攻下治案

虞某，女，41岁，住北京。1977年3月开始咳嗽，痰中带血。北京某医院诊为肺癌，5月病情恶化，胸水，持续高烧（39.5～40℃）。3个多月来经西药退烧、输液，中药羚羊角、犀角等治疗，烧仍不退。每日进食1两许，勉强吃下，大便数周未解，已卧床不起。血色素3g。于1977年8月来诊。

查见体质消瘦，面色苍白水肿，重度贫血貌，舌苔灰白厚腻，脉沉迟无力。两手十指均无甲印，舌、腮印（++），双侧耳壳增厚，胃脘部高突，压痛明显，脐左旁压痛（+）。

证属大寒瘀滞毒结，正虚邪实蓄毒，治以温热回阳扶正，驱毒破瘀攻下。

汤药处方：附子25g，炮姜25g，肉桂25g，党参15g，熟地30g，黄芪30g，枳实15g，木香15g，二丑30g，槟榔30g，川大黄15g，元明粉15g（冲），白茅根15g，百部30g，白花蛇舌草15g，葶苈子30g，白蒺藜30g，麦门冬25g，白芍15g，地骨皮15g，茯苓25g。水煎2次，早晚服。

成药处方：化毒片：每日5片。化坚液：每日100mL口服。服药3剂之后，烧退能食，大便下黑粪及烂肉状物很多。服药1个月后2拇指出现小甲印，每日食30～120g粮食，能起坐。（《孙秉严40年治癌经验集》）

按：此案具有典型的孙氏用药风格：辛温扶阳用附子、干姜、肉桂、良姜等；行气用枳壳、厚朴、陈皮等；活血用桃仁、红花、三棱、莪术；攻下用二丑、槟榔、大黄、元明粉；扶正用党参、熟地等。另用成药如化毒片等攻瘤，孙氏验案大致准此。

孙秉严，1927年出生，天津著名肿瘤专家，擅用大剂量附子、干姜、肉桂等，结合破瘀攻下等法，治愈许多癌症患者，其疗效时人罕有其匹。在其所著《孙秉严40年治癌经验集》《孙秉严治疗肿瘤临床经验》《孙秉严治癌秘方》中有许多治愈案例，本节所选即出自上述各书。孙氏是一位富于创新精神的医家，在辨证和治病等方面都有很多独到之处，简要介绍如下。

（1）独特的诊断方法

①十指甲印：此为孙氏辨别寒热的一个独特诊法，简介如下：甲印是指甲根部白色半月状弧（亦称月痕），是甲板的新生部分，一个人甲印与其父母的甲印相似，说明甲印的生长具有遗传性。张景岳说过："脏气各有强弱，禀赋各有阴阳。"

正常甲印两手应为8个，即除去2个小指之外，其余8指都应有甲印。甲印宽度一般在2mm左右。甲印边缘清晰，中部凸出饱满，多见于健康者，说明气血冲和，阴阳平衡。

异常甲印与正常者比较，甲印增大或缩小，甲印的指数增多或减少，分为以下3种类型：

寒型：甲印偏小或有甲印的指数减少，均属寒型。又可分为偏寒、寒、大寒3型：甲印变小在1～2mm之间，或个别手指甲印缺失为偏寒型；仅两拇指有甲印，余8指均无者为寒型；10指均无甲印为大寒型。寒型甲印是体内阳气虚衰而阴寒偏盛的表现。

热型：甲印变大或有甲印的指数增多，均属热型。可分为偏热、热、大热3型。8个手指的甲印大小正常或略大，又见1个或2个小指有甲印为偏热型；9指以上有较大甲印，或除2小指甲印较小外，余8指甲印均大于正常为热型；10指都有特大甲印（超过甲体的1/2）为大热型。热型甲印是体内阳气旺盛，功能强壮的表现。

寒热交错型：此型介于寒热之间，又叫融合甲印，是由原有热型甲印发展而来，表现为甲印模糊不清。

孙氏通过对大量肿瘤病人的临床调查表明，寒型甲印者占了绝大多数（80%），说明恶性肿瘤病人中体质虚寒者是大多数。

按：孙氏关于观察甲印以辨寒热的观点确实新颖，为分辨阴阳寒热提供了一个直观的指标，果真如孙氏所论的话，确实很有意义。但作者曾亲予检验，发现这一方法并不完全合乎实际：所称甲印多者，不一定俱是阳热，甲印少者也不一定皆是虚寒。因此，孙氏甲印辨证法仅可供参考，不宜拘泥。

庄严先生亦称："我接手的患者，阳热体质近两三年从未见过，阴寒体质者比比皆是，甲印多者属阴寒之体也不少见。只不过甲印多者服用阳药易于见效，疗程较短，用药量相对较轻就有显效；甲印多者出现寒象一般属于骤虚性质，寒实证为多，非遗传体质使然。寒性体质甲印少者经过阳药的治疗，短时间甲印没有太大的变化，虚寒证为多。但如果是经过较长一段时间生活起居的调养，身体状况好转，或是体质发生逆转，甲印有的会有明显的改善，且先于体质的逆转出现变化。"

②齿印和腮齿印：所谓舌齿印即舌体边缘牙齿的压痕，是体内寒凝湿聚的标点，亦即中医通常所称的"齿痕"，其主病意义确实是寒湿偏盛，因此可以说，孙氏所称舌齿印的辨证价值并无独到意义，至少与辨甲印相比如此。

所谓腮齿印是口腔内两侧腮部黏膜受齿缘压迫的印痕（甚至颊黏膜被牙齿反复咬破成为突起），多由胃腑寒痰湿停，上阻于口所致。印浅者，寒湿痰郁较轻；印深者，寒湿痰郁较重。寒郁越久齿印越深，颜色越重（呈紫黑色）甚至咬成血泡。应该说，孙氏所称腮齿印，中医学显然已有认识，通常称之为"腮印"。

孙氏认为，三印之中，以腮齿印的变化最明显，中阳虚寒得辛热可很快消失，饮食不慎、寒凉过度又可出现；甲印的变化最不明显，治疗有效，体质增强，甲印新出的变化情况很多。

③两触——触摸耳壳和胃脘部：前者指触摸耳壳有无增生物，包括有无增厚和结节出现，正常人耳壳平整无结节或增厚。凡见到耳壳上出现反应物的患者，多有明显的唇爪青紫，舌质紫暗瘀斑、舌下静脉怒张等表现，提示肿瘤病人气血郁滞比其他疾病严重。

后者指触按胃脘相当于中脘穴部位和脐左距脐2寸左右处，有无板滞感和压痛。正常人腹软而平坦，无压痛，如出现胃脘板滞压痛，应考虑停饮或食积；脐左触之坚硬而有压痛，是肝郁气滞的明显标志，提示肝气郁结、癥瘕积聚。两触在以化瘀驱毒攻下为原则的肿瘤治疗中，具有非常重要的诊断意义。"胃脐压痛就是行气破瘀攻下的依据，这是必须明确的。""如果没有两触的阳性，是断然不敢用大剂破瘀攻下的。"

孙氏认为，临床肿瘤患者，两触阳性占80%左右，证明肿瘤的形成与肝郁、胃肠结滞有密切关系，也为确立行气破瘀攻下的治则奠定了理论基础。

孙氏指出，印法不仅用于肿瘤的诊断，而且可以用于其他疾病的诊断，在辨别证的寒热虚实上道理都是相同的。

④"一点"——皮肤表面出现的乳白色小点：正常人皮肤是没有白点的。病理状况下的小白点边缘清晰，较健康皮肤有凹陷，大小不等，小者如小米粒、大者如黄豆粒或更大。呈圆形或椭圆形，局部无痛痒感觉，无脱屑、角化、萎缩、溃疡等现象。这种小白点以躯干部位较多，四肢较少。有诊断意义的是指达到3个以上，且随时间推移增加，注意与汗斑和白癜风区别。

主病意义：皮肤小白点是体内蓄积毒结的外在表现。癌症经过驱毒治疗，有的人皮肤上的小白点的颜色可渐渐变浅，甚至模糊消失。

（2）擅用附子、干姜、肉桂等热药：孙氏认为，寒证需用温药，指出张景岳对温药的使用很有独到之处："凡用热之法，如干姜能温中亦能散表；肉桂能行血善达四肢，血滞多痛者宜之；吴茱萸善暖下焦，腹痛泄泻者极妙；肉豆蔻可温脾肾，飧泄滑利者最奇；胡椒温胃和中……制附子性行，加酒无处不到，能救急回阳。至若半夏、南星、细辛、乌药、良姜、香附、木香、茴香、仙茅、巴戟天之属，皆性温之当辨者。"

孙氏认为，"上面列举的药物，既补中散寒又补益命门助心火，对于寒证皆当使用。""其中干姜、附子、肉桂回阳，视为必用，大寒用30g，寒轻用15g；良姜、香附、木香、乌药、茴香温运阳气，能加强胃肠道吸收消化功能。总之用温热药时，剂量要掌握好，还要有适当的阴药牵制。"

（3）独特的用药套路：孙氏积几十年临床经验，用药自成套路，无论肿瘤还是其他杂病，都具有鲜明独特的用药风格。归纳他最常用药套路如下：

扶阳：常用附子、干姜、肉桂、良姜等，以附、姜、桂三味尤为常用；

攻下：常用二丑、槟榔、川大黄、芒硝等；

活血：常用桃仁、红花、三棱、莪术等；

行气：常用木香、砂仁、枳壳、厚朴、陈皮等；

扶正：常用党参、黄芪、熟地等；

虫蚁通络：常用全蝎、蜈蚣、僵蚕、乌蛇等。

此外，按照肿瘤部位不同，加入相关脏腑引经药：如脑瘤用川芎、白芷、蔓荆子；直肠癌用槐花、地榆；鼻咽癌用白芷、荆芥、僵蚕、苍耳子等。

孙氏还自制十几种成药，主要用于驱毒，药性偏峻，汤丸并进，是其治癌用药的另一特色。这些成药简介如下：

化毒片：主要成分是轻粉、雄黄、毛慈姑、蜂房、元明粉。

化郁丸：主要成分是丁香、沉香、木香、檀香等香类理气药。

化坚液：主要成分是核桃树枝。

新丹：主要成分是蜈蚣、穿山甲、山慈姑、土茯苓、鹿角。

消瘤丸：主要成分是铜绿、蜈蚣、黄药子、巴豆仁、雄黄。

寒症丸：主要成分是硫黄、附子、干姜、党参、熟地。

详细情况可查孙氏著作。

5. 回阳建中汤治案

徐某，女，73岁。2008年1月8日就诊。不久前确诊为肺癌，因经济困难加之年纪较大，未采取其他治疗措施，求治于傅氏。现症见：发热，体温37.5~37.8℃，多在上午最高，下午渐退，活动后或劳累后发热加剧，休息后可减轻，畏寒肢冷，气短懒言，四肢湿凉，纳呆腹胀，汗出不断，汗后发热，舌淡胖大苔水滑，脉沉细无力。证属虚阳上越，治宜回阳建中，方用回阳建中汤加味：附子30g（先煎），炮姜30g，炙甘草10g，肉桂10g，三七10g，红参10g，砂仁10g，桂枝10g。3剂。

复诊（3月15日）：服药之后，体温正常，纳食增进，气短懒言显著好转，精神大振。停药观察数天后，病情稳定，体温正常。此次要求长期服用，以带病延年，原方药再进10剂，增强远期疗效。（《火神派学习与临证实践》）

原按：高年体弱，阳气不足，阴盛积聚成块而成肺癌。病人一派阴寒之象，故用四逆汤加味，特别是加用二桂、三七等，扶阳通阳活血，温补脾肾之阳，壮命门之火，阳盛则抑阴，抑制肺部之肿块，体现火神派"治之但扶其真元"的理念，远期疗效有待于进一步观察。

二、胃癌

1. 辛热驱毒，化瘀攻下治案

（1）王某，男，42岁。素有胃痛病史，1965年疼痛加剧，呕吐不能食，天津市某医院诊为胃溃疡。手术中发现胃穿孔，贲门下淋巴结肿大，弥漫性腹膜炎，行胃次全切除术，病理检查为溃疡型腺癌。曾经化疗，不能减轻痛苦，于1966年4月28日来诊。

查见身体消瘦，体重46.5kg，精神萎靡，面色苍白（中度贫血貌）。左腋下及左鼠蹊部淋巴结肿大，胃脘部肿物约3cm×3cm。舌苔白厚腻，十指均无甲印，舌、腮印（++），脐左旁压痛（+）。症属大寒瘀毒结，治以辛热驱毒化瘀攻下：

处方：附子30g，干姜30g，肉桂30g，高良姜10g，荜茇10g，枳壳15g，厚朴15g，陈皮10g，桃仁15g，红花15g，三棱15g，莪术15g，党参15g，熟地30g，二丑30g，槟榔30g，川大黄15g，元明粉15g，每日1剂，早晚各1次。

成药处方：化毒片，每日5片；化郁丸，每日1剂。

服药后，随大便排出许多黏冻状和烂肉状物，胃、腹部疼痛减轻，食欲好转。因久病胃气受伤，恐其正气不支，数日后方又加芪、术、苓（取四君子意），两周后食量大增。患者大便虽日行数次，但日渐身体有力，颜面亦转红润。服药5个月后，体重增至71kg，某医院复查，胃腹部软，无压痛，腋及鼠蹊部肿大之淋巴结均消失。（《孙秉严40年治癌经验集》）

按：此案具有典型的孙氏用药风格：辛温扶阳用附子、干姜、肉桂、良姜等；行气用枳壳、厚朴、陈皮等；活血用桃仁、红花、三棱、莪术；攻下用二丑、槟榔、大黄、元明粉；扶正用党参、熟地等。另用成药如化毒片等攻瘤，孙氏验案大致准此。

（2）王某，男，62岁。天津市人。1967年12月开始上腹部经常疼痛，恶心、呕吐，大便秘结不通。1968年1月在某医院做胃次全切除术，术中见胃穿孔，取病理为胃窦部溃疡型腺癌，并广泛转移。

1968年4月29日来诊：查体见消瘦，重度贫血面容。左上腹部有长约5cm之纵行手术切口，愈合不良，有脓性分泌物流出。舌淡苔白腻，脉沉细弦。甲印小而不全，舌、腮印（+），左耳壳结节（+），胃脘及脐左板滞、压痛明显。证属寒瘀毒结，治以辛温驱毒破瘀攻下。

汤药：附子15g，干姜15g，肉桂15g，高良姜10g，荜茇10g，海藻15g，牡蛎20g，莪术15g，三棱15g，穿山甲10g，鳖甲20g，陈皮10g，香附15g，白术10g，党参15g，熟地30g，二丑30g，槟榔30g，川大黄15g，元明粉12g（冲），水煎2次服，每日1剂。

成药：化毒片，间日3～5片；消瘤丸，间日服30～50丸（时间与化毒片交叉用）；化坚液，每日100mL口服。

服药后，大便中排出很多黏冻状和烂肉状物，至1970年8月一切不适症消失，伤口愈合。1981年追访健在。（《孙秉严40年治癌经验集》）

2. 附子理中汤治案

刘某，饮食不下，喝水亦吐，经检查确诊为贲门癌。唐氏接诊断为噎膈，认为阳虚症状明显，命门火衰，议用附子理中汤加味，入硫黄20～30g，服药3个月而愈，随访已5年未复发。（《中医火神派医案全解》：唐步祺医案）

按：唐氏常用硫黄一药，凡命门火衰，沉寒痼冷之疾，用之特效。一般不用生者，需制熟后用于汤剂或丸药，其制法与豆腐同煮2小时即可。

3. 四逆汤加味治案

上海圣仙禅寺惠宗长老患胃癌，吐血便血并作，"血溢于上，并注于下，昏昏沉沉，不能与人语。面浮足肿，唇淡舌浊，脉微欲绝"。5天中输血5次，但随输随吐，终不能止。第6天西医还要输血时，请刘民叔会诊。

刘力阻输血，谓："外血输入体内，必赖身中元气为之运行。今脉微欲绝，元气将脱，兼之身面水肿，水气内甚，若再输入外血，则此若断若续之元气能载而与之俱运否？……徒见失血而输血，病既未除，益其血必复失之，往复为之，血不能益，反损其气，势必不至耗尽元气不止。"乃以大剂附子为治：

黄附块30g，干姜15g，灶心土9g，生地15g，花蕊石30g，阿胶12g，白及9g，甘草6g。另用云南白药，每30分钟服一分。3帖而血全止，以原方为基础，前后调理32天，"完全康复"。（《鲁楼医案》）

按：刘民叔为川籍火神派名家，有"刘附子"之誉。此案以四逆汤温阳治本，另加花蕊石、阿胶、白及止血治标。如此胃癌，吐血便血并作，调理32天，竟得"完全康复"，实为奇迹。

4. 旋覆代赭汤治案

邓某，男，59岁。2010年9月6日首诊：胃癌术后复发，注射白芥素后次日发烧，现烧已退，嗳气不止，呕恶，纳差，乏力，头晕，便可，口和。化验：肌酐升高。此胃气受损，气逆不下，投旋覆代赭汤，处方：半夏30g，茯苓30g，旋覆花10g，代赭石30g，红参20g，丁香10g，砂仁10g，生姜30片，大枣10枚。3剂。

服药后即愈。（《关东火神张存悌医案医话选》）

按：本案系北京患者电话求治，故无舌脉记载，因曾多次应邀赴京为其治病，故对其病情比较了解。退一步说，但凭"嗳气不除者"症状亦可出方。

三、肝癌

1. 阳和汤治案

（1）左某，男，62岁，某国画院画师。曾做过阑尾切除、胆囊切除手术。2006年9月15日体检发现左肾肿物、胰腺肿物，当即做左肾切除术、胰腺占位切除术，术后病理检验为腺癌。

2007年3月18日复查发现肝转移。右叶4处，大小不等，分别为3.8cm×0.7cm，1.0cm×0.8cm，0.5×0.4cm，0.7cm×0.4cm。右下肺见一小结节灶，不排除转移。西医建议做介入治疗，否则生存期不超过3个月。

2007年4月2日求诊：面色萎黄灰暗，体瘦，精神尚可，舌淡紫无苔，齿痕。畏寒甚，食生冷瓜果，立觉冷彻心脾。腰困如折，二便调，食纳不香，脉微。自觉病处无所苦，谈笑自如，把生死看很淡。

诊为：劳倦内伤，痰湿中阻，肾气大虚。治法：固本消积。

处方：大熟地30g，麻黄5g，紫油桂10g（后五分下），鹿角霜45g，姜炭15g，白芥子10g（炒研），制附片45g，高丽参15g（另煎），五灵脂30g，漂海藻30g，炙甘草30g，清全蝎12只，大蜈蚣3条（研末冲服），生半夏75g，生南星

10g，大贝母120g，茯苓45g，辽细辛45g（后五分下），生姜45g。制附片逐日累加10g，无上限，直至出现瞑眩反应时降低10g，加水3000mL，文火煮取400mL，每日分3次服。连服2月。

2007年5月4日二诊：已服药30剂，制附片加至395g/剂。主症悉退，面色灰暗退去大半，守方续用，另外加服固本散，以固先天肾气：

二十头三七200g，高丽参100g，血琥珀100g，二杠鹿茸100g，紫河车100g，灵芝孢子粉100g，止痉散50~60g，制粉冲服，3g/次，每日3次。

6月25日，CT复查与3月18日对照，肝部较大两处病灶已消，仅肝右叶内1.1cm×1.3cm，右顶叶0.5×0.5cm两处，已较前明显缩小，肺部肿物亦消。

6月28日，三诊：患者已无所苦，脉沉缓，效不更方。

制附片从45g始日加10g，已增至465g/剂，守方加两头尖45g，30剂。

8月16日四诊：共服药90剂，制附片加至755g/剂，转移灶4处已消3处，所剩最大的一处由3.8cm×3.7cm已消至1.11cm×3cm，已照常工作2个月，自觉较病前更加精力充沛，体重增加5kg。

处方：

①制附片200g，姜炭15g，大熟地30g，麻黄5g，白芥子10g（炒研），紫油桂5g（后五分下），鹿角霜45g，高丽参15g（研冲），五灵脂30g，生半夏45g，生南星15g，大贝母120g，漂海藻60g，两头尖45g，茯苓45g，辽细辛45g（后五分下），炙甘草60g，生姜45g，止痉散3~6g（冲），加水3000mL，文火煮2小时，取400mL，每日分3次服。30剂。

②二十头三七200g，高丽参100g，血琥珀100g，二杠鹿茸100g，血河车100g，灵芝孢子粉100g，川尖贝100g，五灵脂100g，两头尖100g，止痉散60~100g，制粉冲服，3g/次，每日3次。

2008年3月31日五诊：CT显示肝病病灶较前缩小。食纳佳，精神饱满，上下楼跑步锻炼，体重又较前增，由55kg增至68kg，已无病容，正常工作1年多，唯肝部转移灶仍有0.9cm²以下之残留，仍以扶正消积为治。

5月28日六诊：周身出现红疹，瘙痒，此属病邪出表佳兆，守方。

2009年8月24日电话随访，已痊愈，状况一直较好。（《霹雳大医——李可》）

按：此例肝转移癌经李氏中医治疗基本痊愈，疗效满意。所用方以阳和汤为主，同时合以麻黄附子细辛汤温阳开表，重用附子剂量由45g叠加至465g、755g；高丽参、五灵脂一对反药扶正化瘀；漂海藻、炙甘草一对反药及两头尖、止痉散用以攻癌消瘤；生半夏、生南星、大贝软坚散结；另用扶元固本散提高正气，李氏治癌套路大致如此，观其各案可知。

（2）李某，男，60岁，河南濮阳人。2006年5月28日因纳差、厌油腻体检，经北京301医院确诊为原发性肝癌晚期。左肝3个肿物，分别为6.0cm×5cm，2.9cm×3.1cm，5.0cm×2.6cm，右肝一个肿块7.5cm×4.1cm。2006年5月29日介入化疗1次，致精神倦怠，已不能自由活动。

2006年6月11日，赴灵石求诊李可先生：患者已无法行动，面色苍黄晦暗，气短神疲。舌胖淡紫、齿痕、中裂，苔白腻，舌边瘀斑成片，脉微细而数疾，120次/分，纳差，二便调，体重61.5kg。诊为：高年阳衰，寒湿凝聚三阴。

处方：麻黄5g，大熟地90g，鹿角霜45g，姜炭5g，紫油桂10g（后下），白芥子10g（炒研），制附片45g，漂海藻30g，甘草30g，清全蝎12只，大蜈蚣12条，鸡矢藤60g，高丽参15g（研冲），五灵脂15g（研冲），加水3000mL，文火煮500mL，日分3次服。10剂。

服至第3剂，因吃油腻食物呕吐，处方：生半夏130g，生姜130g，姜汁10mL，1剂呕止。

6月23日，病人不能前来就诊。CT检查，肿物未增大。脉微细，100次/分。守前方，制附片增至90g，服至2006年7月21日，B超查见，右肝肿物略缩小，左肝肿物略增大。体重增加2kg。

7月21日，处方：制附片150g，干姜90g，白术90g，党参90g，五灵脂30g，漂海藻30g，炙甘草30g，止痉散4~6（冲），鸡矢藤60g，木鳖子30g，高丽参15g（冲），麻黄5g，辽细辛45g（后5分），紫油桂10g（后），鹿角霜45g，白芥子10g（炒研），生姜45g（切），葱白4寸，煮法同前，10剂。服3剂后，食纳大增，再服10剂，可随意运动，已无病容，服药信心大增。

8月30日，病人亲自来灵石就诊，虽坐车9小时，并未觉累。守方，制附片加量至200g，精神、体力均好转，可骑自行车10km而不累。服后觉身痒，渐痒甚，抓后起红斑疹。此属病邪出表，排病反应，嘱不可止痒。服药至2006年9月13日，B超检查，右肝肿物缩小至3.0cm×2.5cm，2.4cm×2.1cm，左肝无异常发现。

患者共服药101剂，未服任何西药，病退十之八九。

10月18日，患者亲自来灵石面谢。身轻体健，声若洪钟，体重增至70kg，守方，制附片增量至250g。

2007年2月3日，B超显示右肝肿物略缩小，左肝无异常。

5月2日，患者坐车一夜并不觉累，脉沉且缓。已服药260剂，肝肿物已近全消，右肝仅余一2.0cm×1.3cm结节，有影像科医生言属介入治疗后形成的结节。守方，制附片加量，每3日加10g。

8月12日，7月上旬出现沥青样黑便10日，吐血一口，气陷血脱，休克一次，现已恢复。查出贲门恶变6cm，溃疡4cm，现吐白痰，食入胀重，耳鸣如潮。

9月5日，吐血一口，去医院治疗，打针止内出血，出现晕针昏厥，苏醒后呕吐不止，大量胃出血，抢救无效死亡。（《霹雳大医——李可》）

按：天下第一难治的就是肿瘤。此例肝癌经李氏治疗，虽然最后死亡，但存活已15个月，由"无法行动，面色苍黄晦暗，气短神疲"到治疗后，"精神、体力均好转，可骑自行车10km而不累"。缓解症状，提高了生存质量，疗效应予肯定。

所用方药与上案大致相似，不同的是本案攻癌还选加了鸡矢藤、木鳖子，未用生半夏、生南星、大贝；本案扶正合以理中汤，未用扶元固本散。

（3）应某，女，62岁。2009年3月24日初诊：乙肝5年，肝硬化3年，右肝巨块型肝癌3个月。肝区疼痛，按之作痛，大便溏泻，尿偏黄，纳差，乏力，手足发凉，腹水少量，精神萎靡。舌暗赤胖润，苔薄黄，脉左沉滑软寸弱，右沉弦寸关弱，西医断定活不过3个月。辨为阳气亏损，脾胃虚弱，肝郁痰结，拟扶阳补脾，疏肝散结，阳和汤加味治之：附子60g，熟地30g，鹿角霜30g，炮姜30g，肉桂10g，麻黄10g，白芥子15g，红参10g，五灵脂15g，茯苓30g，生半夏30g，牡蛎45g，姜黄15g，郁金15g，炙甘草30g，生姜10片，大枣10个。5剂。

复诊：感觉良好，腹泻已止，以上方为基础，随症出入，加药有黄芪、苍术、白术、柴胡、生麦芽、砂仁、蜈蚣、猪苓、丁香、丹参等，附子增加到90g，约两周调方一次，病情基本稳定，纳眠、精神尚好。直到两年半后，因腹水控制不利，病情转重而死去。（《关东火神张存悌医案医话选》）

按：晚期癌症邪势嚣张，正不压邪，似乎命数已定。即便如此，通过恰当的中药调治，仍可减轻痛苦，缓解症状，延长生命，或者说带瘤延年，本案即是例证，"西医断定活不过3个月"，经过中医治疗，活了两年半，且生活质量不差。曾治过多例晚期肝癌、胃癌、脑瘤等病人，虽然最终仍旧死去，但均可收到不同程度的效果。

2. 加味黄精汤治案

尹某，男，41岁，1972年9月初诊。患者自1964年以来，经常出现肝区疼痛，同时伴有低热，体温一般37.5～38℃之间，肝功能检查正常。1972年5月，感冒发热，肝区疼痛突然加重，疼痛剧烈，呈针刺样痛。某医院做同位素扫描，诊为肝占位性病变。查体肝肋下3cm，中等硬度，明显触痛。实验室检查：r-GT52U，LDH 560U，AFP阳性，诊断为肝癌，入某医院治疗。虽经多方处理，但低热、肝区疼痛，始终未能得到改善，全身情况亦日趋恶化，遂于1972年9月来诊。

肝区疼痛，低热，体温37.5℃，胃脘胀满，纳差，大便偏溏，形体消瘦，面色青暗，神疲、气短，脉沉细弦数，舌质青赤有瘀斑，苔薄白。肝脏触诊在肋下5cm，表面不甚光滑，中等硬度，明显触痛。同意肝癌诊断。

中医辨证为病在肝肾，波及脾胃，证属气阴两虚，气滞血瘀，予参芪丹鸡黄精汤。服药2周后，患者自觉症状逐日明显减轻。以后连续服药半年左右，诸证消失。实验室检查：AFP转阴性，r–GT、LDH等均转正常出院。继续来门诊以上方加减间断服药。1年后停药并恢复工作。多年来一直坚持全日工作，精力充沛，疗效巩固。随访至1990年1月仍健在，距诊断肝癌已18年。（《医学承启集》）

按：加味黄精汤见前面"慢性肝炎"一节。

3. 加味异功散治案

程某，女，69岁，2014年3月21日初诊：自述腹胀，右肋下痛，纳差，便溏便急，乏力，小便橘黄色，全身黄染，面晦无光泽。肝功化验：转氨酶略高。腹部彩超示：肝内胆管异常实质性回声，性质待查，考虑胆管癌。核磁检查提示：①考虑肝门区占位，肝内胆管扩张。②肝内多发低密度结节，不除外转移瘤。③腹腔多发肿大淋巴结。④右肝管结石。⑤脾大，脾低密度结节。⑥左肾小囊肿。某医院建议保守治疗，没有手术必要，遂出院回家，电话联系请作者出方，拟加味异功散治之：红参15g，五灵脂15g，茯苓30g，生半夏30g，茵陈30g，白术30g，姜黄25g，郁金20g，丁香10g，附子45g，柴胡15g，生麦芽30g，炮姜30g，淫羊藿30g，麻黄10g，炙甘草15g。水煎服，每日1剂，早晚分服。

4月19日，上方将附子增至60g，加黄芪30g，黄精30g，患者诸症明显好转，全身黄染渐消，腹胀消失，纳差改善，大便急消失，夜尿减少。

5月19日，患者外感后出现身热，纳差，恶心呕吐，腹胀如鼓，动则心悸气短，双下肢中度水肿，少寐，大便次数多而急迫。全身黄染再现，住院治疗，恶心呕吐好转，其他症状无改善。腹部彩超示：肝右叶可见大小5.6cm×5.1cm实性占位，性质待定。肝内胆管内偏强回声，大者约1.3cm×0.7cm。

处方：黄精30g，苍术30g，白术30g，青皮10g，陈皮10g，云苓30g，半夏30g，红参15g，姜黄20g，茵陈30g，丁香10g，郁金20g，柴胡15g，薄荷10g，附子75g，炮姜30g，牡蛎30g，蜈蚣2条，炙甘草15g，五灵脂15g，生姜20片，大枣10枚。

2014年6月1日，因外感而高热，体温最高达39.2℃，时有大汗淋漓，用抗生素及各种退烧药，物理降温等方法皆无效，拟桂枝汤加味，处方如下：桂枝25g，白芍25g，炙甘草25g，茵陈25g，红参10g，五灵脂10g，附子30g，云苓30g，生姜10g，大枣10枚。水煎服，每日1剂，早晚分服。

上方服用3剂后，退热，改服初诊方。

2014年6月9日，患者胃胀及乏力好转，处方如下：黄精30g，苍术30g，白术30g，青皮10g，陈皮10g，云苓30g，半夏30g，红参15g，姜黄20g，茵陈30g，丁香10g，郁金20g，柴胡15g，薄荷10g，附子75g，炮姜30g，牡蛎30g，蜈蚣2条，炙甘草15g，五灵脂15g，生姜10g，大枣10枚，肉桂10g，赤石脂30g。

2014年7月6日，患者各症状均有缓解，唯眼皮发沉，舌淡胖，脉沉弦，上方稍作调整，隔日1剂，早晚分服。

2014年10月21日，腹部彩超示：肝右位实性占位基本消失，肝内胆管扩张，其内可见多个弱回声，较大1.5cm×0.7cm。胆总管内径正常。

2017年9月回访，患者基本恢复正常，胜任家务。（张存悌医案）

按：加味异功散乃方药中先生拟方，见"慢性肝炎"一节"加味异功散治案"。作者加入附子等药，体现扶阳大法。

4. 旋覆代赭汤治案

李某，男，69岁。肝癌纵隔转移，经介入治疗后呃逆不止，夜间尤重，声震床榻，已经7天。疲乏，腹胀，欲饮热水，便可，无畏冷。舌淡胖润，脉弦浮寸弱。此属化疗后伤及脾胃，气逆不降，旋覆代赭汤为的对之方：旋覆花10g，代赭石45g，红参15g，生半夏30g，丁香10g，郁金20g，生麦芽30g，炙甘草15g，生姜10片，大枣10枚。5剂。嘱4小时服1次，得效后改为日3次。

服药2次，呃逆显减，两天后呃逆已止。其家属以为病人贫血，在药中自行加入阿胶、虫草粉，岂料，1服后呃逆即复发，急予原方再服，呃逆又止。（《关东火神张存悌医案医话选》）

按：《伤寒论》："伤寒发汗，若吐若下，解后，心下痞硬，噫气不除者，旋复代赭汤主之。"用治本证，疗效可靠。虽然未必根治肝癌，但在控制突出症状方面，确有优势，而这已达到治疗目的。

四、胰腺癌

四逆汤合六君子汤治案

杨某，女，52岁。2008年1月31日一诊：胰腺癌剖腹探查，肿块10cm，与胃底粘连浸延，无法手术，缝合后久不收口。近来，腰左肿物13cm，坚硬，疼痛。面色萎黄晦暗，重度贫血。脉微细，舌淡紫，迭经化疗放疗13次，伽马刀摧残。食不下，两本（指脾肾）飘摇，冷战，肢厥，危！依赖止痛药月余，日渐加剧。6月手术，8月广泛转移胃肠，癫痫26年。处方：生附子30g，干姜30g，白术30g，高丽参30g（另煎），炒麦芽60g，炙甘草60g，油桂10g（后），砂仁米30g（姜汁炒），生半夏45g，茯苓45g，生姜45g，加水3000mL，文火煮取300mL，入参汁，日分4次服，2日1剂，3剂。

2月1日：痛止，创口不断排出黄脓。前方加蒲公英120g，炮甲珠10g，皂刺10g，白芷10g（后），生黄芪90g，煮法同前，5剂。之后一直守方服药。

2月26日：创口接近愈合，胃气来复，能食易饥，脉缓，登楼已如常人，佳兆。上方加生薏苡仁45g，煮法同前，5剂。

3月5日：诸症均退，已无病容、病象。处方：生附子30g（去皮破），干姜45g，高丽参15g（另），五灵脂30g，漂海藻30g，生黄芪90g，炙甘草60g，大贝120g，两头尖45g，止痉散6g（冲），木鳖子30g，蒲公英120g，煮法同前，5剂。

4月14日：剖腹探查，创口已愈合十之八九。处方：制附片100g，生薏仁45g，蒲公英60g，生黄芪250g，白蔹15g，晒参30g（捣），麻黄5g，辽细辛45g，焦神曲10g，山楂10g，炒麦芽60g，生姜45g，葱白12cm，加水3000mL，文火煮取300mL，日3次分服，5剂。

5月9日：制附片100g，生薏苡仁45g，白蔹15g，蒲公英120g，生黄芪250g，晒参45g（捣），炒麦芽60g，焦神曲10g，山楂10g，白芷10g，皂刺10g，连翘45g，大黄10g，生半夏45g，乳香10g，没药10g，生姜45g，煮法同前，5剂。

5月12日：查CT与前对比肿物缩小5cm，淋巴转移消尽。

5月26日：制黄附片100g，生薏苡仁100g，败酱草100g，晒参100g，止痉散50～100g，制粉，5g/次，日3次，蜂蜜调服。

10月20日：创口基本愈合，下肢肿胀重，不断有渗出液。处方：生北芪200g，制黄附片100g，生薏仁100g，蒲公英100g，晒参100g，止痉散50～60g，油桂50g，制粉，服法同前。

2009年11月15日处方：刨附片50g，白术100g，干姜100g，炙甘草100g，砂仁100g，油桂50g，高丽参100g，制粉，服法同前。（《霹雳大医——李可》）

按：本例初诊因正虚突出，"食不下，两本（指脾肾）飘摇，冷战，肢厥"，用方以补为主，似含四逆汤合六君子汤之意，以砂仁代陈皮，另加炒麦芽、油桂、生薏仁等。因"创口不断排出黄脓"，二诊方加入加蒲公英、炮甲珠、皂刺、白芷、生黄芪以利排脓消肿，至四诊时"诸症均退，已无病容、病象"。改予攻补兼施之法，补以四逆汤、高丽参、生黄芪；攻则漂海藻（且与炙甘草相反相激）、两头尖、止痉散、大贝、木鳖子；另用大剂量蒲公英清热解毒。后期以散剂调治。如此胰腺癌广泛转移病例，经治疗存活已将近2年，疗效堪称满意。

五、肠癌

温寒化瘀，驱毒通便治案

（1）卢某，男，60岁，住牡丹江市。1981年出现脓血便，每日大便8～10次，小腹下坠，纳食减少。经某医院直肠镜检查，诊为直肠癌，病理报告为腺癌。经放疗1个月，服用中草药，放疗后复查癌灶由10cm²缩小到6cm²，但症状未减，1981年10月6日来我院就诊。

诊见：面色黄瘦，形体消瘦，耳壳壳硬结（+），甲印融合，舌腮印（+），脉沉弦紧。证属寒热瘀滞毒结型。治以温寒化瘀驱毒通便，处方：附子15g，干姜15g，油桂15g，地榆15g，槐花角20g，黄药子30g，天葵子15g，藤梨根15g，寸冬10g，天花粉20g，二丑30g，海藻15g，牡蛎15g，皂角6g，蜈蚣3条，蝉蜕10g，斑蝥3个，滑石15g，党参15g，生黄芪30g，陈皮10g，半夏15g，大枣10g。水煎两次，早晚分服。

成药处方：化毒片：每日5片；化坚液：每日100mL；新丹：每日1剂。

自服药后1年，大便日1～2次，下腹部不适诸症消失，饮食正常，体力恢复，能上班工作。于1983年复查直肠癌病灶完全消失。于1985年10月21日经天津某医院等复查，未见异常。（《孙秉严40年治癌经验集》）

（2）崔某，男，36岁，工人。1970年3月10日被木头砸伤腹部疼痛难忍，次日在某医院手术治疗。术后20天上腹部出现肿物伴有肠梗阻，5月19日又以"肿物待查"在该院行剖腹探查术。术中见横结肠与胃之间有一手拳大小肿物，肝、胆囊、小肠、横结肠有广泛的白色小结节，即关闭腹腔，取病理报告为"结肠腺癌"。

同年10月来诊，当时血色素3.8g，体弱，面色苍白水肿，上腹部肿物隆起，大小如拳，触之质硬，右肋下亦可触到鸡蛋大小的肿块。四诊结合印法，其证属寒瘀毒结，治以驱毒破瘀，回阳攻下。

处方：附子15g，肉桂15g，干姜15g，高良姜10g，熟地20g，白术10g，党参10g，三棱15g，莪术15g，木香10g，佛手10g，厚朴10g，海藻15g，牡蛎15g，蜈蚣5条，斑蝥5个，滑石10g，二丑30g，槟榔30g，川大黄15g，元明粉15g（冲）。每日1剂，煎2次早晚服。

成药：化毒片：每日2～5片（视耐受情况定，下同）；化郁丸：隔日1剂；化坚口服液：每日50～100mL。

服药后大便排出物甚多如烂肉，或如黏冻。9个月后，腹部肿块基本消失，血象基本恢复正常。1974年4月，天津市某医院征得病人同意后做剖腹探查，证

实腹腔转移癌已完全消失。1980年该医院再次复查，未见异常变化，正常工作。（《孙秉严40年治癌经验集》）

（3）刘某，男，47岁，华东某学院干部。1970年患乙状结肠癌，术后3个月复发，当时左颈淋巴结及左腹股沟淋巴结均有转移，腹部胀痛，有少量腹水。天津某医院钡灌肠见肠道狭窄仅0.15～0.6cm，大便阻塞不通，1971年2月来诊。

查体见面色苍白，痛苦病容，身体消瘦。舌淡苔白腻，脉沉细而弦。2拇指甲印（＋），微小，余8指甲印（－），舌、腮印（＋）；左耳壳硬结（＋），胃及脐左侧压痛（＋）。肝掌明显，延及大、小鱼际及10指端，肝大肋下两指。症属寒瘀毒结，治以辛温驱毒破瘀攻下。

汤药处方：附子15g，干姜15g，肉桂15g，党参15g，熟地30g，莪术15g，三棱15g，土茯苓30g，斑蝥3个，滑石15g，香附15g，枳实15g，槟榔片30g，二丑30g，川大黄15g，元明粉15g（冲）。日1剂，早晚分服。

成药处方：和肝丸，日1剂；化毒片，日2～5片；化坚口服液，日50～100mL口服。

化疗药口服：复方氟尿嘧啶片，每日5片（每片50mg），口服。

服药后，每日排便数次，身轻精神亦好。服药半年后饮食增加，体力恢复，肝掌亦消失。1972年9月拍片，复发病灶消失，淋巴结肿大消失。1975年北京某医院检查CEA（癌胚抗原）为正常值，恢复工作。

1983年底再次复发且转移，出现腹痛，北京某医院B超查，左下腹肿块5.0cm×3.9cm，压迫左下肢动脉，不宜手术。化疗2月余，腹痛加剧日夜不能卧，天津某医院CT复查为左髂脉管周围淋巴转移。患者拒绝手术于1984年3月再次来诊，仅治2个月，左腹肿块即明显缩小，不适亦消失。病人于1985年腹腔癌复发而死亡，但中医药为他延长了生命。（《孙秉严40年治癌经验集》）

按：孙氏此案除用化毒片等成药驱毒外，尚配合化疗药复方氟尿嘧啶片口服，此亦他的一个治癌套路，即"晚期癌症，邪逼正危，单用中药难以速效，单用化疗药患者难以接受，此时中西药配合，各自发挥特长是必要的"。"化疗药最多应用的情况是复发癌或转移癌、晚期癌，正败邪强，欲在短期内攻善这种危重状况，这也是急则治标的方法。"考此老常用化疗药如下：

脑瘤、喉癌、胃癌、肝癌，加用争光霉素注射液1支（15mg），对入50%葡萄糖20mL口服；淋巴肉瘤、肺癌、结肠癌，加环磷酰胺或5-氟尿嘧啶；膀胱癌、卵巢癌，加用噻替哌。

孙氏凡用斑蝥攻癌，必配滑石，以减轻尿道刺激反应。

六、脑瘤

回阳破瘀，驱毒攻下治案

（1）丛某，男，46岁。因患脑瘤于1953—1966年间在天津某医院脑系科两次手术切除，病理检查为"不嗜色性垂体腺瘤"。左眼视力0，右眼视力0.2。1968年复发曾放疗，病人呕吐、水肿，卧床不起，每日癫痫发作七八次，痛苦不堪。1969年12月来诊。

查见面色苍白，周身水肿，精神疲惫，舌苔白厚腻，脉沉细无力。十指全无甲印，舌、腮印（+），胃脘及脐左旁压痛（+）。证属寒湿瘀结滞于经络，治以祛寒豁痰，破瘀通络攻下。

处方：附子15g，肉桂15g，干姜15g，川芎10g，芥穗10g，三棱15g，莪术25g，桃仁15g，红花15g，蜈蚣3条，全蝎6g，僵蚕6g，蝉蜕10g，白芥子10g，熟地15g，菟丝子15g，川大黄15g，元明粉15g，每日1剂，早晚分服。

成药：消瘤丸，日20～30丸；化郁丸，间日1剂。

服药2周后从大便中排出许多黑色黏冻状物，头痛减，呕吐止，能食流质食物，水肿略消。治疗7个月后，失明19年的左眼能看见灯光，右眼视力0.8，能看书读报，1981年追访无异常。（《孙秉严40年治癌经验集》）

（2）周某，女，23岁。前额部、两侧颞部阵发性疼痛交替发作已2年，后来头痛、头晕加重，伴有喷射性呕吐。于1979年1月8日入天津某医院检查，开颅探查见有瘤组织广泛浸润，与正常脑组织间无明显界限。因瘤体较大而无法切除，只做颞肌减压术，去除右侧翼骨，病理报告"星型细胞瘤"Ⅱ级。放疗后仍头痛、头晕、头涨，时呕吐，乏力，于1979年4月11日来诊。

查体消瘦，面色苍白，右侧颞顶部高突无头发（放疗反应）。两脉沉弦而紧，10指全无甲印，舌、腮印（++），左耳壳结节（+），胃脘及脐左侧压痛（+），胸腹白点（+）。证属大寒瘀滞毒结，治以回阳破瘀，驱毒攻下。

处方：附子30g，干姜30g，肉桂30g，川芎10g，白芷10g，芥穗10g，蔓荆子10g，当归10g，莪术10g，枳壳10g，蝉蜕10g，僵蚕10g，全蝎10g，蜈蚣5个，乌蛇10g，斑蝥5个，滑石15g，熟地30g，党参10g，二丑30g，槟榔30g，川大黄15g，元明粉15g（冲）。水煎2次，早晚分服。

成药：消瘤丸，每早20丸。

化疗药口服：5-氟尿嘧啶片，每日5片（每片250mg）。

服药后，大便中排出许多黏液状物。治疗1年至1980年3月29日，头痛、呕吐、复视等不适症状消失。X线复查，肿瘤消失，去掉之翼骨重新长出，骨质坚

硬，放疗脱发之处又重新长出头发。1986年追访仍健在。（《孙秉严40年治癌经验集》）

七、膀胱癌

辛温化瘀，驱毒通利治案

冯某，男，59岁，住天津市。1965年1月出现血尿，逐渐增多，4月病情加剧。入天津某医院，膀胱镜检查见右侧输尿管口外上方有珊瑚状肿物约2cm×2cm×2cm，病理检查为膀胱"乳头状癌"，经治疗未能控制病情，1966年11月26日复查，膀胱三角区黏膜可疑有广泛转移浸润。患者拒绝手术，于1966年12月来诊。

查见面色发青，舌淡苔白腻，脉沉细而紧。十指全无甲印，舌、腮印（++），双耳壳结节（-），胃及脐左侧压痛（+），胸腹部小白点五六个。证属寒湿瘀滞毒结，治以辛温化瘀驱毒通利。

处方：附子30g，肉桂30g，炮姜30g，当归15g，赤芍15g，三棱15g，莪术15g，桃仁15g，麻黄10g，熟地30g，牛膝15g，斑蝥5个，滑石15g，鹿角霜10g，金钱草15g，二丑20g，槟榔30g。水煎2次，早晚分服。

成药：新丹，每日1剂；化毒片，每日5片；附子理中丸，每日1～2剂。

服药后，从小便中排出许多白色坏死组织，大便中排出黏冻状物。至1967年6月4日来复诊时，一切不适症基本消失。1983年追访，膀胱癌未复发，仍健在。（《孙秉严40年治癌经验集》）

八、恶性淋巴瘤

1. 桂枝加厚朴杏子汤治案

张某，男，44岁。2008年4月16日初诊：腹腔后壁淋巴瘤3个月。化疗3次，末次时间3月26日。4月6日起发烧，早晨37℃，下午38.8℃，汗出，微喘。午后畏冷，盖以厚被。便溏，尿清，口干，纳差，舌淡赤胖润，脉弦数软寸弱。白细胞1.16×10⁹/L，用尽各种消炎药，迄未控制。证系营卫失和，阳气已虚，桂枝加厚朴杏子汤主之：桂枝25g，白芍25g，炙甘草15g，杏仁10g，川厚朴10g，附子25g，茯苓30g，生姜10g，大枣10个。5剂。

服药后热退，余症轻减。上方加红参10g续服以巩固。（《关东火神张存悌医案医话选》）

按：如此发烧已10天，白细胞达1.16×10⁹/L，各种消炎药未能控制的症情，用桂枝子加厚朴杏子汤即收捷效，说明经方疗效之可信。

2. 茯苓四逆汤治案

张某，男，72岁，2013年9月4日初诊：患非何杰金氏淋巴癌已5年。几次化疗，维持平稳。末次化疗结束2天，即感乏力，嗜卧，没精神，"起不来床"，同时伴低烧已经1周，体温37.3～38℃。似觉呕恶，大便不畅。足踝发凉，眠差，时感心悸。清晨4点汗出，自觉舒服，余时无汗。舌略赤胖，脉右沉弦数寸弱，左沉滑。血常规三项均偏低。按阳虚感寒辨析，处以茯苓四逆汤加味：麻黄15g，细辛15g，附子30g，干姜15g，茯苓30g，红参10g，砂仁10g，肉苁蓉30g，炙甘草15g，生姜30g，大枣10g。5剂。

复诊：服药次日见汗，低烧即止，已能坐起，精神转佳，心悸消失，守方调理2周，出入药物尚有茯神、淫羊藿、龙骨、牡蛎、桂心、黄芪等，情况愈来愈好，可去公园散步。（《关东火神张存悌医案医话选》）

按：患者此前两次化疗后，也是隔一两天即出现症状一如本案：疲乏，起不来床，走路打晃，发烧恶寒，膝痛，咽痛，纳差，腹部不适等。通常化疗的副作用是在用药之际出现，本案副作用的出现却是在化疗结束后一两天方才来动——"后反劲"，本案三次化疗后均出此状况，查化疗系用"美罗华"，一种进口药。好在每次均以上法投治，三次皆收迅速缓解之效，足以证明中药在缓解化疗的毒副作用方面颇有功效。

九、子宫癌

附子理中汤治案

（1）向某，女，27岁，住成都市。1953年5月12日因月经久停不行腹部胀痛，食眠不得，入某医院治疗，经检查后认为系恶性子宫瘤。用镭电放疗，二便因此闭塞不通，复用洗肠法，二便仍然不通，住院数月，病势日重，遂回家调养。经人介绍邀卢氏诊治。

查其面色枯槁，形容憔悴，呻吟不已，细问情由，生子之时，恶露未尽，房事不谨，精瘀相裹，时常隐痛，已数年之久。诊脉两尺坚沉，两关紧急，两寸浮空，与面色情由相对，是阳虚阴盛，阻碍冲任之机。

根据以上诊断，首先拨通阴阳道路，使脉道通调，然后用阳化阴之法，使阴凝易解，阳气易行。

第一次处方：制升麻12g，老蔻（带壳）15g，西砂壳9g，茅术9g，广紫菀15g，炙甘草6g，灶心土一块。服后打呃排气，小便较前通利，解大便1次，饮食略增。

第二次处方：制附片45g，朱茯神15g，老蔻（带壳）15g，西砂仁12g，制升麻15g，炙甘草6g，葱白五根。服后饮食睡眠均较前好，二便已不觉闭塞，腹部胀痛稍减。

第三次处方：制附片60g，白术12g，制升麻15g，杜仲18g，砂仁12g，朱茯神15g，潞党参15g，炙甘草6g，生姜30g。服后腹胀痛更减，食眠更进。

第四次处方：制附片60g，白术15g，上安桂9g，砂仁12g，筠姜18g，南藿香15g，潞党参18g，炙甘草6g，生姜30g。服后下瘀浊血块极多，腹痛大减，能下床步行。

第五次处方：制附片90g，砂仁18g，胡卢巴18g，杜仲30g，补骨脂18g，麒麟竭9g（冲服），潞党参24g，制升麻15g，朱茯神15g，炙甘草9g，煨姜60g。

服后腹不痛胀，二便如常，精神增长，心志愉快，其他症状均消失。（《中医火神派医案新选》：卢铸之医案）

按：虽然辨为"阳虚阴盛"，理应扶阳，但要"首先拨通阴阳道路，使脉道通调"，故第一次处方以砂、蔻、升麻、茅术理气升降，重在"拨通阴阳道路"，这是卢氏一个重要思路——扶阳之前先须开通郁滞，"然后用阳化阴之法，使阴凝易解，阳气易行"。

除第一次处方外，其余处方围绕附子理中汤为中心，加入杜仲、胡卢巴、补骨脂等补肾之品，同时善于重用生姜、筠姜、煨姜等入方。

此老用附子由45g至60g、90g，在逐渐加量，并非出手即用大剂。其他药物也是在逐渐加量，其案例俱是如此章法。

关于子宫癌瘤，卢氏认为："此病之起，多由月信愆期而来。月信愆期的原因甚为复杂，有在月信时六淫相扰而病的，有由七情六欲相扰而病的，有由饮食睡眠起居不慎而病的，有由男女房事不谨或由产后恶露未尽而病的，病因虽殊，总以经信愆期，不知避忌，防护疏虞所致，病后治疗未当，久久酿成癥瘕痞块。因而内之五脏六腑，相互不调，疼痛难安；外之筋骨肌肉，亦受影响，逐渐憔悴，更兼营卫不和，时有恶寒发热之象。治疗之法，应以调和气血，助其生化，使阳能化阴，阴能附阳，则一切阴凝自然消化。"

（2）王某，女，34岁，住成都市。阴道不规则流血，有乌红血块，腰及下腹胀痛约半年，头重眼花，时发寒热，面部及周身水肿，出虚汗，食欲睡眠均不如常。病发已有9个月，曾到某医院诊治，诊为子宫颈癌Ⅱ期，自觉病势加重，血流不止，疼痛加剧，身体更觉难支，求卢氏诊治。

经查眼泡面肿，肤冷神倦，声音不起，喉间有痰水之声，呼吸喘促，四肢无力而冷。尺脉不接于寸，寸脉与关脉不通，六部都现缓紧之象。饮食难下，疼痛难忍，睡眠不安，均是下元衰惫，相火失位，水泉不温，气机不化，阻塞冲任所致。治宜用阳化阴，引阳交阴，使阴阳两相浃洽。

第一次处方：制升麻18g，茅术15g，西茴18g，杜仲18g，补骨脂18g，朱茯神

15g，秦当归12g，炙甘草9g，生姜30g，灶心土一块。服后阴道流血较少，流血渣甚多，腹痛，气仍不能连续，痛可稍忍，小便多。

第二次处方：制附片60g，白术15g，制升麻15g，泡参18g，秦当归15g，朱茯神15g，西茴香18g，益智仁15g，炙甘草9g，灶心土60g。服后痛较以前轻松，睡眠较好，昨日淌血一次，有黑色坨坨。

第三次处方：制附片75g，白术15g，秦当归15g，潞党参18g，安桂9g，朱茯神15g，砂仁12g，制升麻18g，炙甘草9g，灶心土60g。服后流血已止，但有黄水，饮食增加，精神好转，腹痛亦减。

第四次处方：制附片90g，白术15g，砂仁12g，益智18g，西茴香18g，安桂12g，朱茯神15g，淫羊藿24g，炙甘草9g，生姜60g。服后腹腰均已不痛，食眠亦佳，口干想喝热汤，黄水亦未流，但时有白带。

第五次处方：制附片90g，白术18g，砂仁15g，北黄芪30g，秦当归15g，补骨脂24g，朱茯神15g，安桂15g，炙甘草9g，煨姜90g。服后精神转旺，食眠亦佳，惟仍有白带。

第六次处方：制附片120g，白术21g，砂仁15g，北黄芪60g，秦当归15g，补骨脂30g，益智仁24g，安桂15g，炙甘草12g，煨姜105g。

服后饭量大增，二便正常，一切症状均已消失，为开末药方继服：制附片150g，白术30g，砂仁18g，北芪90g，安桂24g，筠姜75g，益智60g，补骨脂60g，炙甘草15g。共为细末，白开水吞服，每日服3次，每服7.5g。（《中医火神派医案新选》：卢铸之医案）

按：本案与上例治疗思路、章法大致相近，都是"首先拨通阴阳道路"，"然后用阳化阴之法"，用药虽稍有出入，如补肾药增加了益智仁、淫羊藿等，但原则未变，唯本案加用了黄芪等。

卢氏说："所用的方法和药物，多属强壮气血，健胃扶阳之类，可能是应用这些方法和药物，调整了整个的机能而战胜了病理所获得的成果。"

十、宫颈癌

真武汤治案

黄杰熙老师诊治一位50来岁的女性患者，当时已在省城和北京各大医院检查，均确诊为宫颈癌Ⅲ期，几经专家会诊治疗，时好时坏，过了1年，依然如故，院方辞为不治，建议采取保守疗法，控制病情，延缓死期。

当时诊其两手六脉皆沉迟无力，两尺兼涩，观其体形瘦弱而面无血色，略带水肿，声颤音微。自述：纳少，大便数日一行如羊屎，小便短涩混浊，阴道时流浊水黏液夹黑血块，少腹切痛难忍，全身无力，终日躺卧欲寐。据此脉证分析，认为是阴寒独盛，残阳孤危不化阴邪，水湿血液下流，集于子宫口，久则糜烂腐化变质成癌。于是开了壮肾阳、胜水湿的真武汤，两剂后诸症稍见缓解，脉亦略有起色。药既对证，继用原方，炮附子由15g渐加至60g，诸症大见好转，脉亦逐渐调和，体重明显增加，炮附子又由60g逐渐减至15g，共服药20余剂，诸症完全消失，终至痊愈。至今已20多年，该患者身体一直健康，连感冒都很少得。（《当代经方名家临床之路》）

原按：黄师说之所以能治愈此大病，关键是把握阴阳两大总纲，以脉象为骨干，病候为条件，用霹雳手段之炮附子壮阳抑阴，扭转乾坤，使阴平阳秘而愈。始终摒弃流俗者治癌之"专药""专方"，坚持中医最基本之功力与特色，所以取胜也。

下面"晚期宫颈癌的诊治经验"一节系李可总结，虽然是就晚期宫颈癌而论，就其原则而言适用于所有晚期癌症。昭示李氏对于各种癌症以及疑难病证的思路方法、用药方略，予人启迪良多，切勿以单一宫颈癌视之，所谓举一反三是也。

附：晚期宫颈癌的诊治经验

1.探索病机，选方遣药

（1）病因病机：宫颈癌多由生育或流产过多，房室不节，八脉损伤，累及肝脾肾，元气先虚为基本原因；患病妇女多属性格内向类型，或久处逆境，忧思郁怒，五志过激化火，湿热积久成毒，气滞血瘀，结于胞宫而病成。

（2）情志因素与精神疗法：气郁既是本病形成的重要因素，又可左右本病的进程，则解郁便成为治疗本病的重要手段。解郁之法，单靠药物是不行的，药逍遥人不逍遥，于事无补。心病还须心药医，常见此类患者，闻癌色变，悲观绝望，十天半月便可身瘦形夺。故以"五志相胜"的精神疗法，打破病人的精神枷锁。或激发引导鼓舞患者立志斗癌；或善言劝慰，以幽默风趣的语言，使病人化悲为喜，破涕为笑。一旦精神面貌改观，便可激发病人自身的抗癌潜力，使治疗进展事半功倍。

（3）方药选择

①基础方：选逍遥散去薄荷、煨姜，加生黄芪、薏苡仁，与桂枝茯苓丸合方化裁。本方最善疏肝解郁，健脾利湿，化瘀消癥，药性和平可以常服无弊，符合晚期恶性肿瘤以"养正消积"为目的总治则。薏苡仁是一味药性驯良的抗癌药，功能健脾养胃渗湿排脓，《本草纲目》谓具有"破肿毒"之功；生黄芪重用，除

补气升阳以举陷，专补肺脾运大气，补气摄血止崩漏，又能鼓舞正气以托毒生肌，温运阳气以利水消肿。本方对晚期病人气血两虚，肝郁脾虚，崩漏带下等主症，有可靠的疗效。

②攻坚化瘤选用：

a. 木鳖子，苦微甘，性温有小毒，入肝脾胃经，为消积块，化肿毒要药，兼能止癌肿晚期之疼痛。笔者亲验，对恶性淋巴瘤，甲状腺癌，宫颈癌，胃、食管癌，癌瘤之淋巴转移灶有奇效。一经用药，癌肿即日见缩小，一般2个月内即可消失。用量30g/日。连服10日，停药3~5日。10余例宫颈癌总用量达100kg以上，未见1例中毒。

b. 莪术，苦辛温，入肝脾经，为破癥瘕积聚要药。功能行气，破瘀，消积，止痛。现代药理实验证实，对子宫癌有特效。用量30~60g/日，与补气养血、健脾固肾药配用，未见伤正之弊。

c. 全蝎12只，蜈蚣4条，守宫1只，研粉吞服，有解毒散结、消瘤止痉定痛之效。可使各种肿痛及其转移灶，逐日缩小以至消灭。

③清热解毒散结选用：

a. 蛇舌草，苦甘寒，入心肝脾三经。功能清热解毒利湿。为治毒蛇咬伤要药，可治多种癌症导致之全身中毒。用量60~120g/日。

b. 蚤休，苦微寒，有小毒。入肝经。功能清热解毒，消肿解痉。为治毒蛇咬伤、疔毒恶疮要药。对急性淋巴管炎，脓毒败血症，晚期癌肿导致之全身中毒症状，有迅速解除之效。用量30g/日。

c. 大黄，为攻坚破积，扫荡血毒之猛将，用量30g/日，酒浸入药。可迅速解除癌肿导致之全身中毒症状。中病则止，勿使伤正。对晚期宫颈癌向邻近器官浸润转移，造成之里急后重，尿频急痛，配等量之白头翁，可迅速解除，配土鳖虫有祛瘀生新止血之效。

④化瘀止血选用：

a. 贯众炭，苦微寒，入肝脾经；多用于清瘟，解毒，防疫，为治崩漏下血要药。制炭后已改变苦寒之性，久用不致损伤脾胃。

b. 棉子炭，辛热，温肾补虚止崩漏，兼有抗癌作用。

c. 墓头回，苦微酸，涩，微寒，入肝经。为止崩漏带下要药。对宫颈癌之杂色奇臭带、慢性出血，有理想疗效。临床报道，对艾氏腹水癌瘤细胞有破坏作用。本品止血属于收涩性，单用日久，有暴崩之虞，加入上述主方中则无此弊。

d. 儿茶，是一味外用药，殊少内服。味苦涩，性平。功能化腐生肌，收湿，敛疮，止血；由于本病治疗的全程，贯穿着活血化瘀、破癥消瘤治法，常用桂枝、桃仁、莪术、土鳖虫、酒大黄等破瘀之品，增入一味儿茶，破中有守，可免意外出血之弊。

2. 补法贯彻始终

晚期患者，由于迁延失治，或久病攻多，或放疗、化疗摧残，气血耗伤过甚，邪盛正虚格局已成。此时，宜着眼整体，抱定"扶正邪自退，养正积自消"的宗旨，急急用补：

（1）凡见面黄肌瘦，气怯神疲，纳呆食少，便稀肢凉，出血淋漓不断，尿多，带多如注，舌淡无苔，脉细如丝，上不满寸，下不及尺者，此为脾胃大伤，中气下陷，脾不统血，气不摄血重症。切忌见病治病，妄用攻癌之剂。当下病治上，从重建脾胃元气入手，以补中益气、四君子合方化裁，加姜炭、三仙炭温脾统血。棉子炭辛热暖胃，壮腰固肾，补火生土止崩漏；炒二芽醒脾，红参五灵脂等量同用，相畏相激，益气醒脾化瘀；柴胡升清举陷，重用生黄芪45g，益气升阳举陷，内托化腐生肌，兼理八脉损伤。仅以生薏苡仁、猪苓性驯良之品抗癌而化湿浊，如此守方常服，即可收到胃气来复，食纳大增，体重回升，血色素、白细胞上升，崩漏带下大减之效。从而促进虚实转化，使邪盛正虚局面逆转，进入邪正相持阶段，为下段持久攻坚奠定坚实基础。脾胃一败，生机顿灭！保得一分胃气，便有一线生机。治晚期癌症，以保护脾胃为第一要义。此种治法，看似平淡无奇，实则深含奥理。"不治之治，方臻化境"，是最上乘治法。与西方医学比较，这正是中医学的最大特色与优势。

（2）凡兼见各脏腑气血虚衰见证，用本药进治不效，而见腰困如折，转侧不利，不能久立、久坐；或虽无显著病象，而时欲呻吟以为快者，此"肾主呻"也。由于久病损伤肾气，生命根基动摇，较脾胃之伤又深一层。见机增入肾四味，万病不治，求之于肾，便会立见转机，取得突破，进入人体正气对癌毒取得压倒优势阶段。

（3）调补脾肾1～3个月，人体正气得固，外观已无病象，癌毒由嚣张转向伏匿，此时即可相机攻癌。或以攻为主，或攻补兼施，或补七攻三，立方守服，密切观察，随时调整攻补比例。一见伤正苗头，如气怯食少，嗳腐嘈杂，或喘或汗，腰困膝软……速速转手进补。待元气一复，则敌退我打，攻之、荡之、削之、磨之、除恶务尽，直到临床妇检，癌瘤萎缩脱落，转移灶消失，仍需丸方久服，养正消积，勿使灰中之火再成燎原。凡临床治愈1年以上死亡病例，皆属此类。

（4）凡化疗、放疗损伤气阴，而见潮热、烦渴、舌红无苔等症，慎勿轻投滋阴降火、清热解毒苦寒之品，重伤胃阳，病必不除。补中益气汤加山茱萸、乌梅、知母、花粉、生龙骨、生牡蛎，甘温除大热，酸甘化阴生津，敛得正气，即退得邪热，取效甚速。且"舌红非常并非火"，寒证亦有见黄苔时，当全面辨析，方不致误。

（5）凡化、放疗后，或久病耗伤肾阴，浮阳上奔，而见头面升火，胸中烘烘发热，面红目赤，口舌生疮，多属火不归原，大剂引火汤两服必退。双膝冷甚者，加油桂1.5g米丸先吞，取效更速。脾寒便溏者，加砂仁、姜炭，慎勿误作实火论治！

3. 意外情况的处理

（1）由于癌肿发展或犯房事，致瘤体破裂暴崩，出血不止者，速投张锡纯氏固冲汤变方（为笔者经效方），生黄芪30g，红参30g，贯众炭30g，棉子炭30g，煅龙骨30g，煅牡蛎30g，阿胶30g，山茱萸120g，生白芍30g，姜炭10g，三仙炭10g，棕边炭10g，三七6g（研粉吞服），五倍子1.5g（研粉吞服）。急煎频灌，可救危亡；血脱亡阳者，合破格救心汤。

（2）本病晚期，由于放疗损伤，久病耗伤，中医接手治疗时多属晚期之晚期，常易出现厥脱险证。因此，凡见喘逆自汗，心悸神摇，面赤如醉，脉如波涛汹涌之状者，此为肝肾气阴虚极欲脱危证。速投张锡纯氏来复汤、当归补血汤、生脉散复方大剂，重用山茱萸，日夜连投，以救危急。能否渡过厥脱关，是病人生死的分界，也是治疗成败的关键。（《李可老中医急危重症疑难病经验专辑》）

十一、卵巢癌

1. 温寒化瘀，驱毒攻下治案

（1）赵某，女，59岁，住天津市。1975年4月发病，腹胀不欲食，日渐消瘦，周身倦怠，大便不畅，小便短少。6月经天津某医院取腹水涂片检查，找到癌细胞，诊为右侧卵巢癌。7月份腹水发展很快，腹胀憋闷，饮水即吐，前来就诊。

查见身体消瘦，面色苍白，精神萎靡，语音低微（被别人抱着进诊室）。舌质淡，苔白厚腻，脉沉细而弦，舌、腮印（+），10指全无甲印，左耳壳结节（+）。腹水使腹胀高于胸口。证属寒瘀水停毒结，治以温肾暖脾，破瘀攻水化毒：附子15g，干姜15g，陈皮10g，半夏10g，白术15g，白参10g，茯苓15g，桂枝10g，泽泻15g，猪苓15g，二丑30g，槟榔30g，川大黄15g，番泻叶15g，山药15g，熟地25g，补骨脂10g，核桃仁15g，阿胶6g（冲），鸡血藤15g。每日1剂，早晚分服。

成药：消瘤丸，每日5～10丸；化坚液，每日100mL。

服药后大便通畅，排出很多烂肉状物（有的长约15cm），小便亦畅。自7月11日开始服药至8月1日，历时20天后能下床活动，治疗3个月后又到某医院检查，肿瘤已摸不到。（《孙秉严40年治癌经验集》）

（2）田某，女，36岁，住上海新乐路。腹部胀痛数月，1981年12月22日经某保健院手术治疗，术中见大网膜与子宫体粘连，大网膜上散在大小不等的乳头状结节，乙状结肠上有2cm大小之结节，子宫壁有肿瘤种植灶，双侧卵巢为巧克力囊肿约6cm×6cm×5cm，无法手术，病理报告为卵巢乳头状腺瘤。患者是上海中医某医院医生，在本院腹腔插管化疗加放疗，因反应大而停止。1984年9月19日来诊。

查见面色苍白（血色素4.7g），身体消瘦。10指大甲印融合，舌、腮印（+），双耳壳结节（+）。腹胀如鼓，按之坚硬，大便多日未解。证属寒热交错，瘀滞毒结，治以温寒化瘀，驱毒攻下。

汤药：附子25g，干姜25g，肉桂25g，当归10g，熟地30g，黄芪30g，党参15g，麦门冬20g，花粉20g，三棱10g，莪术10g，鳖甲15g，厚朴10g，阿胶10g（冲），大枣5枚，竹茹10g，赭石30g，斑蝥3个，滑石15g，川大黄15g，元明粉15g。每日1剂，早晚分服。

成药：利肝丸，日1剂（自制）；化结丸，每日2次，每次20丸；化坚注射液，每日3支（每支2mL），肌注。

服药至9月28日，症状明显减轻，大便畅快，食欲佳，血色素5.6g，能下床活动，要求带1个月的药回上海。10月23日派人来门诊取回2个月的药，并告知腹部肿块明显缩小，体力日渐恢复。（《孙秉严40年治癌经验集》）

2. 四逆汤加味治案

患者孙某，女，54岁。1周前因感冒发病，胸痛，查出右侧胸水，抽水2次，共约1500mL，血性，镜检发现成团的鳞癌细胞，但肿瘤病灶未查出。右胸置引流管，血色胸水缓慢流下。神情委顿，气短乏力，声低语微。右胸胁、胃脘发胀，食后尤甚，按之作痛。时有虚汗，便可，尿有时黄。口淡乏味，食少，舌淡润有齿痕，脉滑无力。分析舌脉神色，俱属元气受损之征，血性胸水当系阳气亏虚失于摄纳所致，胸脘作胀乃气滞之症，虚实夹杂，当予兼顾，治以温阳益气摄血为主，兼顾行气利水，以四逆汤加味投之：附子15g，黄芪30g，炮姜20g，血余炭30g，茯苓30g，猪苓20g，桂枝10g，砂仁10g，二丑25g，榔片25g，枳壳10g，川朴10g，麦芽20g，薏苡仁30g，炙甘草10g。2剂后，胸脘胀减，原方加减出入，胸水递减，半月后胸水消失，神色好转，纳增，恢复较好。后查出卵巢占位病变，手术予以切除。（《关东火神张存悌医案医话选》）

按：癌症血性胸水向属难症，此例按阴阳辨诀判之，显属阴证失血，用四逆汤加味治之，温阳摄血半月内而收良效，证明郑钦安关于阴阳的认识切实可行。

参考文献

［1］郑钦安. 医理真传[M]. 北京：中国中医药出版社，1993.

［2］郑钦安. 医法圆通[M]. 北京：中国中医药出版社，1993.

［3］唐步祺. 郑钦安医书阐释[M]. 成都：巴蜀书社，1996.

［4］唐步祺. 咳嗽之辨证论治[M]. 西安：陕西科学技术出版社，1982.

［5］张存悌. 火神郑钦安[M]. 北京：中国中医药出版社，2014.

［6］张存悌. 中医火神派探讨[M]. 2版. 北京：人民卫生出版社，2010.

［7］吴佩衡. 吴佩衡医案[M]. 昆明：云南人民出版社，1979.

［8］张存悌. 吴附子——吴佩衡[M]. 北京：中国中医药出版社，2017.

［9］云南中医学院. 著名中医学家吴佩衡诞辰一百周年纪念专集[G]. 昆明云南中医学院，1990.

［10］范中林. 范中林六经辨证医案选[M]. 沈阳：辽宁科学技术出版社，1984.

［11］祝味菊. 伤寒质难[M]. 福州：福建科学技术出版社，2005.

［12］刘民叔. 鲁楼医案[M]. 深圳：海天出版社，2010.

［13］卢崇汉. 扶阳讲记[M]. 北京：中国中医药出版社，2006.

［14］李可. 李可老中医急危重症疑难病经验专辑[M]. 太原：山西科学技术出版社，2004.

［15］张存悌. 霹雳大医——李可[M]. 北京：中国中医药出版社，2016. 9.

［16］萧琢如. 遯园医案[M]. 长沙：湖南科学技术出版社，1960.

［17］赵守真. 治验回忆录[M]. 北京：人民卫生出版社，1962.

［18］黎庇留. 黎庇留经方医案[M]. 北京：人民军医出版社，2008.

［19］戴丽三. 戴丽三医疗经验选[M]. 昆明：云南人民出版社，1979.

［20］姚贞白. 姚贞白医案[M]. 昆明：云南人民出版社，1980.

［21］李继昌. 李继昌医案[M]. 昆明：云南人民出版社，1978.

［22］王雨三. 治病法轨.[M]. 北京：学苑出版社，2009.

［23］刘沛然. 疑难病证倚细辛[M]. 北京：人民军医出版社，2011.

［24］孙秉严. 孙秉严40年治癌经验集[M]. 北京：华龄出版社，1997.

［25］吴楚. 吴天士医话医案集[M]. 沈阳：辽宁科学技术出版社，2012.

［26］郑重光. 素圃医案[M]. 北京：人民军医出版社，2012.

［27］张存悌. 火神派温阳九法[M]. 北京：人民军医出版社，2010.

［28］张存悌. 火神派示范案例点评[M]. 北京：中国中医药出版社，2014.

［29］张存悌. 经典火神派医案点评[M]. 沈阳：辽宁科学技术出版社，2016.

［30］张存悌. 中医火神派医案全解[M]. 增订版. 北京：人民军医出版社，2012.

［31］张存悌. 中医火神派医案新选[M]. 沈阳：辽宁科学技术出版社，2010.

［32］傅文录. 火神派学习与临证实践[M]. 北京：学苑出版社，2008.

［33］莫婷婷. 扶阳名家医案评析[M]. 北京：学苑出版社，2010.

［34］巨邦科. 擅用乌附——曾辅民[M]. 北京：中国中医药出版社，2013.

［35］庄严. 姜附剂临证经验谈[M]. 北京：学苑出版社，2007.

［36］岳美中. 岳美中医案集[M]. 北京：人民卫生出版社，1978.

［37］方药中. 医学承启集[M]. 北京：中医古籍出版社，1993.

［38］范文甫. 范文甫专辑[M]. 北京：人民卫生出版社，1986.

［39］郭博信. 中医是无形的科学[M]. 太原：山西科学技术出版社，2013.

［40］仝小林. 重剂起沉疴[M]. 北京：人民卫生出版社，2010.

［41］黄和等. 中药重剂证治录[M]. 北京：中国中医药出版社，2011.

［42］李珍. 岐黄用意——巧治疑难杂症[M]. 上海：上海中医药大学出版社，2007.

［43］谭述渠. 高血压之探讨与东瀛实录[M]. 台北："国立中国医药研究所"，1960.

［44］谭述渠. 名医心得丛集[M]. 台北："国立中国医药研究所"，1961.

［45］谭述渠. 谭氏南游医案实录[M]. 台北："国立中国医药研究所"，1965.

后 记

本书是在任岩东博士的多次鼓励下，与其共同完成的。近年来，他一直致力于慢性病的医养结合工作，做了许多开创性的工作，令人瞩目。而我是研究火神派的，两个人联合，把火神派与慢性病诊治联系在一起自然顺理成章了。

关于火神派我已编写并出版了18本书，由于此前的大量积累，理应写出好东西、新东西。以火神派的理法套路治疗慢性病，疗效确实好，这一点我坚信不疑，本书即收录了我三十几个案例。

对我而言，这也是一次深入探讨火神派之旅，书中提出一些新认识、新观点，应该说有新的提高。比如在慢性病诊治中，提倡不要跟着西医诊断跑，像高血压、糖尿病、肿瘤、各种慢性炎症（如慢性肝炎、慢性前列腺炎、慢性肾炎）四类疾病最容易被误判阴阳，认阴证为阳证。诚然，不是说这些病都是阳虚使然，但要强调用阴阳辨诀来判定。辨证只求其与脉证相合，不必受制于检验指标；治疗只求其与阴阳相符，不必拘泥于病名。如李可所说，"引导古中医学回归经典正路"。

还想强调的是，我所说的火神派，主要意味着以郑钦安学说为基准的、原汁原味的经典火神派，其处方特征是，擅用附子，倡用经方，用药简练，三者缺一不可。试看吴佩衡、范中林、唐步祺、黎庇留、萧琢如先生等堪称经典火神派的代表，其医案有鲜明的经方风格，擅用附子，用药大多不超过8味。我是经过多年探索，反复实践才认识到经典火神派"一家之奇"的。清代刘开曰："非尽百家之美，不能成一家之奇；非取法至高之境，不能开独造之域。"若想学习经典火神派，还请看《火神郑钦安》《吴附子——吴佩衡》《经典火神派医案点评》等书。若有不当之处，还请高明赐教，电话：13019304298。

最后，感谢辽宁科学技术出版社和寿亚荷编审，是他们的眼光和见识，促成了本书的诞生。

张存悌

2017年10月4日中秋节于沈阳